エックス線
作業主任者
合格教本

第2版

資格合格実践会
奥田真史——著

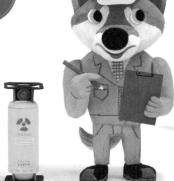
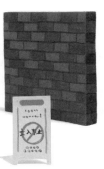

文系の人でも読める、合格できる!

- ◉計算問題をやさしく丁寧に解説!
- ◉○×問題(135問)+厳選公表問題(70問)で理解度アップ!
- ◉模擬試験(巻末1回分+ダウンロード2回分)付き

技術評論社

■追加情報・補足情報について

本書の追加情報、補足情報、正誤表、資料、模擬試験のダウンロードなどについては、
インターネットの以下のURLからご覧ください。

https://gihyo.jp/book/2023/978-4-279-13637-6/support

スマートフォンの場合は、右のQRコードからアクセスできます。

はじめに

　エックス線は1895年にドイツの物理学者であったヴィルヘルム・レントゲン（1845 ～ 1923年）によって発見されました。その後、レントゲンはエックス線発見の功績で、第1回目のノーベル物理学賞を受賞しました。

　科学は万人のものであると信念を持っていたレントゲンは、エックス線について特許を取ることはありませんでした。そのお陰で、多くの研究者や技術者がエックス線を自由に使用することができ、多方面にその用途が広がっていきました。現在、医療はもちろんのこと、工業、建設、輸出入貿易、食品加工、芸術など非常に幅広い分野でエックス線が利用されています。

　さて、本書は文系の人でもこれ1冊で合格できるよう工夫して執筆しました。

　エックス線作業主任者の試験は、「管理」「法令」「測定」「生体」の4科目で構成されていますが、第1章では、興味を持ちやすい人体のエックス線の被ばく影響など「生体」について学習します。第2章では、計算問題がなく文系の人でも取り組みやすい「法令」について学習します。第3章では、放射線の単位や線量計の特徴など「測定」について学習します。第4章では、エックス線の発生やその取扱いなど「管理」について学習します。

　第3章「測定」と第4章「管理」には、計算問題がありますが、計算が苦手な人でも章の途中でつまずかないように各章の最後にまとめています。また、計算はなるべく途中式を省略せず、平易な計算方法を選択しました。

　他にも、文章の説明だけに頼らず、直感的にイメージしやすいようにイラスト、写真、表などを適宜掲載するようにしています。

　最後に、本書を手に取ってくださったあなたに、レントゲンがエックス線を発見したときに残した言葉を贈ります。

　「私は考えなかった。ただ探求した。」

　少年のように純粋な好奇心を持ち、淡々と研究に取り組むレントゲンの姿が目に浮かびます。あなたにも当時のレントゲンと同じような気持ちで、合格に向けて学習を進めていただければ嬉しく思います。

令和5年7月

資格合格実践会　奥田真史

目　次

目　次

目　次

エックス線作業主任者とは

❶ エックス線作業主任者はエックス線による健康障害を防止する責任者！

　エックス線は有用である反面、その取扱い方法を誤れば人体に重度の障害を起こすおそれがあることで知られています。

　そのためエックス線装置を用いる検査・分析作業などを行う場合は、エックス線による障害を防止する現場の責任者としてエックス線作業主任者免許を受けた者のうちから、管理区域ごとにエックス線作業主任者を選任することが義務付けられています。ただし、医療用または波高値による定格管電圧が1,000kV以上のエックス線装置を取り扱う場合は、別の免許を持つ者が管理に当たります。

　エックス線作業主任者は、エックス線による労働者の健康障害防止や被ばく低減措置の職務に携わります。

　また、エックス線作業主任者の受験者数は年間約5千人で、合格率は40%台ですので比較的挑戦しやすい資格試験といえるでしょう。ただし、試験の内容は、エックス線に関する電気、物理、生物影響などであり、文系の人にとっては難しく感じることが多いのも事実です。しかし、本書は文系の人でもこれ1冊で合格できるよう工夫して執筆しています。ぜひ本書を有効活用して、合格をつかみ取ってください！

2 受験地

全国に7か所ある安全衛生技術センターで、2か月ごとに試験が開催されています。ただし、実施頻度は各センターで異なります。

センター名称	住所	電話番号
北海道安全衛生技術センター	〒061-1407 北海道恵庭市黄金北3-13	0123-34-1171
東北安全衛生技術センター	〒989-2427 宮城県岩沼市里の杜1-1-15	0223-23-3181
関東安全衛生技術センター	〒290-0011 千葉県市原市能満2089	0436-75-1141
中部安全衛生技術センター	〒477-0032 愛知県東海市加木屋町丑寅海戸51-5	0562-33-1161
近畿安全衛生技術センター	〒675-0007 兵庫県加古川市神野町西之山字迎野	079-438-8481
中国四国安全衛生技術センター	〒721-0955 広島県福山市新涯町2-29-36	084-954-4661
九州安全衛生技術センター	〒839-0809 福岡県久留米市東合川5-9-3	0942-43-3381

ほかにも、特定の各都道府県地区で出張試験が年に1回開催されます。

くわしくは、公益財団法人安全衛生技術試験協会のホームページをご覧いただくか、お電話でお問い合わせください。

> ● 公益財団法人　安全衛生技術試験協会
> ホームページ https://www.exam.or.jp/　　　電話番号 03-5275-1088

3 受験資格

特にありません。ただし、受験申請時に本人確認証明書の添付が必要です。

4 試験科目、試験時間等

試　験　科　目	出題数（配点）	試　験　時　間
・エックス線の管理に関する知識	10問（30点）	12:30 ～ 16:30 ・4時間 ・1科目免除者は3時間 ・2科目免除者は2時間
・関係法令	10問（20点）	
・エックス線の測定に関する知識	10問（25点）	
・エックス線の生体に与える影響に関する知識	10問（25点）	

(注) 下記5に該当する者は一部の科目の免除を受けることができます。

5 免除科目

　添付書類の「写し」には「原本と相違ないことを証明する。」との事業者の原本証明が必要です。

科目の免除を受けることができる者	免　除　科　目	手　続	添　付　書　類
第二種放射線取扱主任者免状(注)の交付を受けた者	・エックス線の測定に関する知識 ・エックス線の生体に与える影響に関する知識	受験申請書B欄の学科「一部免除」を〇で囲み、（測定）（生体）と記入する。	第二種放射線取扱主任者免状の写し
ガンマ線透過写真撮影作業主任者免許試験に合格した者	・エックス線の生体に与える影響に関する知識	受験申請書B欄の学科「一部免除」を〇で囲み（生体）と記入する。	ガンマ線透過写真撮影作業主任者免許証の写しまたは合格通知書の写し

(注) 旧第二種放射線取扱主任者免状（一般）を含みます。

6 合格基準・試験方式

(1) 合格基準

　科目ごとの得点が40％以上で、かつ、その合計が60％以上であること。

(2) 試験方式

　五肢択一のマークシート方式。

7 受験申請書

(1) 受験申請書の請求

　受験申請書は、公益財団法人安全衛生技術試験協会、各安全衛生技術センターまたは受験申請書取扱機関で無料配布されています。

　また、受験申請書は、郵送で取り寄せることもできます。

(2) 受験申請書類の作成

・免許試験受験申請書（所定の用紙）

・添付書類（本人確認証明書など）

・試験手数料（8,800円）

・証明写真（30mm×24mm）

※試験手数料は、変更される場合があります。

(3) 受験申請書の受付

　受験を希望する各安全衛生技術センターに提出。

> ●**郵便（簡易書留）の場合**
>
> 　第1受験希望日の2か月前から14日前（消印有効）までに郵送。
>
> ●**センター窓口へ持参の場合**
>
> 　直接提出先に第1受験希望日の2か月前からセンターの休業日を除く2日前までに持参。

※定員に達したときには、受験日は第2希望日になります。

エックス線作業主任者試験 合格するための五つのルール

(1) 目的を明確にする！

　あなたは何のためにエックス線作業主任者試験を受験するのでしょうか。目的を明確にすることが、合格に向けての第一歩です。目的が明確であればあるほど、学習はやる気に満ちあふれたものになり、途中で挫折することも少なくなります。

(2) 問題をたくさん解く！

　エックス線作業主任者試験のような選択式の試験では、問題をたくさん解くことが大切です。問題を解くことで、試験に合格するための解答力が身に付くからです。参考書の内容は、問題を解くためにあるということを、肝に銘じておいてください。演習問題や模擬試験は、90％以上得点できるようになりましょう。また、本書のダウンロード問題にもチャレンジすることを推奨します。

(3) 計算問題が苦手なら後回しにする！

　試験は全40問出題され、そのうち計算問題は毎回4問程度です。つまり、全体の10％ほどしかありません。学習時間をいかに有効に使うかが大切です。計算問題が苦手なら後回しにして、90％の文章問題から学習を始めましょう。

(4) 入れ替えても意味が通る単語に注目する！

　問題の選択肢の中には、入れ替えても意味が通る単語があります。たとえば、「0.25Gy（グレイ）の被ばくで、末梢血液中の血球数が減少する。」という選択肢であれば、「0.25Gy」を「2.5Gy」にしても意味が通ります。試験で狙われやすいのは、このような箇所になります。入れ替えても意味が通る単語に絞って覚えることで、効率的に学習を進めることができるでしょう。

(5) コツコツ学習する！

　子供の頃に比べて記憶力が悪くなったと感じる人は多いはずです。実は、大人になると、一夜漬けのように短期間で覚える能力は衰え、いろんな知識を連合させて記憶する能力が発達するといわれています。詰め込み学習ではなく、なるべくコツコツと合格に向けて学習していきましょう。

本書の使い方

　本書は、エックス線作業主任者試験を受験する方を対象としたテキストです。試験で出題される学習項目（テキスト）、演習問題および模擬試験で構成されています。

① 学習項目（テキスト）

　本書では各項目をほぼ2ページから6ページの見開きで構成し、コンパクトにまとめています。通勤／通学時間、お昼休みの空いた時間、仕事の移動時間など短い時間でも効率的に学習可能です。

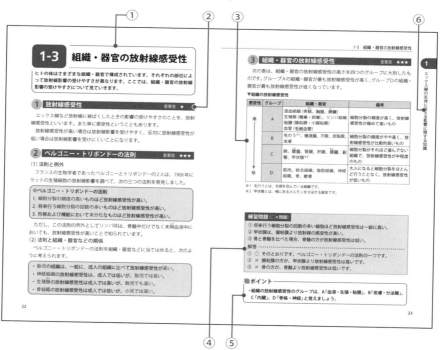

①**節のテーマ**：節のテーマとこの節で学習する内容について示しています。

②**重要度**：各項目の重要度を★の数で表しています。三つ星（★★★）の項目は重要度が高いので、しっかり読んで必ず覚えましょう。

③**図表**：重要ポイントや理解しづらいテーマについて、図表を用いて解説して

います。

④**練習問題**：学んだことを復習する○×問題です。○×問題はどこが正しいか、どこが間違っているかの理解度チェックに役立ちます。

⑤**ポイント**：学習ポイントについてまとめています。

⑥**対応する試験**：どの試験科目に対応しているかを表しています。

2 演習問題

　本書には、随所に演習問題を挟み込んであります。演習問題を解いて、いままで学習した内容を確認しましょう。この演習問題は、公益財団法人 安全衛生技術試験協会が公表している「公表試験問題」を厳選し、使用しています※。理解度を深めるため、何度も繰り返し解いてください。

※「公表試験問題」を一部改変した問題もあります。

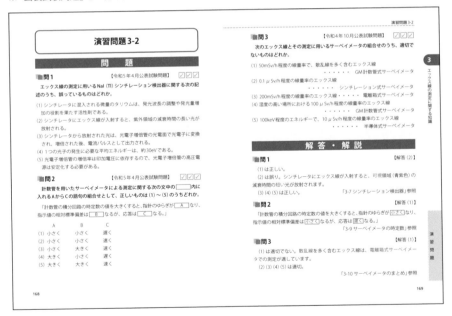

巻末には、模擬試験を掲載しています。

問 題

1 エックス線の生体に与える影響に関する知識

問1

ヒトが一時に全身にエックス線の照射を受けた場合の早期影響に関する次の記述のうち、正しいものはどれか。

(1) 0.5Gy以下の被ばくでは、末梢血液の検査で異常が認められることはない。

(2) $LD_{50/60}$に相当する線量の被ばくでは、被ばくしたヒトの約半数のヒトが、60日以内に、主に造血器官の障害により死亡する。

(3) 被ばくから死亡までの期間は、一般に消化器官の障害による場合の方が、造血器官の障害による場合より長い。

(4) 3〜5Gy程度の被ばくによる死亡は、主に消化器官の障害によるものである。

(5) 10〜15Gy程度の被ばくによる死亡は、主に中枢神経系の障害によるものである。

問2

次のAからCの人体の組織・器官について、放射線感受性の高いものから順に並べたものは(1)〜(5)のうちどれか。

A 汗腺
B 肺
C 神経線維

(1) A, B, C　(2) A, C, B　(3) B, A, C　(4) B, C, A　(5) C, A, B

問3

放射線感受性に関する次の記述のうち、ベルゴニー・トリボンドーの法則に従っていないものはどれか。

(1) リンパ球は、骨髄中だけでなく、末梢血液中においても感受性が高い。

(2) 皮膚の基底細胞層は、角質層より感受性が高い。

(3) 小腸の腺窩細胞（クリプト細胞）は、絨毛先端部の細胞より感受性が高い。

(4) 骨組織は、一般に放射線感受性が低いが、小児では比較的高い。

(5) 脳の神経組織の放射線感受性は、成人では低いが、胎児では高い時期がある。

問4

放射線の生体に対する作用に関する次の記述のうち、正しいものはどれか。

(1) エックス線などの間接電離放射線により発生した二次電子が生体高分子を電離又は励起し、細胞に障害を与えることを間接作用という。

(2) 溶液中の酵素の濃度を変えて一定線量のエックス線を照射する場合、酵素の濃度が増すに従って酵素の全分子数のうち不活性化されたものの占める割合が減少することは、間接作用により説明される。

(3) 放射線被ばくには、外部被ばくと内部被ばくがあり、エックス線の場合には双方の被ばくが問題となる。

(4) 抗生物質やアルキル化剤は放射線の生物学的効果を軽減させる効果がある。

(5) 低温では放射線の生物学的効果が小さく、温度が上昇すると効果が増大することは、間接作用では説明できない。

問5

組織加重係数に関する次のAからDの記述のうち、正しいものの組合せは(1)〜(5)のうちどれか。

A 組織加重係数は、各臓器・組織の確率的影響に対する相対的な放射線感受性を表す係数である。

B 全ての組織・臓器の組織加重係数の合計は、1である。

C 組織加重係数が最も大きい組織・臓器は、脳である。

D 被ばくした組織・臓器の平均吸収線量に組織加重係数を乗ずることにより、等価線量を得ることができる。

(1) A, B　(2) A, C　(3) A, D　(4) B, D　(5) C, D

本書では、追加のコンテンツをインターネットからダウンロードで提供しています。ダウンロードで提供するコンテンツは次のとおりです。

・模擬試験（第2回）、解答・解説

・模擬試験（第3回）、解答・解説

ダウンロードのURL、IDとパスワードについては、p.343をご覧ください。

第 **1** 章

エックス線の生体に
与える影響に関する知識

1-1 ヒトの急性放射線障害

ヒトが放射線にさらされることを被ばくといいます。被ばくしたとき、数日から数か月以内に現れる障害が急性放射線障害です。ここでは、ヒトが一時に（短時間に）全身を被ばくしたとき発生する急性放射線障害について学習します。

1 放射線の単位　　　重要度 ★

放射線の量（線量）を表す単位には、さまざまなものがあります。

ここではGy（グレイ）という単位が出てきます。

Gyは、ある物体にエックス線を照射したとき、その物体が受けたエネルギーを表します。当然、単位の前に付く数字が大きい方が、たくさんのエネルギーを受けたことになり、ヒトの体であれば障害の程度が大きくなります。

2 3Gyまでの被ばく　　　重要度 ★★★

（1）血球数の減少

0.25Gyの被ばくで、末梢血液中の血球数の減少が認められます。

（2）放射線宿酔

1Gyの被ばくから放射線宿酔と呼ばれる症状が現れ、頭痛、倦怠感、吐き気、おう吐などを伴います。

（3）不死域

0〜3Gyまでは不死域と呼ばれ、エックス線による障害は受けても、死には至らない線量領域だとされています。しかし、3Gy以上の被ばくでは、死に至るおそれがあります。

3 3Gy以上の被ばく　　　重要度 ★★★

（1）造血器官の障害

3〜5Gyでは、造血器官の障害によって死亡し、これを骨髄死といいます。

また、4Gyはヒトの半致死線量（LD$_{50/60}$）で、この線量の被ばくでは、被ばくした人のうち約半数（50%）の人が、60日以内に、主に造血器官の障害により死亡します。LD$_{50/60}$は、前の50が50%という意味で、後ろの60が60日を意味

します。

（2）消化器官の障害

5〜20Gyの被ばくでは、消化器官の障害で死亡し、これを腸死といいます。

消化器官の障害による死亡の場合、被ばくから死亡までの平均生存日数は、線量にあまり依存せず、ほぼ一定になります（10日前後）。

（3）中枢神経系の障害

20Gy以上の被ばくでは、中枢神経系の障害で死亡し、これを中枢神経死といいます。なお、中枢神経系とは、脳や脊髄といった生命活動の根幹を担う器官を指します。

4　死亡するまでの期間　　　　重要度　★★

被ばく線量が大きくなれば、死亡するまでの期間は短くなります。たとえば、被ばくから死亡までの期間は、一般に、造血器官の障害による場合の方が、消化器官の障害による場合より長くなります。

▼エックス線によるヒトの急性放射線障害のまとめ

全身被ばく線量	障害	死亡するまでの期間
0Gy	―	―
0.25Gy〜	末梢血液中の血球数の減少	―
1Gy〜	放射線宿酔	―
3〜5Gy	造血器官の障害	30〜60日
5〜20Gy	消化器官の障害	5〜20日
20Gy〜	中枢神経系の障害	1〜5日

練習問題（○×問題）

① 0.1〜0.3Gy程度の被ばくで、すべての人に放射線宿酔の症状が現れる。

② 3〜5Gy程度の被ばくによる死亡は、主に消化器官の障害によるものである。

③ $LD_{50/60}$ に相当する線量の被ばくによる死亡は、主に消化器官の障害によるものである。

解答

① × 放射線宿酔の症状は、1Gy程度の被ばくから現れます。

② × 3〜5Gy程度の被ばくでは、主に造血器官の障害により死亡します。

③ × $LD_{50/60}$（＝4Gy）の被ばくによる死亡は、造血器官の障害によるものです。

1-2 マウスの急性放射線障害

前節では、ヒトが被ばくしたときの急性放射線障害を学習しました。ここではマウスの全身に、大線量のエックス線を1回照射したときに発生する障害について学習します。

1 マウスの急性放射線障害　　　重要度 ★

（1）造血器官の障害

マウスもヒトと同じように、0〜3Gyまでは不死域です。

3〜10Gyの被ばくでは、造血器官の障害によって死亡します（骨髄死）。

また、マウスの半致死線量（$LD_{50/30}$）は、約6Gyです。マウスの場合は、エックス線を受けた個体のうち50%が30日以内に死亡する線量が半致死線量とされています。

（2）消化器官の障害

10〜100Gyの被ばくでは、消化器官の障害によって死亡します（腸死）。

この線量領域における平均生存日数は、3〜5日程度であり、線量にかかわらずほぼ一定で、およそ3.5日で死亡するので3.5日効果と呼ばれています。

（3）中枢神経系の障害

100Gy以上の被ばくでは、中枢神経系の障害によって死亡します（中枢神経死）。この線量領域における平均生存日数は、長くても数時間〜2日です。

▼マウスの平均生存日数と線量の関係

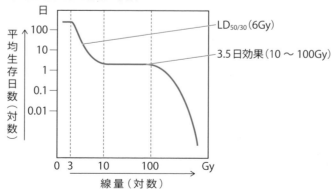

20

② 線量－死亡率曲線　　　重要度　★

　次のグラフは、マウスの全身にエックス線を1回照射したときの線量－死亡率曲線で、横軸に線量を、縦軸に被ばくした集団のうち30日以内に死亡した個体の割合を百分率（100％）で示したものです。

　不死域が存在するため、一定の線量までは死亡が起こりません。ぎりぎり影響が現れない（ここでは死亡）ときの線量はしきい線量と呼ばれます。

　しかし、しきい線量を超えるとS字状の曲線で死亡率が増加します。そして、ある線量で100％が死亡することになります。

　このS字状の曲線は、シグモイド曲線と呼ばれます。

▼マウスの線量－死亡率曲線

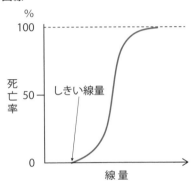

練習問題（○×問題）

① 半致死線量（LD$_{50/30}$）に相当する線量は、10 ～ 100Gyの領域内にある。

② 3 ～ 10Gyの被ばくによる主な死因は、消化器官の障害である。

③ 10 ～ 100Gyの領域における平均生存日数は、3 ～ 5日程度であり、およそ3.5日で死亡するので3.5日効果と呼ばれる。

④ 100Gy以上の被ばくによる平均生存日数は、2週間程度である。

解答

① ×　マウスの半致死線量（LD$_{50/30}$）は、約6Gyです。

② ×　3 ～ 10Gyの被ばくによる主な死因は、造血器官の障害です。

③ ○　10 ～ 100Gyの被ばくでは、線量にかかわらず、およそ3.5日で死亡します。

④ ×　100Gy以上の被ばくによる平均生存日数は、数時間～ 2日です。

組織・器官の放射線感受性

ヒトの体はさまざまな組織・器官で構成されています。それぞれの部位によって放射線影響の受けやすさが異なります。ここでは、組織・器官の放射線影響の受けやすさについて見ていきます。

① 放射線感受性 重要度 ★

　エックス線など放射線に被ばくしたときの影響の受けやすさのことを、放射線感受性といいます。また単に感受性ということもあります。

　放射線感受性が高い場合は放射線影響を受けやすく、反対に放射線感受性が低い場合は放射線影響を受けにくいことになります。

② ベルゴニー・トリボンドーの法則 重要度 ★★★

（1）法則と例外

　フランスの生物学者であったベルゴニーとトリボンドーの2人は、1906年にラットの生殖細胞の放射線影響を調べて、次の三つの法則を発見しました。

> ●ベルゴニー・トリボンドーの法則
> 1. 細胞分裂の頻度の高いものほど放射線感受性が高い。
> 2. 将来行う細胞分裂の回数の多いものほど放射線感受性が高い。
> 3. 形態および機能において未分化なものほど放射線感受性が高い。

　ただし、この法則の例外としてリンパ球は、骨髄中だけでなく末梢血液中においても、放射線感受性が高いことで知られています。

（2）法則と組織・器官などの関係

　ベルゴニー・トリボンドーの法則を組織・器官などに当てはめると、次のように考えられます。

> ・胎児の組織は、一般に、成人の組織に比べて放射線感受性が高い。
> ・神経組織の放射線感受性は、成人では低いが、胎児では高い。
> ・生殖腺の放射線感受性は成人では高いが、胎児でも高い。
> ・骨組織の放射線感受性は成人では低いが、小児では高い。

③ 組織・器官の放射線感受性　　　重要度 ★★★

　次の表は、組織・器官の放射線感受性の高さを四つのグループに大別したものです。グループAの組織・器官が最も放射線感受性が高く、グループDの組織・器官が最も放射線感受性が低くなっています。

▼組織の放射線感受性

感受性	グループ	組織・器官	備考
高 ↓ 低	A	造血組織（骨髄、胸腺、脾臓） 生殖腺（精巣・卵巣）、リンパ組織 粘膜（腸粘膜・小腸粘膜） 血管（毛細血管）	細胞分裂の頻度が高く、放射線感受性が極めて高いもの
	B	毛のう※1、唾液腺、汗腺、皮脂腺、皮膚	細胞分裂の頻度がやや高く、放射線感受性が比較的高いもの
	C	肺、漿膜、腎臓、肝臓、膵臓、副腎、甲状腺※2	細胞分裂がそれほど盛んでない組織で、放射線感受性が中程度のもの
	D	筋肉、結合組織、脂肪組織、神経組織、骨、軟骨	大人になると細胞分裂をほとんど行うことなく、放射線感受性が低いもの

※1　毛のうとは、毛根を包んでいる組織です。
※2　甲状腺とは、喉にあるホルモンを分泌する器官です。

練習問題（○×問題）

① 将来行う細胞分裂の回数の多い細胞ほど放射線感受性は一般に高い。
② 甲状腺は、腸粘膜より放射線の感受性が高い。
③ 骨と骨髄を比べた場合、骨髄の方が放射線感受性は低い。

解答
① ○　そのとおりです。ベルゴニー・トリボンドーの法則の一つです。
② ×　腸粘膜の方が、甲状腺より放射線感受性は高いです。
③ ×　骨の方が、骨髄より放射線感受性は低いです。

■ポイント

・組織の放射線感受性のグループは、A「血液・生殖・粘膜」、B「皮膚・分泌腺」、C「内臓」、D「骨格・神経」と覚えましょう。

1-4 細胞の放射線感受性

ヒトの体の組織は、さらに小さな細胞で構成されています。細胞には、さまざまな種類があり、種類によって放射線影響の受けやすさが異なります。ここでは、細胞の放射線影響の受けやすさについて学習します。

1 細胞周期とは　　　重要度 ★

細胞は、細胞周期をめぐり増殖していきます。

● 細胞周期
1. G_1期（DNA合成準備期）：DNA合成開始までの間、細胞の体積が増えます。
2. S期（DNA合成期）：DNAは2倍に増えます。
3. G_2期（分裂準備期）：再び細胞の体積が増えます。
4. M期（分裂期）：核と細胞質が分裂し、母細胞と娘細胞に分かれます。

2 細胞周期と放射線感受性　　　重要度 ★★★

　細胞は、細胞周期のどのタイミングで被ばくするかによって、放射線感受性が異なります。

　G_1期の後期からS期の前期の放射線感受性が高く、M期が最も高くなっています。この時期に放射線の照射を受けるとDNAの損傷が大きく、染色体の構造異常が生じることがあります。

▼細胞周期と放射線感受性

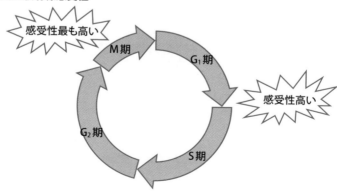

3 各細胞の放射線感受性　　　重要度 ★★★

各細胞の放射線感受性を見ていきましょう。ここでも、ベルゴニー・トリボンドーの法則に従い、未分化な細胞ほど放射線感受性が高くなります。

(1) 小腸の細胞

小腸にある細胞は、放射線感受性がかなり高いことがわかっています。

小腸の表面は絨毛（じゅうもう）という突起で覆われており、栄養の吸収を助けています。腺窩細胞（せんか）（クリプト細胞）と呼ばれる幹細胞（分裂する能力を持った細胞）で、細胞が生産され、生産された細胞は、絨毛の先端に送り出されてやがて抜け落ちていきます。

小腸の腺窩細胞（クリプト細胞）は、絨毛先端部の細胞より放射線感受性が高いことで知られています。

▼小腸の絨毛

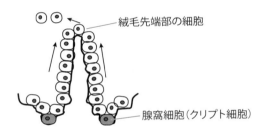

絨毛先端部の細胞

腺窩細胞（クリプト細胞）

(2) 皮膚の細胞

皮膚の基底細胞では、頻繁に細胞分裂を繰り返しながら細胞を角質層に向けて送り出していきます。

皮膚の基底細胞は、角質層の細胞より放射線感受性が高いことで知られています。

(3) 眼の細胞

眼の水晶体は、物を見るときにその厚みが変わってピント調節する役割を持っています。水晶体上皮細胞は、常に細胞分裂しており、放射線の影響を受けやすい細胞です。

眼球表面にある角膜の細胞も細胞分裂していますが、二つを比べた場合、水晶体の方が角膜より放射線感受性が高いことで知られています。

▼皮膚の表皮

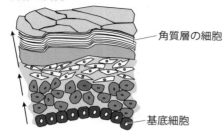

角質層の細胞

基底細胞

▼眼球の断面図

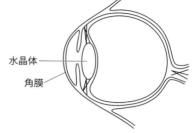

水晶体

角膜

（4）生殖腺

　精巣では、精原細胞から最終的に精子になる分化経路をたどります。精原細胞から精子へ分化する精子形成過程の進行順に、細胞死に至る放射線感受性が低くなります。

　また、卵巣では、卵原細胞から最終的に卵子になる分化経路をたどります。静止期の第一次卵母細胞の放射線感受性は低いのですが、減数分裂期には高くなります。

4　平均致死線量　　　　　重要度 ★★★

　放射線と細胞死の関係を表す指標の一つとして、平均致死線量があります。

　平均致死線量は、細胞の放射線感受性の指標として用いられ、細胞の生存率曲線においてその細胞集団のうち37％が生存するときの線量です。

　平均致死線量の値が大きいと、細胞の放射線感受性は低く、逆にその値が小さいと、細胞の放射線感受性は高いことを意味します。

5　生存率曲線　　　　　重要度 ★★★

　細胞に放射線を照射したとき、線量を横軸に、細胞の生存率を縦軸にとりグラフにすると、ヒトを含むほとんどの哺乳動物細胞ではシグモイド型となります。

　一方、バクテリアやウイルス、酵素などの生存率曲線は、指数関数型となります。

▼哺乳動物細胞とバクテリアの生存率曲線

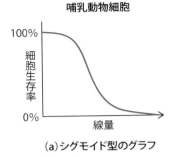

(a)シグモイド型のグラフ

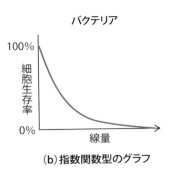

(b)指数関数型のグラフ

6 放射線感受性とその他の要因　　　　重要度　★

　放射線感受性は、その細胞・組織の放射線影響の受けやすさなので、それぞれ固有のものです。ですから、外的な要因で変化しないと考えられます。

　たとえば、放射線のエネルギーや吸収線量の大きさによって、また繰り返し放射線に被ばくすることによって、放射線感受性が変わることはありません。

　また、組織の細胞の大きさは、放射線の影響には関係がありません。

練習問題（○×問題）

① 細胞分裂の周期の中で、G_1 期（DNA合成準備期）後期は、G_2 期（分裂準備期）初期より放射線感受性が高い。
② 眼の水晶体は、角膜より放射線感受性が高い。
③ 小腸の絨毛先端部の細胞は、腺窩細胞より放射線感受性が高い。

解答

① ○ G_1 期の後期からS期の前期とM期は放射線感受性が高いです。
② ○ そのとおりです。
③ × 小腸の腺窩細胞は、絨毛先端部の細胞より放射線感受性が高いです。

■ポイント

・細胞周期（G_1→S→G_2→M）と放射線感受性の関係は必ず覚えましょう。
・放射線感受性の比較として、「腺窩細胞＞絨毛先端部の細胞」「基底細胞＞角質層の細胞」「水晶体＞角膜」です。
・生存率曲線は、「哺乳動物細胞…シグモイド型」「バクテリア…指数関数型」です。

演習問題1-1

問　　題

問 1　　　　　　　　　　　　【令和5年4月公表試験問題】☑ ☑ ☑

　ヒトが一時に全身にエックス線の照射を受けた場合の早期影響に関する次の記述のうち、正しいものはどれか。

(1) 2Gy以下の被ばくでは、放射線宿酔の症状が現れることはない。

(2) 被ばくから死亡までの期間は、一般に、造血器官の障害による場合の方が、消化器官の障害による場合よりも短い。

(3) 被ばくした全てのヒトが60日以内に死亡する線量の最小値は、約4Gyである。

(4) 消化器官の障害による死亡の場合、被ばくから死亡までの平均生存日数は、線量にあまり依存せず、ほぼ一定である。

(5) 5 〜 10Gy程度の被ばくによる死亡は、主に中枢神経系の障害によるものである。

問 2　　　　　　　　　　　　【平成23年4月公表試験問題】☑ ☑ ☑

　下図は、マウスの全身に大線量のエックス線を一回照射した後の平均生存日数と線量との関係を示したものである。図中のAからCの領域に関する(1)〜(5)の記述のうち、正しいものはどれか。

(1) LD$_{50/30}$に相当する線量は、Aの領域にある。

(2) Aの領域における主な死因は、消化器官の障害である。

(3) 被ばく線量3Gyは、Bの領域にある。

(4) Bの領域における平均生存日数は、1月程度であり、線量にかかわらずほぼ一定である。

(5) 被ばく線量10Gyは、Cの領域にある。

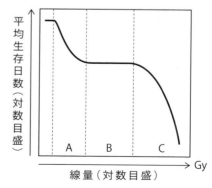

■問3 　　　　【令和5年4月公表試験問題・改】

放射線感受性に関する次の文中の　　　内に入れるAからCの語句の組合せとして、適切なものは (1) ～ (5) のうちどれか。

「成人の人体の組織・器官のうちの一部について、放射線に対する感受性の高いものから低いものへと順に並べると、　A　、　B　、　C　となる。」

	A	B	C
(1)	甲状腺	神経線維	小腸粘膜
(2)	神経組織	リンパ組織	腎臓
(3)	骨髄	肺	筋肉
(4)	皮脂腺	神経線維	汗腺
(5)	甲状腺	骨髄	毛のう

■問4 　　　　【令和4年10月公表試験問題】

放射線感受性に関する次の記述のうち、正しいものはどれか。

(1) 細胞周期の中で、S期 (DNA合成期) 後期は、M期 (分裂期) より放射線感受性が高い。

(2) 細胞周期の中で、S期初期は、S期後期より放射線感受性が高い。

(3) 細胞周期の中で、G_1期 (DNA合成準備期) 後期は、G_2期 (分裂準備期) 初期より放射線感受性が低い。

(4) 細胞に放射線を照射したときの線量を横軸に、細胞の生存率を縦軸にとってグラフにすると、ほとんどの哺乳動物細胞では指数関数型となる。

(5) 小腸の絨毛先端部の細胞は、腺窩細胞 (クリプト細胞) より放射線感受性が高い。

■問5 　　　　【令和2年4月公表試験問題・改】 ✓✓✓

放射線の細胞に対する影響に関する次の記述のうち、誤っているものはどれか。

(1) 細胞分裂の周期のM期 (分裂期) の細胞は、S期 (DNA合成期) 後期の細胞より放射線感受性が高い。

(2) 精巣では、精原細胞から精子へ分化する精子形成過程の進行順に、細胞死に至る放射線感受性が低くなる。

(3) 皮膚の基底細胞は、角質層の細胞より放射線感受性が高い。

（4）平均致死線量は、細胞の放射線感受性を表す指標として用いられ、その値
　が大きいほど、細胞の放射線感受性は高い。

（5）神経組織の放射線感受性は成人では低いが、胎児では高い。

解 答 ・ 解 説

■問1
【解答（4）】

（1）は誤り。1Gy程度の被ばくから放射線宿酔と呼ばれる症状が現れます。

（2）は誤り。被ばくから死亡までの期間は、一般に、消化器官の障害による
場合の方が、造血器官の障害による場合より短くなります。

（3）は誤り。被ばくした人のうち約半数の人が、60日以内に死亡する線量が、
約4Gyです。

（4）は正しい。消化器官の障害による死亡の場合、被ばくから死亡までの平
均生存日数は、線量にあまり依存せず、ほぼ一定になります（10日前後）。

（5）は誤り。5 ～ 10Gy程度の被ばくによる死亡は、主に消化器官の障害によ
るものです。

「1-1 ヒトの急性放射線障害」参照

■問2
【解答（1）】

（1）は正しい。半致死線量（LD$_{50/30}$）は、30日で50％が死亡する線量です。B
の領域が約3.5日で死亡する領域と覚えれば、LD$_{50/30}$に相当する線量は、それ
よりも前のAの領域にあることがわかります。

（2）は誤り。Aの領域における主な死因は、造血器官の障害です。

（3）は誤り。被ばく線量3Gyは、Aの領域にあります。

（4）は誤り。Bの領域における平均生存日数は、3 ～ 5日程度で、線量にかか
わらずほぼ一定です。

（5）は誤り。被ばく線量10Gyは、AとBの境界の領域にあります。

「1-2 マウスの急性放射線障害」参照

■問3
【解答（3）】

「成人の人体の組織・器官のうちの一部について、放射線に対する感受性の

高いものから低いものへと順に並べると、　骨髄　、　肺　、　筋肉　となる。」

「1-3 組織・器官の放射線感受性」参照

■問4　　　　　　　　　　　　　　　　　　　　　　【解答 (2)】

（1）は誤り。G_1期の後期からS期の前期の放射線感受性が高く、M期が最も高くなっています。この時期に放射線の照射を受けるとDNAの損傷が大きく、染色体の構造異常が生じることがあります。

（2）は正しい。（1）の解説を参照してください。

（3）は誤り。（1）の解説を参照してください。

（4）は誤り。細胞に放射線を照射したときの線量を横軸に、細胞の生存率を縦軸にとりグラフにすると、哺乳動物細胞ではシグモイド型となり、バクテリアでは指数関数型となります。「哺乳動物細胞＝シグモイド型」「バクテリア＝指数関数型」という関係をしっかり覚えましょう。

（5）は誤り。小腸の絨毛先端部の細胞は、腺窩細胞（クリプト細胞）より放射線感受性が低くなります。

「1-4 細胞の放射線感受性」参照

■問5　　　　　　　　　　　　　　　　　　　　　　【解答 (4)】

（1）は正しい。G_1期の後期からS期の前期の放射線感受性が高く、M期が最も高くなっています。

（2）は正しい。精原細胞から精子へ分化する精子形成過程の進行順に、細胞死に至る放射線感受性が低くなります。

（3）は正しい。皮膚の基底細胞は、角質層の細胞より放射線感受性が高いことで知られています。

（4）は誤り。平均致死線量の値が大きいと、細胞の放射線感受性は低く、逆にその値が小さいと、細胞の放射線感受性は高いことを意味します。

（5）は正しい。神経組織の放射線感受性は、成人では低いですが、胎児では高くなります。

「1-3 組織・器官の放射線感受性」、「1-4 細胞の放射線感受性」参照

直接作用・間接作用

放射線照射によって、細胞の中にあるDNAや染色体が傷つけられることで、細胞に障害が発生します。ここでは、放射線がどのように、DNAに作用するのか見ていきましょう。

1 人体の構成要素　　　　　　　　　　　　　　　　　重要度　★

　人体には約60兆個もの細胞があり、細胞の中には23対（46本）の染色体が存在します。さらに、染色体は二重らせん状をしたDNAによって構成されており、このDNAの中に細胞をコピーするための情報がすべて含まれています。

　もしDNAが放射線によって傷つけられ、元通りに修復できないまま誤った情報でコピーされてしまうと、がん細胞化するなどの悪影響が生じます。

　DNAは、水素、炭素、リン、酸素などの原子がたくさん集まってできたもので、生体高分子とも呼ばれます。

▼細胞、染色体、DNA

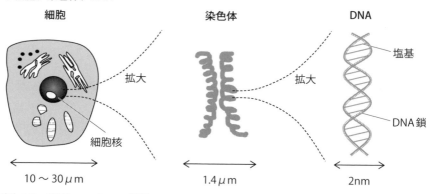

細胞　　　　　　　　　　　　　　　　　　染色体　　　　　　　　　　DNA

拡大　　　　　　　　　　　　拡大　　　　　　　　塩基

細胞核　　　　　　　　　　　　　　　　　　　　　　　　　DNA鎖

10〜30μm　　　　　　　　　　　1.4μm　　　　　　　　2nm

※1μm＝0.001mm、1nm＝0.001μm

2 放射線の生体への作用　　　　　　　　　　　　　　重要度　★★★

（1）直接作用

　直接作用とは、エックス線などの放射線により生じた二次電子が、生体高分子の電離または励起を行い、生体高分子に損傷を与える作用です。

（2）間接作用

　間接作用とは、エックス線などの放射線が生体内に存在する水分子と相互作用した結果、水分子が電離または励起してラジカルになり、そのラジカルが生体高分子に損傷を与える作用です。

　ラジカルはフリーラジカルともいい、原子や分子が不安定になった興奮状態のもので、近くにある物質と化学反応を起こします。

　放射線照射によって水分子からOHラジカル（・OH）などが生成されますので、間接作用では生体中の水分が大きく関与していることになります。

▼直接作用と間接作用のイメージ

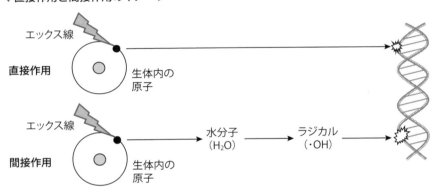

3　各作用とLETの関係　　重要度　★★

　放射線の線質を表す指標として、LET（Linear Energy Transfer）があります。

　LETは、放射線が単位長さ当たりにどれだけエネルギーを与えるかを表したもので、その値が大きいものを高LET放射線といい、その値が小さいものを低LET放射線といいます。LETについては、次節でも触れます。

　高LET放射線には、アルファ線、重粒子線などがあり、低LET放射線には、エックス線、ガンマ線などがあります。

　エックス線のような低LET放射線では、直接作用より間接作用の方が生体に与える影響に大きく関与しています。

4 酵素の濃度と不活性化 　　　　　重要度 ★★★

（1）酵素を使った実験

　直接作用と間接作用の働きを確認するために、水が入った容器の中に酵素を入れて、それぞれの容器に同じ量のエックス線を照射する実験をイメージします。このとき直接作用と間接作用の不活性化の数と割合を見ていきます。

　なお、酵素とはたんぱく質をもとに作られる生体に必要不可欠な物質で、その機能を失った状態が不活性化（死）です。図では、○が酵素で、●は不活性化した酵素です。

（2）直接作用の不活性化の数と割合

▼酵素の濃度を高くしたときの直接作用の働き

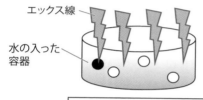

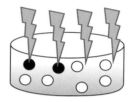

　上記の図のように、エックス線の通り道にある酵素は、直接作用の影響を受けます。

　直接作用では、酵素の濃度が増すほど、不活性化される酵素の数が多くなります。なお、このとき不活性化される酵素の数は酵素の濃度に比例します。

　一方、不活性化の割合は変わらず一定です。

　これをグラフにすると次のようになります。

▼直接作用の不活性化の数と割合

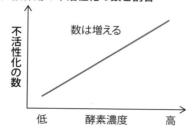

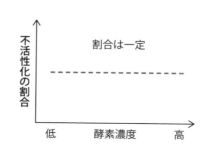

(3) 間接作用の不活性化の数と割合

▼酵素の濃度を高くしたときの間接作用の働き

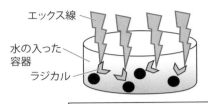

酵素の濃度を
2倍にする

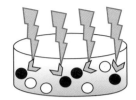

　上記の図のように、エックス線と水が作用しラジカルができ、ラジカルが近くの酵素を攻撃します。

　間接作用では、酵素の濃度が増すと、不活性化の割合が減少します。この効果を希釈効果といいます。

　酵素の濃度が高くなっても、放射線照射で発生したラジカルの数は変わらず、攻撃されて不活性化した酵素の数も変わらないため、不活性化の割合が下がるのです。

　また逆に考えると、酵素の濃度が減少すると、不活性化の割合は増大することになります。

　一方、不活性化の数は変わらず一定です。

　これをグラフにすると次のようになります。

▼間接作用の不活性化の数と割合

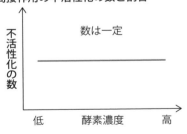

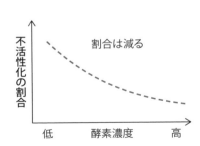

⑤ 酸素効果　　　　重要度　★★

　生体中に存在する酸素の分圧が高くなると、放射線効果が増大することを酸素効果といいます。酸素効果は、DNA損傷部位に酸素が結合することで起こるため、直接作用と間接作用の両方で説明できます。

▼酸素効果のイメージ

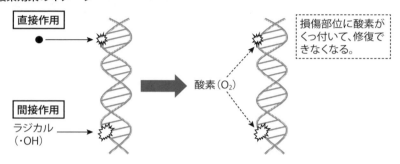

⑥ 温度効果　　　　重要度　★★

　低温下では放射線効果は減少し、温度が上昇すると放射線効果が増大することを温度効果といい、間接作用でのみ説明できます。

　温度効果が起こる理由は、低温下ではラジカルの拡散速度が鈍り、標的に達するまでに消滅しますが、高温下では拡散速度が減少せずに標的に達するからです。

▼温度効果のイメージ

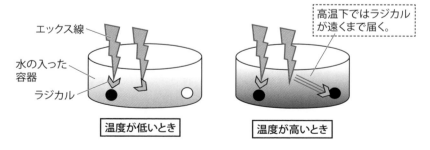

7 防護効果　　重要度 ★★★

　生体中にシステイン、システアミンなどのSH基を有する化合物（SH化合物）が存在すると、放射線効果が軽減されることを防護効果といい、間接作用でのみ説明できます。

　システインは、アミノ酸という人間の栄養素の一つで、間接作用で発生したラジカルと結合し生体への影響を軽減します。

▼防護効果のイメージ

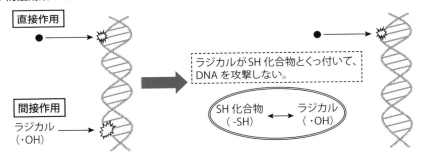

8 増感効果　　重要度 ★

　抗生物質やアルキル化剤には、放射線効果を増大する効果があり、これを増感効果といいます。

　これらの物質は、放射線に抵抗性を持っている細胞の働きも抑えてしまい、放射線の影響を受けやすくしてしまいます。

練習問題（○×問題）

① 溶液中の酵素の濃度を変えて一定線量のエックス線を照射するとき、酵素の濃度が減少するに従って酵素の全分子のうち不活性化される分子の占める割合が増加することは、間接作用により説明される。

② 生体中にシステインなどのSH基を有する化合物が存在すると放射線効果が軽減されることは、直接作用により説明される。

解答 ・・・・・・・・・・・・・・

① ○ 間接作用では、酵素の濃度が減ると不活性化の割合は増加します。

② × 防護効果は、ラジカルが関係するため、間接作用により説明されます。

1-6 放射線の生物学的効果

放射線の種類によって、生物への影響は異なります。ここでは生物への影響の違いを表す指標である「線エネルギー付与」と「生物学的効果比」について学習します。

1 線エネルギー付与（LET） 重要度 ★★

（1）放射線の飛距離

放射線は、その種類によって飛べる距離が異なります。

たとえば、エックス線は遠くまで飛ぶことができますが、アルファ線は近くまでしか飛べません。

人体で考えると、エックス線は皮膚や臓器を通り抜けて飛ぶことができ、その間に少しずつエネルギーを与えます。

一方で、アルファ線は皮膚の表面までしか飛ぶことができず、皮膚の表面にすべてのエネルギーを与えます。

▼エックス線とアルファ線の飛距離の違い

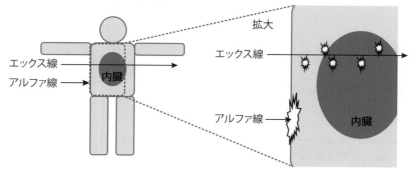

（2）線エネルギー付与（LET）とは

長さ当たりに与えられたエネルギーで放射線の種類（線質）を表すときに、線エネルギー付与（LET：Linear Energy Transfer）を用います。

エックス線は長い距離で少しずつエネルギーを与えるため、長さ当たりのエネルギーは小さく、低LET放射線と呼ばれます。

一方で、アルファ線は短い距離で一気にエネルギーを与えるため、長さ当た

りのエネルギーは大きく、高LET放射線と呼ばれます。

　LETの単位は、keV/μm（キロ電子ボルトパーマイクロメートル）またはJ/m（ジュールパーメートル）で表されます。

2　吸収線量　　　　　　　　　　　重要度　★★

　放射線のエネルギーが実際に物質にどれくらい吸収されたかは、吸収線量という量で表されます。生物における吸収線量が大きければ、放射線の生物学的効果（生物への影響）は大きくなります。骨の図で吸収線量について見ていきましょう。吸収線量の単位はGy（グレイ）が用いられます。

▼骨の吸収線量

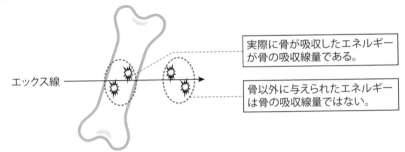

エックス線

実際に骨が吸収したエネルギーが骨の吸収線量である。

骨以外に与えられたエネルギーは骨の吸収線量ではない。

　放射線の生物学的効果は、吸収線量が同じでもLETの大きさによって異なります。たとえば、LETの小さなエックス線は内臓まで障害を及ぼしますが、LETの大きなアルファ線は皮膚の表面で止まるため内臓まで障害が及びません。

▼LETによる生物学的効果の違いの例

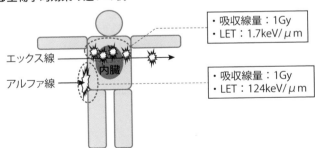

エックス線

アルファ線

内臓

・吸収線量：1Gy
・LET：1.7keV/μm

・吸収線量：1Gy
・LET：124keV/μm

　このように吸収線量が同じでも、線質が異なれば、生体の障害の程度は同一とはいえないのです。

3 生物学的効果比（RBE） 重要度 ★★★

（1）生物学的効果比（RBE）とは

線エネルギー付与（LET）では、「長さ当たりに与えられるエネルギー」で放射線の線質を表しました。

次に見ていく生物学的効果比（RBE：Relative Biological Effectiveness）では、「生物に同じ影響が出るときの吸収線量の違い」で放射線の線質を表します。

生物学的効果比（RBE）は、基準放射線と対象放射線の２種類の放射線が、同じ効果を与えるときの吸収線量の比で表されます。

（2）RBEの式

RBEの式は、次のとおりです。

> **●RBEの式**
>
> $$RBE = \frac{ある生物学的効果を引き起こすのに必要な基準放射線の吸収線量}{同一の効果を引き起こすのに必要な対象放射線の吸収線量}$$

RBEを求めるときの基準放射線としては、通常、低LET放射線であるエックス線やガンマ線が用いられます。

たとえば、アルファ線を対象放射線とした場合、ある細胞を死滅させるためには、エックス線4Gyに対して、アルファ線は1Gy必要だとします。

この場合、4Gy÷1GyでRBEは4となり、エックス線よりもアルファ線の方が4倍も強力な放射線であることを意味します。

▼RBEの計算例

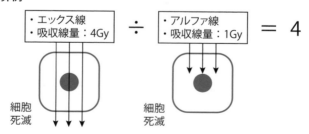

エックス線の生体に与える影響に関する知識

4　エックス線どうしのRBE　　　重要度　★★

(1) エックス線のエネルギーの大小による違い

　先ほどは基準放射線にエックス線を、対象放射線にアルファ線を用いました。それでは基準放射線にエックス線を、対象放射線にもエックス線を用いた場合はどうなるでしょうか。

　実はエックス線が持つエネルギーは、一定ではありません。

　通常、エックス線発生装置から発生しているエックス線は、エネルギーの大きいエックス線もエネルギーの小さいエックス線も混じり合って発生しています。そして、アルファ線の飛べる距離が短かったように、エックス線のエネルギーの違いによって、人体において飛べる距離が異なります。

　エネルギーの大きいエックス線は人体の深い場所まで飛びやすい性質があり、エネルギーの小さいエックス線は皮膚の表面で止まりやすい性質があります。

▼エックス線のエネルギーの大小による違い

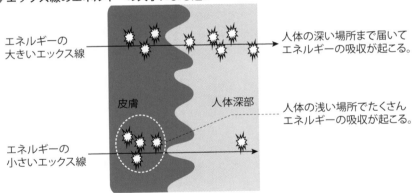

エネルギーの
大きいエックス線

人体の深い場所まで届いて
エネルギーの吸収が起こる。

皮膚　　　人体深部

人体の浅い場所でたくさん
エネルギーの吸収が起こる。

エネルギーの
小さいエックス線

(2) 対象放射線がエックス線のときのRBE

　対象放射線をエックス線とした場合も、エネルギーの高低により、生物への効果が異なるため、RBEが1より大きい場合、小さい場合があります。

▼エックス線どうしのRBEの例

| 【皮膚障害発生】
・基準放射線(エネルギーの
　大きいエックス線)
・吸収線量:1.5Gy | ÷ | 【皮膚障害発生】
・対象放射線(エネルギーの
　小さいエックス線)
・吸収線量:1Gy | = 1.5 |

5 生物学的効果によるRBEの違い　　　重要度　★★

生存率などの生物学的効果によっても、RBEが異なります。

たとえば、10個の細胞にエックス線を4Gy、アルファ線を1Gy照射した場合、細胞10個中1個の細胞が生き残るときのRBEは4だとします。

▼細胞の生存率が10%のときのRBE（イメージ）

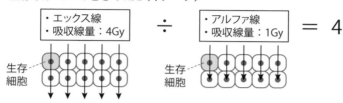

続いて、細胞の数を増やして100個にします。

たとえば、100個の細胞にエックス線を9Gy、アルファ線を3Gy照射した場合、細胞100個中1個の細胞が生き残るときのRBEは3になったとします。

▼細胞の生存率が1%のときのRBE（イメージ）

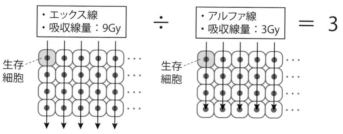

このように同じ線質の放射線であっても、RBEの値は、着目する生物学的効果（生存率など）によって異なります。

また、線量率（時間当たりの放射線照射量の違い）、温度、酸素分圧などの照射条件によっても、RBEの値は異なります。

1

エックス線の生体に与える影響に関する知識

6　LETとRBEの関係　　　　重要度　★★

　細胞の死に関するRBEは、一般に、放射線のLETに依存しています。

　RBEはLETの増加とともに大きくなり、LETが100keV/μm付近で最大となりますが、さらにLETが高くなると、RBEは逆に小さくなっていきます。

　LETが100keV/μmを超えたあたりから、確実に細胞はDNA修復ができなくなりますが、LETがさらに増えると対象放射線の吸収線量も大きくなるためRBEは小さくなるのです。

▼LETとRBEの関係

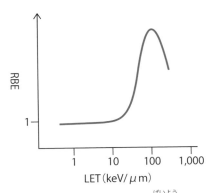

　ちなみに、このような細胞の死については、培養細胞という専用の容器を使い人工的に生体外で殖やした細胞を使って実験が行われています。

練習問題（○×問題）

① RBEを求めるときの基準放射線には、^{60}Coのベータ線を用いる。

② RBEは、放射線の線エネルギー付与（LET）が1MeV/μm付近で最大値を示す。

解答 ・・

① ×　基準放射線には、エックス線やガンマ線を用います。

② ×　RBEは、LETが100keV/μm付近で最大値を示します。

■ポイント

・線エネルギー付与（LET）…長さ当たりに与えられたエネルギー。

・生物学的効果比（RBE）…同じ生物影響が出るときの吸収線量の比。

1-7　放射線の影響

放射線の影響は、さまざまな要因によって決定されます。ここでは放射線の影響に関係する効果、指標、係数などを学習します。半致死線量は、よく出題されますので、その意味を必ず理解しておきましょう。

1　線量率効果（線量率依存性）　　　　重要度　★★

　線量率効果とは、同一線量の放射線を照射した場合でも、線量率の高低によって生物学的効果の大きさが異なることをいいます。

　つまり、照射した総線量が同じでも、線量率を低くすると一般に生物学的効果は小さくなり、線量率を高くすると一般に生物学的効果は大きくなります。

　時間をかけて被ばくした場合、細胞は修復しながら被ばくするため、放射線の影響が小さくなるのです。

▼線量率効果の例

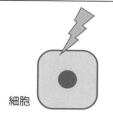

1Gyを10時間かけて照射
（線量率1Gy/h×10時間）

細胞

生物学的効果は小さい

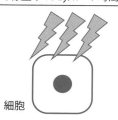

10Gyを1時間で照射
（線量率10Gy/h×1時間）

細胞

生物学的効果は大きい

2　酸素増感比（OER）　　　　重要度　★★

　酸素増感比（OER：Oxygen Enhancement Ratio）は、生体内（細胞内）に酸素が存在しない状態と存在する状態とで同じ生物学的効果を与える線量の比で、酸素効果の大きさを表すときに用いられます。OERの値は、1〜3の範囲になります。

●OERの式

$$OER = \frac{無酸素下での線量}{酸素存在下での線量}$$

3　外部被ばくと内部被ばく　　　重要度　★

　放射線被ばくには、体の外から放射線を受ける外部被ばくと、体の中から放射線を受ける内部被ばくがあります。

　エックス線は、電気を使って装置から発生する放射線ですから、外部被ばくのみ問題となります。

4　個体の放射線感受性　　　重要度　★★★

（1）半致死線量

　半致死線量は、被ばくした集団中の個体の50％が一定期間内に死亡する線量で、動物種の放射線感受性を比較するときに用いられます。

　半致死線量は、$LD_{50/30}$で表し、前の50が50％という意味で、後ろの30が30日を意味します（ヒトの場合は60日）。

▼半致死線量の例

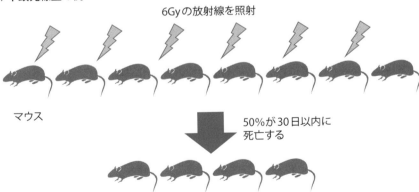

6Gyの放射線を照射

マウス

50％が30日以内に
死亡する

（2）全致死線量

　全致死線量は、被ばくした集団中の個体の全数が死亡する線量の最低値で、LD_{100}で表されます。たとえば、ヒトの場合、全致死線量（約7Gy）を被ばくすると全員が死亡すると考えられています。

5 　放射線加重係数　　　　　　　　　重要度　★

　同じ吸収線量を被ばくしても、エックス線よりもアルファ線の方が生体への影響は大きくなります。放射線の種類による生体への影響の程度を表したものが放射線加重係数です。低LET放射線の放射線加重係数は1です。

　放射線加重係数は、その放射線の低線量における確率的影響に関する各種放射線のRBEをもとに定められた係数で、線質の異なる放射線による影響の程度を評価するために用いられます。確率的影響とは、発がんや遺伝的影響のことを指します（「1-9　確率的影響・確定的影響」参照）。

　また、被ばくした組織・臓器の吸収線量に放射線加重係数を乗ずることにより、等価線量を得ることができます。等価線量とは、皮膚など局所被ばくの評価に用いられる線量です。

▼放射線加重係数（ICRP2007年勧告より改変）

放射線のタイプ	放射線加重係数
光子（エックス線、ガンマ線）	1
アルファ線など	20
中性子	中性子のエネルギーによって異なる

6 　組織加重係数　　　　　　　　　　重要度　★★

　発がんのような確率的影響の場合、組織・臓器によって放射線影響の受けやすさが異なるため、ある一つの組織・臓器だけでなく、すべての組織・臓器についてのリスクを評価する必要があります。組織・臓器の放射線影響の受けやすさを表したものが、組織加重係数です。

　組織加重係数は、各臓器・組織の確率的影響に対する相対的なリスク（放射線感受性）を表す係数であり、組織加重係数の合計は1です。全身を1として各部位に割り振っているので、どの組織・臓器においても1より小さくなります。

　また、組織加重係数を人体の各組織・臓器が受けた等価線量に乗じ、これらを合計することで、実効線量を得ることができます。実効線量は、全身被ばくの評価に用いられる線量です。

▼組織加重係数（ICRP2007年勧告より改変）

組織	組織加重係数	計
骨髄（赤色）、結腸、肺、胃、乳房、残りの組織	0.12	0.72
生殖腺	0.08	0.08
膀胱、食道、肝臓、甲状腺	0.04	0.16
骨表面、脳、唾液腺、皮膚	0.01	0.04
合計	―	1.00

※1期前のICRP1990年勧告では、生殖腺が0.20で最大値でした。

7　放射線による影響　　　　　重要度　★

放射線がDNAを攻撃することで、遺伝子突然変異、染色体異常が起こります。

(1) 遺伝子突然変異

遺伝子突然変異とは、DNA塩基配列の不可逆的な（元に戻らない）変化のことをいいます。その種類には、点突然変異（フレームシフト、置換、欠失、挿入等）があります。

(2) 染色体異常

染色体異常とは、DNAの集まりである正常な染色体の配列の一部が逆になることなどにより生じます。

放射線による染色体異常は、細胞周期に応じて、染色体型異常、染色分体型異常などに分けられます。

G_1期に照射を受けると染色体型異常が生じ、G_2期に照射を受けると染色分体型異常が生じます。S期では両タイプが混じることになります。

練習問題（○×問題）

① 半致死線量は、被ばくした集団のすべての個体が一定の期間内に死亡する最小線量の50%に相当する線量である。

解答 ••

① × 半致死線量は、被ばくした集団中の個体の50%が一定期間内に死亡する線量です。

演習問題 1-2

問　題

■問1 【令和3年10月公表試験問題】

　放射線による生物学的効果に関する次の現象のうち、放射線の間接作用によって説明することができないものはどれか。

(1) 生体中に存在する酸素の分圧が高くなると、放射線の生物学的効果は増大する。

(2) 温度が低下すると、放射線の生物学的効果は減少する。

(3) 生体中にシステイン、システアミンなどのSH基をもつ化合物が存在すると、放射線の生物学的効果は軽減する。

(4) 溶液中の酵素の濃度を変えて一定線量のエックス線を照射するとき、不活性化される酵素の分子数は酵素の濃度に比例する。

(5) 溶液中の酵素の濃度を変えて一定線量のエックス線を照射するとき、酵素の濃度が減少するに従って、酵素の全分子数のうち、不活性化される分子の占める割合は増大する。

■問2 【令和3年4月公表試験問題】

　エックス線の直接作用と間接作用に関する次の記述のうち、正しいものはどれか。

(1) エックス線光子と生体内の水分子を構成する原子との相互作用の結果生成されたラジカルが、直接、生体高分子に損傷を与える作用が直接作用である。

(2) エックス線光子によって生じた二次電子が、生体高分子の電離又は励起を行うことによって、生体高分子に損傷を与える作用が間接作用である。

(3) エックス線のような低LET放射線が生体に与える影響は、直接作用によるものより間接作用によるものの方が大きい。

(4) 生体中にシステイン、システアミンなどのSH基を有する化合物が存在すると放射線効果が軽減されることは、主に直接作用により説明される。

(5) 溶液中の酵素の濃度を変えて一定線量のエックス線を照射するとき、酵素

の濃度が減少するに従って酵素の全分子数のうち不活性化されたものの占める割合が増加することは、直接作用により説明される。

■ 問 3

生物学的効果比 (RBE) に関する次のAからDの記述について、正しいものの組合せは (1) ～ (5) のうちどれか。

A　RBEは、基準放射線と問題にしている放射線について、各々の同一線量を被ばくしたときの集団の生存率の比である。

B　RBEを求めるときの基準放射線としては、通常、エックス線やガンマ線が用いられる。

C　RBEは、一般に、放射線の線エネルギー付与 (LET) が高くなるにつれて増大し、最大値に達した後はほぼ一定の値となる。

D　RBEの値は、同じ線質の放射線であっても、着目する生物学的効果、線量率などの条件によって異なる。

(1) A, B　　(2) A, C　　(3) B, C　　(4) B, D　　(5) C, D

■ 問 4

放射線の生体影響などに関する次の記述のうち、正しいものはどれか。

(1) 酸素増感比 (OER) は、酸素が存在しない状態と存在する状態とを比較し、同じ生物学的効果を与える線量の比で、OERの値は1より小さい。

(2) 平均致死線量は、被ばくした集団のうち50%の個体が一定の期間内に死亡する線量である。

(3) 半致死線量は、被ばくした集団の全ての個体が一定の期間内に死亡する最小線量の50%に相当する線量である。

(4) LET (線エネルギー付与) とは、物質中を放射線が通過するとき、荷電粒子の飛跡に沿って単位長さ当たりに物質に与えられるエネルギーをいい、低LET放射線の放射線加重係数は1である。

(5) 生物学的効果比 (RBE) は、基準となる放射線と問題にしている放射線について、各々の同一線量を被ばくしたときの集団の生存率の比により、線質の異なる放射線の生物学的効果の大きさを比較したものである。

解 答 ・ 解 説

■問1

（1）は間接作用によって説明できる。これを酸素効果といいますが、酸素効果は、DNA損傷部位に酸素が結合することで起こるため、直接作用と間接作用の両方で説明できます。

（2）は間接作用によって説明できる。これを温度効果といいますが、間接作用でのみ説明できます。

（3）は間接作用によって説明できる。これを防護効果といいますが、間接作用でのみ説明できます。

（4）は間接作用によって説明することができない。不活性化される酵素の分子数は酵素の濃度に比例することは、直接作用で説明することができます。

（5）は間接作用によって説明できる。酵素の濃度が減少すると、不活性化の割合は増大することは、間接作用により説明できます。

■問2
【解答（3）】

（1）は誤り。この記述は、直接作用ではなく間接作用のことを指しています。直接作用とは、エックス線などの放射線により生じた二次電子が、生体高分子の電離または励起を行い、生体高分子に損傷を与える作用です。

（2）は誤り。間接作用とは、エックス線などの放射線が生体内に存在する水分子と相互作用した結果、水分子が電離または励起してラジカルになり、そのラジカルが生体高分子に損傷を与える作用です。

（3）は正しい。エックス線のような低LET放射線では、直接作用によるものより間接作用によるものの方が生体への影響は大きくなります。

（4）は誤り。システアミンなどのSH基を有する化合物（SH化合物）は、間接作用で働くラジカルと結合し放射線効果を軽減します。この効果を防護効果といいます。

（5）は誤り。酵素の濃度が減少すると、不活性化の割合は増大することは、間接作用により説明されます。

「1-5 直接作用・間接作用」参照

■問3　【解答（4）】

　Aは誤り。生物学的効果比（RBE）は、基準の放射線と対象の放射線の2種類の放射線が、同じ効果を与えるときの吸収線量の比で表されます。

　Bは正しい。RBEを求めるときの基準放射線としては、低LET放射線であるエックス線やガンマ線が用いられます。

　Cは誤り。RBEはLETの増加とともに大きくなり、LETが100keV/μm付近で最大となりますが、さらにLETが高くなると、RBEは逆に小さくなっていきます。

　Dは正しい。RBEの値は、同じ線質の放射線であっても、着目する生物学的効果、線量率、温度、酸素分圧などの条件が異なると変わります。

「1-6 放射線の生物学的効果」参照

■問4　【解答（4）】

　（1）は誤り。OER（酸素増感比）は、生体内（細胞内）に酸素が存在しない状態と存在する状態とで同じ生物学的効果を与える線量の比で、酸素効果の大きさを表すときに用いられます。OERの値は、1～3の範囲になります。

　（2）は誤り。平均致死線量は、細胞の放射線感受性の指標として用いられ、細胞の生存率曲線においてその細胞集団のうち37％が生存するときの線量です。

　（3）は誤り。半致死線量は、被ばくした集団中の個体の50％が一定期間内に死亡する線量です。

　（4）は正しい。長さ当たりに与えられたエネルギーで放射線の種類（線質）を表すときに、LET（線エネルギー付与）を用います。エックス線やガンマ線などの低LET放射線の放射線加重係数は1です。

　（5）は誤り。生物学的効果比（RBE）は、基準となる放射線と問題にしている放射線とが、同じ生物学的効果を与えるときの各々の吸収線量の比で表したものです。

「1-6 放射線の生物学的効果」、「1-7 放射線の影響」参照

DNAの損傷・修復

放射線によってDNAが傷つけられると、細胞死を招くことや、誤った情報の
まま細胞が増殖することで生体に悪影響を及ぼします。ここではDNAがどの
ように損傷し、また修復するのかを見ていきます。

1 DNA損傷 重要度 ★★★

（1）DNA損傷の種類

放射線による直接作用や間接作用は、DNAを化学的に変化させ、DNA損傷
を起こさせます。DNA損傷には、塩基損傷とDNA鎖切断があります。

DNA損傷は、細胞死や突然変異、染色体異常を誘発します。

放射線がDNAに作用すれば、DNA損傷が生じるので、エックス線のような
間接電離放射線である低LET放射線でも、ラジカルの作用により塩基損傷と
DNA鎖切断を生じます。ちなみに、間接電離放射線とは、電荷を帯びていな
い放射線のことです。

（2）DNA鎖切断の種類

DNA鎖切断は、DNAの二重らせんの片方だけが切れる1本鎖切断（単鎖切断）
と、二重らせんの両方が切れる2本鎖切断（二重鎖切断）に分けられます。

1本鎖切断の発生頻度は、2本鎖切断の発生頻度より高いことで知られていま
す。低LET放射線の場合の発生頻度は、1本鎖切断が1,000とすると2本鎖切
断は20くらいと考えられています。

2 DNA修復 重要度 ★★★

（1）修復機能

細胞には、塩基損傷、およびDNA鎖切断などのDNA損傷を修復する機能が
あり、修復が誤りなく行われれば、細胞は回復し、正常に増殖を続けます。

（2）塩基損傷の修復

塩基損傷は、主に除去修復機構により修復されます。除去修復には、塩基除
去修復とヌクレオチド除去修復の二つがあります。

(3) DNA鎖切断の修復

・1本鎖切断の修復

DNA鎖切断のうち、1本鎖切断は、片方のDNA鎖を鋳型にして元通りに修復されるため、細胞死などの重篤な細胞障害の直接の原因にはならないと考えられています。一方で、2本鎖切断は重篤な細胞障害に関連が深いと考えられています。

・2本鎖切断の修復

2本鎖切断の修復には、相同組換えと非相同末端結合があります。

相同組換えは、相同DNA配列を鋳型にして正しいDNA配列を合成する修復であるため、修復時の誤りが少ない修復方式です。

非相同末端結合は、DNA切断端どうしを直接再結合する修復ですが、DNA配列が失われるため、誤りが多い修復方式です。

また、以上よりDNA鎖切断のうち、1本鎖切断は2本鎖切断に比べて容易に修復されることがわかります。

▼DNAの損傷・修復

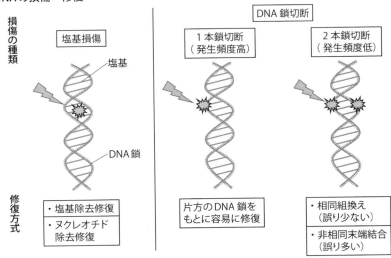

練習問題（○×問題）

① 塩基損傷とDNA鎖切断のうち、エックス線では塩基損傷は生じない。

解答 ••

① ×　エックス線でも、塩基損傷とDNA鎖切断が生じます。

1-9 確率的影響・確定的影響

放射線による人体への影響は、放射線障害から身を守るための視点から確率的影響と確定的影響に分類されます。この節は生体の科目で最も重要ですので、確実に得点できるように何度も学習しましょう。

1 放射線防護の観点から分類　　重要度 ★★★

　放射線による人体への影響には、たくさん被ばくするとその障害の発生確率が増加する確率的影響と、一定の被ばく線量に達すると必ず障害が発生する確定的影響があります。確定的影響は、組織反応ともいいます。

2 代表的な障害　　重要度 ★★★

　確率的影響の障害には、発がんと遺伝的影響があります。遺伝的影響とは、被ばく者の子孫に放射線による障害が伝わることです。
　また、それら以外の障害は、確定的影響に分類されます。

▼障害の分類

確率的影響（しきい線量がない障害）	確定的影響（しきい線量がある障害）
・発がん（白血病※、甲状腺がん、乳がん、肺がん、皮膚がんなど） ・遺伝的影響	・放射線宿酔 ・造血器障害（白血球減少、再生不良性貧血など） ・胚死亡、胎児の奇形（催奇形）、発育遅延 ・白内障 ・不妊、永久不妊 ・放射線皮膚炎（皮膚紅斑など）

※ 白血病は、血液のがんといわれます。

3 しきい線量　　重要度 ★★★

　しきい線量とは、障害が現れるときの最小の線量のことで、閾値やしきい値ともいいます。
　確率的影響にはしきい線量はありませんが、確定的影響にはしきい線量があります。

4 発生確率と重篤度　　　重要度 ★★★

　確率的影響は、被ばく線量が増えるに伴い、障害の発生確率のみ増加し、障害の重篤度の増加はみられません。また、確率的影響では、被ばく線量と障害の発生確率との関係は、直線で示され比例関係にあります。

　なお、重篤度とは、その症状の重さのことです。

▼被ばく線量が増えたときの発生確率と重篤度（確率的影響）

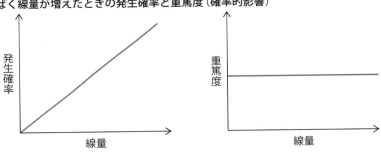

　一方、確定的影響は、障害の発生確率と障害の重篤度が増加します。また、確定的影響の被ばく線量と障害の発生確率との関係は、S字状の曲線で示され、この曲線をシグモイド曲線といいます。

▼被ばく線量が増えたときの発生確率と重篤度（確定的影響）

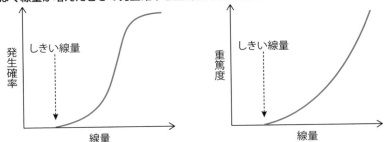

5 放射線防護の目標　　　重要度 ★★★

　放射線障害から身を守るための放射線防護の目標としては、しきい線量のない確率的影響では、障害をゼロにするのは不可能ですが、被ばく線量をなるべくゼロに近づけるために減少を目的とします。

　一方、確定的影響では、被ばく線量をしきい線量以下にすれば障害を抑えることができるため、防止を目的とします。

6　影響の評価　　　重要度 ★★★

　実際に被ばく線量を測定するとき、全身被ばくの線量を評価するときに実効線量を用い、皮膚などの組織別の被ばく線量を評価するときに等価線量を用います。

　放射線業務に従事する人の実効線量と等価線量には、法令によって限度が設けられています（詳細は「2-7 被ばく限度」を参照してください）。

▼被ばく線量の限度

実効線量（全身被ばく）	等価線量（組織別の被ばく）
・男性等[※1]　50mSv[※2]/年、100mSv/5年 ・女性[※3]　5mSv/3か月	・眼の水晶体　50mSv/年、100mSv/5年 ・皮膚　500mSv/年 ・妊娠中[※4]の腹部表面　2mSv/妊娠中

※1　男性等とは、男性および妊娠する可能性がないと診断された女性をいいます。
※2　Svはシーベルトと読み、人体への放射線影響を評価する単位です。
※3　女性とは、妊娠する可能性がないと診断された女性および妊娠中の女性を除きます。
※4　妊娠中とは、妊娠と診断されたときから出産までの期間をいいます。

　これら測定値の評価として、全身に対する確率的影響の程度は実効線量により評価され、組織に対する確定的影響の程度は等価線量によって評価されます。

7　まとめ　　　重要度 ★★★

　今まで見てきた確率的影響と確定的影響の特徴について表にまとめました。この節の問題を解く上で非常に重要ですので、しっかりと覚えましょう。

▼確率的影響と確定的影響の特徴のまとめ

影響	しきい線量の有無	被ばく線量が増加すると	防護目標	評価
確率的影響	なし	・発生確率が増加 ・重篤度は変わらず	減少	実効線量
確定的影響	あり	・発生確率が増加 ・重篤度が増加	防止	等価線量

練習問題（○×問題）

① 皮膚がんはしきい線量が存在する障害で、不妊はしきい線量が存在しない障害である。
② 胎内被ばくによる胎児の奇形は、確率的影響に分類される。
③ 確率的影響では、被ばく線量が増加すると障害の重篤度が大きくなる。
④ 確率的影響では、被ばく線量と影響の発生確率の関係がS字状曲線で示される。
⑤ 確定的影響の発生確率は、実効線量により評価される。

解答

① × 発がんと遺伝的影響は、しきい線量が存在しない確率的影響です。それら以外の障害は、しきい線量が存在する確定的影響です。
② × 胎児の奇形は、確定的影響に分類されます。
③ × 確率的影響では、被ばく線量が増加しても障害の重篤度は変わりません。一方、確定的影響では、被ばく線量が増加すると障害の重篤度が大きくなります。
④ × 確率的影響では、被ばく線量と影響の発生確率の関係が比例直線で示されます。確定的影響では、被ばく線量と影響の発生確率の関係がS字状曲線で示されます。
⑤ × 確率的影響は実効線量により評価され、確定的影響は等価線量により評価されます。

■ポイント

・確率的影響の障害として、発がんと遺伝的影響があることは必ず覚えましょう。ただし、発がんとして血液のがんである白血病のほか、固形がんである甲状腺がんや皮膚がんなどがあります。

1-10 身体的影響

放射線に被ばくすると、体にさまざまな症状が現れます。そのような症状は、「誰に発現するのか」「被ばく後いつから発現するのか」といった基準で分類することができます。

1 放射線による人体への影響　　重要度 ★★

（1）大別影響

　私たちの体の細胞は、その体を作るための「体細胞」と子孫を作るための「生殖細胞」でできています。

　放射線による人体への影響は、体細胞に影響を及ぼす身体的影響と、生殖細胞に影響を及ぼす遺伝的影響に大別されます。

　つまり、身体的影響は「被ばくした本人」に症状が現れる影響なのに対し、遺伝的影響は「被ばくした本人の子孫」に症状が現れる影響になります。

（2）小別影響

　身体的影響は、潜伏期の長さで、早期影響と晩発影響に分けられます。

　潜伏期とは、被ばくしてから症状が出るまでの期間です。

　潜伏期がおよそ4週間以内である影響は早期影響に分類され、潜伏期がおよそ1か月以上である影響は晩発影響に分類されます。

▼放射線による人体への影響

大別影響	小別影響	代表的な症状	放射線防護の観点
身体的影響	早期影響	放射線宿酔	確定的影響
		皮膚の炎症	
		不妊	
	晩発影響	白内障	
		再生不良性貧血	
		寿命の短縮	
		発がん（白血病）	確率的影響
遺伝的影響			

2 組織の分類と潜伏期 　　　　　　重要度 ★

（1）組織の分類

　動物組織は、細胞の分裂能力の有無によって、細胞再生系と細胞非再生系に分類できます。

（2）細胞再生系

　細胞再生系は、幹細胞や一部の未熟な細胞など細胞分裂能力がある細胞を持つ組織で、造血器官、生殖腺、眼の水晶体など放射線感受性の高い組織です。

　早期影響の潜伏期の長さには、被ばくした細胞再生系の組織の幹細胞が成熟するまでの時間と成熟細胞の寿命が関係しています。

（3）細胞非再生系

　細胞非再生系は、細胞分裂を停止した細胞からなる組織で、筋組織、神経組織、脂肪組織など放射線感受性の低い組織です。

3 発がんの潜伏期 　　　　　　　　重要度 ★★★

　白血病は、被ばく後の潜伏期が平均2～3年で発生率が増加し、その他の固形がん（肺がんや胃がんなど）に比べて一般に潜伏期が短いことで知られています。その他の固形がんの潜伏期は、被ばく後十数年～数十年です。

　また、放射線による白血病は、被ばく線量が大きくなるほど潜伏期が短くなります。一方、白血病以外の放射線による発がんは、一般に、がん好発年齢に達したころから増加するので、被ばく時の年齢が若いほど潜伏期が長くなります。

4 身体的影響の被ばく線量と重篤度の関係 　重要度 ★★

　早期影響では、確定的影響の症状が現れるので、重篤度が被ばく線量に依存します。一方、晩発影響では、確定的影響の症状（白内障など）のように重篤度が被ばく線量に依存するものと、確率的影響の症状（発がん）のように重篤度が被ばく線量に依存しないものとがあります。

練習問題（○×問題）

① 晩発影響の一つである白血病の潜伏期は、その他のがんに比べて長い。

解答 ・・

① × 固形がんの潜伏期は数十年。白血病の潜伏期は数年で平均2～3年です。

1-11 遺伝的影響

遺伝的影響は、被ばくした者の子孫に放射線による障害が伝わることです。特に、遺伝的影響の起こりやすさを推定する指標である倍加線量は頻出ですので、しっかりと学習しましょう。

1 遺伝的影響とは 　　　　　　　　　　　　　　　重要度 ★★

　放射線による人体への影響は、被ばく者本人に症状が現れる身体的影響と、被ばく者の子孫に症状が現れる遺伝的影響の二つに大別できました。

　遺伝的影響は、生殖腺にある生殖細胞を被ばくした結果、子孫を残すときに生じます。生殖腺とは、男性では精巣、女性では卵巣を指します。ただし、生殖細胞に突然変異が生じても、必ずしも子孫に遺伝的影響が生じるとは限りません。

　また、生殖細胞を被ばくしたときに生じる障害には、遺伝的影響のほか、不妊などの身体的影響に分類されるものもあります。

　なお、胎児は個体としてみなされるため、胎内被ばくによる胎児の奇形などは、遺伝的影響ではなく身体的影響に分類されます。

2 遺伝的影響の原因 　　　　　　　　　　　　　　重要度 ★★

　遺伝的影響の原因は、生殖細胞の突然変異で、これは遺伝子突然変異と染色体異常に大別されます。遺伝子突然変異が発生する要因として、DNAの塩基の一部が抜け落ちる欠失などがあり、染色体異常が発生する要因として、正常な染色体の配列の一部が逆になることにより生じる逆位や、切断された別々の染色体の切断端を誤って再結合する相互転座などがあります。

▼欠失、相互転座

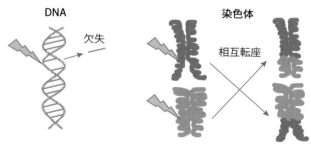

③　遺伝的影響の出現範囲　　　重要度 ★★

　成人だけでなく小児が被ばくした場合にも、小児の子孫に遺伝的影響が生じるおそれがあります。

　また、遺伝的影響は、被ばくした個体の次世代だけでなく、それ以後の世代に現れる可能性があります。

④　倍加線量　　　重要度 ★★★

　倍加線量は、遺伝的影響の起こりやすさを表す場合に用いられています。

　放射線照射により、突然変異率を自然における値の2倍にする線量を倍加線量といい、その値が大きいほど遺伝的影響は起こりにくいことになります。

　ヒトの倍加線量は、約1Gyと推定されています。

▼ヒトとマウスの倍加線量の例

ヒト
倍加線量　1Gy

マウス
倍加線量　0.3Gy

　たとえば、倍加線量の値がヒトは1Gy、マウスは0.3Gyだとします。

　たくさん放射線を照射しなければ、突然変異率が自然における値の2倍になりませんので、値が大きいヒトの1Gyの方が遺伝的影響は起こりにくいことになります。

練習問題（○×問題）

① 倍加線量は、放射線による遺伝的影響を推定する指標で、その値が大きいほど遺伝的影響は起こりやすい。

解答 ・・

① × 倍加線量の値が、大きいほど遺伝的影響は起こりにくいことになります。

■ポイント

・倍加線量が**大きい**…**遺伝的影響は起こりにくい**。
・遺伝的影響は、発がんとともに**確率的影響**に分類されています。

演習問題1-3

問　題

■問1　　　　　【令和5年4月公表試験問題】　☑☑☑

　放射線によるDNAの損傷と修復に関する次の記述のうち、正しいものはどれか。

（1）放射線によるDNA損傷には、塩基損傷とDNA鎖切断があるが、間接電離放射線では、塩基損傷は生じない。

（2）DNA鎖切断のうち、二重らせんの片方だけが切れる1本鎖切断は、細胞死などの重篤な細胞障害の直接の原因にはならないと考えられている。

（3）細胞には、DNA鎖切断を修復する機能があり、修復が誤りなく行われれば、細胞は回復し、正常に増殖を続けるが、塩基損傷を修復する機能はない。

（4）DNA鎖切断のうち、2本鎖切断はDNA鎖の組換え現象が利用されるため、1本鎖切断に比べて容易に修復される。

（5）DNA鎖切断の修復方式のうち、非相同末端結合修復は、DNA切断端どうしを直接結合する方式であるため、修復時の誤りが少ない。

■問2　　　　　【令和5年4月公表試験問題】　☑☑☑

　放射線の被ばくによる確率的影響及び確定的影響に関する次の記述のうち、正しいものはどれか。

（1）確率的影響では、被ばく線量と影響の発生確率の関係がS字状曲線で示される。

（2）確定的影響では、被ばく線量の増加とともに影響の発生確率は増加するが、障害の重篤度は変わらない。

（3）遺伝的影響は、確定的影響に分類される。

（4）実効線量は、確率的影響を評価するための量である。

（5）確率的影響の発生を完全に防止することは、放射線防護の目的の一つである。

■問3　　　　　【令和5年4月公表試験問題】　☑☑☑

　放射線による生体への影響について、その発症にしきい線量が存在するもののみの組合せは次のうちどれか。

(1) 白血球減少　　　　永久不妊　　　　胎児奇形

(2) 白血病　　　　　　発育遅延　　　　放射線宿酔

(3) 放射線宿酔　　　　放射線皮膚炎　　遺伝的影響

(4) 精神発達遅滞　　　胚死亡　　　　　乳がん

(5) 永久不妊　　　　　脱毛　　　　　　遺伝的影響

■問4　　　　　　　　　【令和4年4月公表試験問題】　✓ ✓ ✓

　放射線による身体的影響に関する次のAからDの記述について、正しいものの組合せは (1) ～ (5) のうちどれか。

A　眼の被ばくで起こる白内障は、早期影響に分類され、その潜伏期は3 ～ 10週間であるが、被ばく線量が多いほど短い傾向にある。

B　再生不良性貧血は、2Gy程度の被ばくにより、末梢血液中の全ての血球が著しく減少し回復不可能になった状態をいい、潜伏期は1週間以内で、早期影響に分類される。

C　晩発影響である白血病の潜伏期は、その他のがんに比べて一般に短い。

D　晩発影響には、その重篤度が、被ばく線量に依存するものとしないものがある。

(1) A，B　　　(2) A，C　　　(3) B，C　　　(4) B，D　　　(5) C，D

■問5　　　　　　　　　【令和4年4月公表試験問題】　✓ ✓ ✓

　放射線による遺伝的影響等に関する次のAからDの記述について、正しいものの全ての組合せは (1) ～ (5) のうちどれか。

A　生殖細胞の突然変異には、遺伝子突然変異と染色体異常がある。

B　染色体異常は、正常な染色体の配列の一部が逆になることなどにより生じる。

C　胎内被ばくを受け出生した子供にみられる発育遅延は、遺伝的影響である。

D　放射線照射により、突然変異率を自然における値の2倍にする線量を倍加線量といい、ヒトでは約0.05Gyである。

(1) A，B　　　(2) A，B，C　　　(3) A，C　　　(4) A，D　　　(5) B，C，D

解 答 ・ 解 説

■問1
【解答 (2)】

（1）は誤り。放射線がDNAに作用すれば、DNA損傷が生じるので、エックス線のような間接電離放射線である低LET放射線でも、ラジカルの作用により塩基損傷とDNA鎖切断を生じます。

（2）は正しい。DNA鎖切断のうち、1本鎖切断は、片方のDNA鎖を鋳型にして元通りに修復されるため、細胞死などの重篤な細胞障害の直接の原因にはならないと考えられています。

（3）は誤り。細胞には、塩基損傷、およびDNA鎖切断などのDNA損傷を修復する機能があり、修復が誤りなく行われれば、細胞は回復し、正常に増殖を続けます。

（4）は誤り。DNA鎖切断のうち、1本鎖切断は2本鎖切断に比べて容易に修復されます。

（5）は誤り。非相同末端結合は、DNA切断端同士を直接再結合する修復ですが、DNA配列が失われるため、誤りが多い修復方式です。

「1-8 DNAの損傷・修復」参照

■問2
【解答 (4)】

（1）は誤り。確率的影響では、被ばく線量と障害の発生確率との関係は、直線で示され比例関係にあります。

（2）は誤り。確定的影響は、被ばく線量の増加とともに障害の発生確率と障害の重篤度が増加します。

（3）は誤り。遺伝的影響は、確率的影響に分類されます。

（4）は正しい。

（5）は誤り。確率的影響では、障害をゼロにするのは不可能ですが、被ばく線量をなるべくゼロに近づけるために減少を目的とします。

「1-9 確率的影響・確定的影響」参照

■問3
【解答 (1)】

しきい線量が存在する障害は、確定的影響に分類できる障害を指します。一方、しきい線量が存在しない障害は、確率的影響に分類できる障害です。

　確率的影響の障害には、発がんと遺伝的影響があります。これら以外の障害は、すべてしきい線量が存在する確定的影響になります。

　したがって、この問題を解くには、発がんと遺伝的影響以外の障害を選べばよいことになります。

「1-9 確率的影響・確定的影響」参照

■問4　　　　　　　　　　　　　　　　　　　　　　　　【解答（5）】

　Aは誤り。白内障は、潜伏期が平均2〜3年で、晩発影響に分類されます。

　Bは誤り。再生不良性貧血は、数Gy程度の被ばくにより、末梢血液中のすべての血球が著しく減少し回復不可能になった状態をいい、晩発影響に分類されます。

　Cは正しい。固形がんの潜伏期よりも、白血病の潜伏期の方が一般に短くなります。

　Dは正しい。晩発影響では、確定的影響の症状（白内障など）が現れ重篤度が被ばく線量に依存するものと、確率的影響の症状（発がん）が現れ重篤度が被ばく線量に依存しないものとがあります。

「1-10 身体的影響」参照

■問5　　　　　　　　　　　　　　　　　　　　　　　　【解答（1）】

　Aは正しい。遺伝的影響の原因は、生殖細胞の突然変異で、これは遺伝子突然変異と染色体異常に大別されます。

　Bは正しい。

　Cは誤り。胎児は個体としてみなされるため、胎内被ばくによる発育遅延は、遺伝的影響ではなく身体的影響に分類されます。

　Dは誤り。ヒトの倍加線量は、約1Gyと推定されています。。

「1-11 遺伝的影響」参照

1-12 眼への影響

眼の中でも最も放射線の影響を受けやすい組織は、水晶体です。
放射線に被ばくすると水晶体が障害を受けて、白内障を起こすことがあります。
ここでは白内障の潜伏期やそのしきい線量などについて学習します。

1 眼の構造　　　　　　　　　　　　　　　　　　　　　重要度　★

　眼をまぶたのある方から見ていくと、一番外側に角膜という透明の薄い膜があり、ここで眼に入ってきた光がある程度曲げられます。

　角膜から奥に進むと、黒目の部分である瞳孔という穴があり、ここから光が入ってきます。

　瞳孔の奥には水晶体があり、その厚みが変わることで入ってきた光が適切に曲げられ、ピント調節が行われます。

　水晶体の奥には、硝子体という透明なゼリー状の液体があり、その奥には光を感じ取る網膜があります。

▼眼の構造

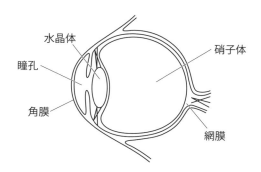

2 水晶体に起こる放射線障害　　　　　　　　　　　重要度　★★★

（1）水晶体

　水晶体前面にある水晶体上皮細胞は、常に細胞分裂を繰り返す細胞再生系で、眼の組織の中で最も放射線の影響を受けやすい組織です。

　水晶体上皮細胞は、分裂しながらゆっくりと水晶体の中に移動します。

(2) 白内障

　放射線により眼の水晶体上皮細胞が障害を受けると、脱落した上皮細胞が水晶体内にとどまることで水晶体が白く濁り、白内障が起こります。白内障が起こると、視力の低下やモノがかすんで見えるなどの症状が現れます。

▼水晶体の断面図

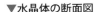

正常な水晶体　　　　白内障を起こした水晶体

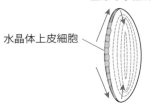
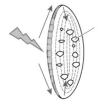

水晶体上皮細胞　　　　　　　　　　　　　白い濁りがとどまる

(3) 潜伏期

　白内障の潜伏期の長さは、被ばく線量に関係があり、被ばく線量が多いほど短い傾向にあります。

　白内障は平均2～3年（半年から30年）という長い潜伏期を経て発症するので、晩発影響に分類されます。

(4) しきい線量

　白内障発生のしきい線量は、急性被ばくと慢性被ばくで異なり、急性被ばくでは約5Gy、慢性被ばくでは8Gy以上とされています。しかし、最近の研究では、従来考えられていたよりも低い線量で白内障が発生すると考えられており、そのしきい線量は、急性、慢性被ばくともに0.5Gy程度と考えられています。なお、白内障の重篤度は、被ばく線量に依存するため、被ばく線量が多いほどその症状は重くなります。

(5) 老人性白内障との判別

　高齢になるとほとんどの人が白内障になりますが、加齢による白内障は老人性白内障と呼ばれます。

　放射線被ばくによる白内障は、その症状により、老人性白内障と容易に識別することはできません。

練習問題（○×問題）

① 放射線により眼の角膜上皮細胞が障害を受けると、白内障が発生する。

解答 ・・・

① ×　白内障は、眼の水晶体上皮細胞が障害を受けて発生します。

1-13 皮膚への影響

現在、医療機関ではさまざまな放射線を用いた治療が行われていることもあり、放射線による人の皮膚への影響は、他の障害に比べてくわしくわかっています。この節では、被ばく線量と症状の関係が大切です。

1 放射線皮膚炎　　　　　　　　　　重要度　★★

放射線の被ばくが原因で起こる皮膚障害のことを、放射線皮膚炎といいます。

放射線皮膚炎の症状には、脱毛、紅斑、水疱、びらん、潰瘍などがあり、これら皮膚障害は、潜伏期が数週間以内と短く、すべて早期影響に分類されます。

2 症状　　　　　　　　　　　　　　重要度　★

（1）脱毛

脱毛とは、被ばくした部位の皮膚に炎症が起こり、その程度がひどく、毛根まで影響が及び毛が抜けることをいいます。

（2）紅斑

紅斑とは、被ばくによって毛細血管が広がり、皮膚の一部に赤い斑点などができることをいいます。

（3）水疱

水疱とは、熱傷時にみられる水ぶくれと同じで、皮膚表面に水分がたまり、盛り上がった状態をいいます。

（4）びらん

びらんとは、水疱が破れた後の湿潤な傷のことをいいます。損傷としては浅く、治癒すれば痕は残りません。

（5）潰瘍

潰瘍は、びらんよりも深い箇所における皮膚組織の損傷です。皮膚に穴が開いたようになり、出血を伴います。

③ 区分   重要度 ★★★

放射線皮膚炎は、症状の強さによって第1度～第4度に区分されます。

(1) 第1度

1 ～ 3Gyの被ばくでは、一過性 (軽度) の紅斑、一時的な脱毛が生じます。

(2) 第2度

5 ～ 12Gyの被ばくでは、約2週間後から強い紅斑が生じ、約3 ～ 4週間持続した後、色素沈着を残して落屑し正常な皮膚に戻ります。ほかにも充血や腫脹 (腫れ) がみられます。

なお、色素沈着とは、シミのように皮膚の色が変わってしまうことをいいます。また、落屑とは、皮膚の皮がめくれてしまうことをいいます。

(3) 第3度

12 ～ 18Gyの被ばくでは、約1週間で水疱、びらん、永久脱毛が生じます。

(4) 第4度

20Gy以上の被ばくでは、1週間以内に水疱、びらん、難治性の潰瘍が起こります。

▼放射線皮膚炎のまとめ

区分	線量	症状	発症期間
第1度	1 ～ 3Gy	一過性の紅斑、一時的な脱毛	約3週間後
第2度	5 ～ 12Gy	強い紅斑、脱毛、充血、腫脹、色素沈着	約2週間後
第3度	12 ～ 18Gy	水疱、びらん、永久脱毛	約1週間後
第4度	20Gy以上	進行性のびらん、難治性の潰瘍	約3 ～ 5日後

練習問題 (○×問題)

① 5Gyの被ばくでは、水疱や永久脱毛がみられる。

解答 ・・・

① × 水疱や永久脱毛は、12 ～ 18Gyの被ばくでみられます。

■ポイント

・各区分の線量と代表的な症状を覚えましょう。

第1度…脱毛、第2度…紅斑、第3度…水疱、第4度…潰瘍。

1-14 血液への影響

造血器官の被ばくでDNAが傷つけられると、誤った情報で細胞分裂しないように血球の製造をストップします。情報を修復し製造を再開するまでの間、血球数は減少します。この節では血球数の変化などについて学習します。

1 血液　　　　　　　　　　　　　　　　　　重要度 ★

血液は、液状成分である血漿と有形成分である血球からできています。

血球には、ウイルスから身を守る働きをする白血球、血液を固める働きをする血小板、酸素を全身に運ぶ働きをする赤血球があり、さらに白血球は、リンパ球、顆粒球、単球などに分類されます。

2 造血器官　　　　　　　　　　　　　　　重要度 ★★★

骨髄には赤色骨髄と造血機能を失った黄色骨髄があり、血球は、ろっ骨や骨盤などの骨の中にある赤色骨髄で作られます。赤色骨髄の中には、造血幹細胞という、各血球のもととなる細胞が存在します。赤色骨髄は造血機能を持っているため、放射線感受性が極めて高いことで知られています。

なお、ヒトが全身にLD$_{50/60}$（4Gy）に相当する線量を被ばくしたときの主な死因は、造血器官の障害です。

3 血球数の減少　　　　　　　　　　　　　重要度 ★★★

被ばくにより赤色骨髄中の幹細胞（分裂する能力のある細胞）が障害を受けると、末梢血液中の血球数は減少していきます。

末梢血液中の血球は、一般に造血器官中の未分化な段階のものより放射線感受性が低いことで知られています。ただし、白血球のうちリンパ球は、造血器官中に限らず、末梢血液中での放射線感受性も極めて高く、放射線に被ばく直後から減少が現れます。

ヒトの末梢血液中の血球数の変化は、0.25Gy程度の被ばくから認められます。このとき末梢血液中の血球のうち、寿命の短いものから順に数が減少していきます。なお、末梢血液とは、骨髄など血球を作る組織以外の全身を流れる血液

4　血球数の変化

重要度　★★★

　末梢血液中の有形成分の中で、白血球のうち、リンパ球は他の成分より放射線感受性が高いため最も速く減少します。

　次に、リンパ球以外の白血球が減少します。このとき末梢血液中のリンパ球以外の白血球が一時的に増加するのは、胸腺などの組織が一時的に収縮して、末梢血液中に血球がしぼり出されるのが原因です。

　続いて、血小板が減少して、最後に赤血球が減少します。

▼末梢血液の血球数の変化

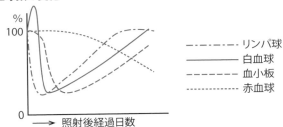

5　血球数減少で起こる症状

重要度　★★

　末梢血液中にある白血球が減少すると、感染に対する抵抗力が弱くなり、血小板が減少すると、出血傾向（血が止まりにくい状態）が現れ、赤血球が減少すると、貧血が起こります。

6　再生不良性貧血

重要度　★★

　再生不良性貧血は、造血器官の数Gy程度の被ばくにより、末梢血液中のすべての血球が著しく減少し回復不可能になった状態をいい、晩発影響に分類されます。再生不良性貧血では、貧血症状、感染症、出血傾向などがみられます。

練習問題（○×問題）

① 末梢血液成分のうち、血小板は減少が始まるのが最も遅い。

解答 ･･･

① ×　減少が始まるのが最も遅いのは、赤血球です。

1-15 胎児への影響

胎児への影響とは、母親のお腹の中にいる赤ちゃんへの放射線影響のことです。この節の内容は高い頻度で出題されています。胎児が被ばくする時期によって、発生する障害が異なりますのでしっかり学習しましょう。

1 胎児への影響　　　重要度 ★★★

（1）胎内被ばく

　妊娠中の腹部に放射線を受けると、胎児が被ばくすることになりますが、これを胎内被ばくといいます。

　胎内被ばくが問題となるのは、胎児の放射線感受性が高く、母体に影響を与えないと考えられる低線量でも胎児には影響を与えることです。

（2）しきい線量と障害

　胎児への影響のしきい線量は、0.1～0.5Gyと成人よりも低い線量となっています。

　また、着床前期、器官形成期、胎児期の三つの発育期によって、発生する障害が異なります。これらの胎内被ばくによるすべての障害は、しきい線量が存在しますので、確定的影響に分類されます。

2 時期と障害　　　重要度 ★★★

（1）着床前期（胎齢0～8日）

　着床前期の被ばくでは、胚の死亡が起こることがありますが、被ばくしても生き残り発育を続けて出生した子供には、被ばくによる影響はみられません。

　胎内被ばくによる胚の死亡の発生のしきい線量は、ヒトでは0.1Gy程度と推定されています。

（2）器官形成期（胎齢9～60日）

　器官形成期の被ばくでは、胎児死は減少しますが、照射により死滅した細胞の欠損から奇形が発生することがあります。

　器官形成期以外の時期での被ばくでは、奇形は発生しません。

　胎内被ばくによる奇形の発生のしきい線量は、ヒトでは0.1Gy程度と推定されています。

(3) 胎児期 (胎齢 60 〜 270 日)

　胎児期の被ばくでは、脳の放射線感受性が高く、出生後、精神発達遅滞が生じることがあり、身体的な発育不全 (発育遅滞) も生じるおそれがあります。

　胎内被ばくによる精神発達遅滞の発生のしきい線量は、ヒトでは0.2Gy程度と推定されています。

練習問題 (○×問題)

① 胎内被ばくにより胎児に生じる奇形は、確率的影響に分類される。

② 着床前期の被ばくでは胚の死亡が起こりやすく、生き残り発育を続けた胎児には、奇形が発生する。

③ 器官形成期の被ばくは、奇形を起こすおそれはないが、出生後、身体的な発育不全が生じるおそれがある。

④ 胎児期には脳の放射線感受性が低く、この時期に被ばくしても、出生後、精神発達遅滞が生じることはないが、身体的な発育遅延が生じるおそれがある。

解答

① × 胎内被ばくにより発生する障害は、しきい線量が存在するということからわかるように、確定的影響に分類されます。

② × 着床前期の被ばくでは、胚の死亡が起こることがありますが、生き残り発育を続けた胎児には、被ばくによる影響はみられません。

③ × 器官形成期の被ばくでは、照射により死滅した細胞の欠損から奇形が発生することがあります。

④ × 胎児期の被ばくでは、脳の放射線感受性が高く、出生後、精神発達遅滞が生じることがあり、身体的な発育遅滞も生じるおそれがあります。

■ポイント

・胎児が被ばくする時期に応じて発生する障害を覚えましょう。

　1.着床前期…胚の死亡、生き残れば影響なし。

　2.器官形成期…奇形。

　3.胎児期…精神発達遅滞、発育不全 (発育遅滞)。

演習問題1-4

問　題

■問1
【平成30年10月公表試験問題】

放射線被ばくによる白内障に関する次の記述のうち、正しいものはどれか。

(1) 放射線により眼の角膜上皮細胞に障害を受けると、白内障が発生する。

(2) 白内障発生のしきい線量は、急性被ばくでも慢性被ばくでも変わらない。

(3) 白内障は、早期影響に分類される。

(4) 白内障の重篤度は、被ばく線量には依存しない。

(5) 白内障の潜伏期間は、被ばく線量が多いほど短い傾向がある。

■問2
【令和3年10月公表試験問題】

エックス線被ばくによる放射線皮膚炎の症状に関する次のAからDの記述について、正しいものの組合せは (1) ～ (5) のうちどれか。

A　0.2Gyの被ばくでは、皮膚の充血や腫脹がみられる。

B　3Gyの被ばくでは、軽度の紅斑や一時的な脱毛がみられる。

C　5Gyの被ばくでは、水疱や永久脱毛がみられる。

D　25Gyの被ばくでは、進行性びらんや難治性の潰瘍がみられる。

(1) A, B 　　(2) A, C 　　(3) B, C 　　(4) B, D 　　(5) C, D

■問3
【令和5年4月公表試験問題】 ✓✓✓

エックス線被ばくによる造血器官及び血液に対する影響に関する次の記述のうち、誤っているものはどれか。

(1) 骨髄のうち、白血球の造血機能をもつものを白色骨髄という。

(2) 末梢血液中のリンパ球を除く白血球は、被ばく直後は一時的に増加が認められることがある。

(3) 末梢血液中の有形成分の減少は、0.25Gy程度の被ばくから認められる。

(4) 末梢血液中の有形成分のうち、被ばく後減少が現れるのが最も遅いものは赤血球である。

(5) 末梢血液中の赤血球の減少は貧血を招き、白血球の減少は感染に対する抵抗力を弱める原因となる。

■問4 　　　　　　　　　【令和4年10月公表試験問題】　☑☑☑

胎内被ばくに関する次のAからDの記述について、正しいものの組合せは(1)〜(5)のうちどれか。

A　着床前期に被ばくして生き残った胎児には、発育不全がみられる。

B　器官形成期以外の時期での被ばくでは、奇形は発生しない。

C　胎内被ばくによる奇形の発生には、しきい線量が存在する。

D　胎児期には脳の放射線感受性が低く、この時期に被ばくしても、出生後、精神発達遅滞が生じるおそれはない。

(1) A，B　　(2) A，C　　(3) B，C　　(4) B，D　　(5) C，D

解 答 ・ 解 説

■問1 　　　　　　　　　　　　　　　　　　　　　　　【解答 (5)】

(1)は誤り。放射線により眼の水晶体上皮細胞が障害を受けると、脱落した上皮細胞が水晶体内にとどまることで水晶体が白く濁り、白内障が起こります。

(2)は誤り。白内障発生のしきい線量は、急性被ばくと慢性被ばくで異なり、急性被ばくでは約5Gy、慢性被ばくでは約8Gy以上です。

(3)は誤り。白内障は平均2〜3年（半年から30年）という長い潜伏期間を経て発症するので晩発影響に分類されます。

(4)は誤り。白内障の重篤度は、被ばく線量に依存するため、被ばく線量が多いほどその症状は重くなります。

(5)は正しい。白内障の潜伏期の長さは、被ばく線量に関係があり、被ばく線量が多いほど短い傾向にあります。　　　　　　「1-12 眼への影響」参照

■問2 　　　　　　　　　　　　　　　　　　　　　　　【解答 (4)】

Aは誤り。0.2Gyの被ばくでは、放射線皮膚炎の症状はみられません。

Bは正しい。1〜3Gyの被ばくでは、一過性（軽度）の紅斑、一時的な脱毛が生じます。

Cは誤り。5〜12Gyの被ばくでは、約2週間後から強い紅斑が生じ、約3〜4週間持続した後、色素沈着を残して落屑（らくせつ）し正常な皮膚に戻ります。他にも充血や腫脹（しゅちょう）（腫れ）がみられます。

Dは正しい。20Gy以上の被ばくでは、1週間以内に水疱、びらん、難治性の潰瘍が起こります。 　　　　　　　　　　　　「1-13 皮膚への影響」参照

■問3　　　　　　　　　　　　　　　　　　　　　【解答（1）】

（1）は誤り。白血球などの血球は、ろっ骨や骨盤などの骨の中にある赤色骨髄で作られます。白色骨髄という骨髄はありません。

（2）は正しい。末梢血液中のリンパ球以外の白血球が一時的に増加するのは、ある組織が一時的に収縮して、末梢血液中に血球がしぼり出されるのが原因です。

（3）は正しい。血球数の変化は、0.25Gy程度の被ばくから認められます。

（4）は正しい。被ばく後減少が現れるのが最も遅いものは赤血球です。

（5）は正しい。末梢血液中にある白血球が減少すると、感染に対する抵抗力が弱くなり、血小板が減少すると、出血傾向（血が止まりにくい状態）が現れ、赤血球が減少すると、貧血が起こります。

　　　　　　　　　　　　　　　　　　　　　　「1-14 血液への影響」参照

■問4　　　　　　　　　　　　　　　　　　　　　【解答（3）】

Aは誤り。着床前期の被ばくでは、胚（はい）の死亡が起こることがありますが、被ばくしても生き残り発育を続けて出生した子供には、被ばくによる影響はみられません。胎児が被ばくする時期に応じて発生する障害を覚えましょう。

Bは正しい。

Cは正しい。胎内被ばくによる奇形の発生のしきい線量は、ヒトでは0.1Gy程度と推定されています。

Dは誤り。胎児期の被ばくでは、脳の放射線感受性が高く、出生後、精神発達遅滞が生じることがあります。

　　　　　　　　　　　　　　　　　　　　　　「1-15 胎児への影響」参照

第**2**章

関係法令

2-1 管理区域

エックス線を用いて作業をすると、通常よりも線量の多い区域が発生します。その区域では、労働者の被ばく線量が増えますので、特別に管理区域として区別します。近年頻出の内容ですので、しっかり学習しましょう。

1 関係法令について
重要度 ★

（1）エックス線に関係のある主な法令

生体の科目で見てきたように、エックス線は人体に有害な放射線ですので、被ばくによって健康障害が発生します。

労働者の被ばく線量を少なくし、健康障害を防止するために、エックス線を取り扱う作業は、さまざまな法令によって規制されています。

エックス線に関係のある主な法令は次のとおりです。

●関係法令の名称
- 労働安全衛生法
- 労働安全衛生施行令
- 労働安全衛生規則
- 電離放射線障害防止規則（ここから約8問出題されます！）
- エックス線装置構造規格

なお、法令文のほとんどで、事業者が主語になっています。事業者は事業を行っている法人（会社）を意味します。

（2）用語

▼数量を表す用語と意味

その数量より大きい		その数量より小さい	
以上	その数量を含みます。	以下	その数量を含みます。
超える	その数量を含みません。	未満	その数量を含みません。

たとえば、「150kVを超える」といった場合、150kVは含みません。

2 管理区域の明示等　　　　　重要度 ★★★

　事業者は、外部放射線による実効線量が、3か月間につき1.3mSvを超える
おそれのある区域を管理区域と定め、標識によって明示しなければなりません。
　また、管理区域に立ち入る労働者は、放射線測定器を用いて外部被ばくによ
る線量を測定することが著しく困難な場合を除き、管理区域内において、放射
線測定器を装着しなければなりません。なお、測定することが著しく困難なと
きは、計算により算出することができます。

▼管理区域の標識の例

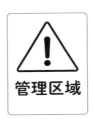

●用語の説明
・外部放射線は、体の外から入ってくる放射線です。エックス線は、装置
　を使って発生させますので、外部放射線に当たります。
・実効線量は、全身被ばくを評価するときの線量です。一方で、局部被ば
　くを評価するときの線量として、等価線量があります。実効線量と等価
　線量は、この後もよく出てきますが、測定の科目でくわしく見ていきます。
・mSvは「ミリシーベルト」と読み、人体への影響を考えたときの放射線量
　の単位です。私たちが作業をする中で、どれくらいまで被ばくが許され
　るかという被ばく限度などは、人体への影響が考慮されているため、単
　位としてmSvが用いられます。

　また、放射線装置室内で放射線業務を行う場合で、その室の入口に放射線装
置室である旨の標識を掲げたときでも、管理区域を標識により明示しなければ
なりません。

　放射線装置室とは、エックス線装置などの放射線が発生する装置を設置する
専用の部屋のことです。次の2-2節でくわしく触れます。

関係法令

③ 算定　　　　　　　　　　　　　　　　重要度 ★★★

　管理区域設定に当たっての外部放射線による実効線量の算定は、1cm線量当量によって行うものとします。

●用語の説明
・ 実効線量を正確に測定するためには、測定器を体の中に埋め込む必要があります。しかし、そんなわけにはいきませんので、人体模型を使ってその深さ1cmに測定器を埋め込み、そこに放射線を照射して得られた値を測定器の値と関係づけます。その値が1cm線量当量です。1cm線量当量は、この後もよく出てきますが、測定の科目でくわしく見ていきます。ほかにも、3mm線量当量や70μm線量当量もあり、目的によって使い分けられます。

④ 立入りの制限　　　　　　　　　　　重要度 ★★★

　事業者は、必要のある者以外の者を管理区域に立ち入らせてはなりません。たとえば、取引先の関係者が、監査等で管理区域に立ち入るのは構いません。ちなみに、試験問題では「放射線業務従事者以外の者」などで引っかけてきます。

　放射線業務従事者とは、管理区域内で放射線業務を行う労働者をいいます。

　ただし、管理区域内に一時的に立ち入る労働者についても、管理区域内において受ける外部被ばくによる線量を測定しなければなりません。

⑤ 管理区域の掲示事項　　　　　　　重要度 ★★★

　事業者は、管理区域内の労働者の見やすい場所に、放射線測定器の装着に関する注意事項（装着する部位について）、事故が発生した場合の応急の措置等放射線による労働者の健康障害の防止に必要な事項（装置の電源を切る手順など）を掲示しなければなりません。

　ちなみに、掲示事項の引っかけとして「放射線業務従事者が受けた外部被ばくによる線量の測定結果の一定期間ごとの記録」などと試験で出題されることがありますが、個人の被ばく線量は個人情報ですので、掲示事項として規定されていません。

▼管理区域の例

管理区域（3か月で1.3mSvを超えるおそれのある区域）

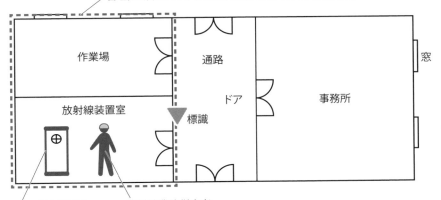

エックス線装置　　放射線業務従事者

※ 図では破線で囲った範囲が管理区域です。ただし、エックス線装置が遮へいされている場合は、管理区域が装置内に存在する場合もあります。

練習問題（○×問題）

① 管理区域とは、実効線量が1か月間に3mSvを超えるおそれのある区域をいう。
② 管理区域は、標識によって明示しなければならない。
③ 管理区域には、放射線業務従事者以外の者を立ち入らせてはならない。
④ 管理区域内の労働者の見やすい場所に、放射線業務従事者が受けた外部被ばくによる線量の測定結果の一定期間ごとの記録を掲示しなければならない。

解答
① × 管理区域は、実効線量が3か月間に1.3mSvを超えるおそれのある区域です。
② ○ そのとおりです。
③ × 管理区域には、必要のある者以外の者を立ち入らせてはなりません。
④ × このような規定はありません。

■ポイント

・管理区域…実効線量が3か月間に1.3mSvを超えるおそれのある区域。
・立入り制限…必要のある者以外の者を管理区域に立ち入らせない。
・掲示事項…管理区域には、前ページ5の二つの事項を掲示する。

2-2 放射線装置室

エックス線装置を使用するとき、どこに設置してもよいわけではなく、放射線装置室に設置しなければなりません。法令では放射線装置室について、さまざまな規定がありますので見ていきましょう。

1 放射線装置室　　　　　　　　　　　　　　重要度 ★★★

（1）放射線装置室

　事業者は、放射線装置（エックス線装置など）を設置するときは、専用の室（部屋）として放射線装置室を設け、その室内に設置しなければなりません。

　ただし、次の場合には、放射線装置室以外の屋内や屋外に設置できます。

> ● **放射線装置を放射線装置室以外の場所に設置できる場合**
> ・放射線装置の外側における、外部放射線による1cm線量当量率が20μSv/hを超えないように遮へいされた構造の放射線装置を設置する場合
> ・放射線装置を随時移動させて使用しなければならない場合
> ・その他放射線装置を放射線装置室内に設置することが、著しく使用の目的を妨げ、もしくは作業の性質上困難である場合

　なお、放射線装置室に、放射線装置以外の装置を設置してはなりません。

　たとえば、磁気探傷法（磁気で傷を探す方法）や超音波探傷法（超音波で傷を探す方法）による非破壊検査の装置を設置し、作業を行ってはなりません。

（2）標識

　事業者は、放射線装置室の入口に、その旨を明記した標識を掲げなければなりません。標識の例として、次のようなものがあります。

▼放射線装置室の標識の例

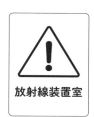

(3) 立入りの制限

事業者は、必要のある者以外の者を放射線装置室に立ち入らせてはなりません。ちなみに、試験問題では「放射線業務従事者以外の者」などで引っかけてきます。

2 施設等における線量の限度　　　重要度 ★★★

事業者は、放射線装置室について遮へい壁、防護つい立てその他の遮へい物を設け、労働者が常時立ち入る場所における外部放射線による実効線量が、1週間につき1mSvを超えないようにしなければなりません。

▼放射線装置室の例

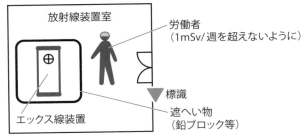

3 透過写真の撮影時の措置等　　　重要度 ★

事業者は、特定エックス線装置※を放射線装置室以外の場所で使用するときは、労働者の被ばくのおそれがないときを除き、放射線を労働者が立ち入らない方向に照射し、または遮へいする措置を講じなければなりません。
※ 2-4節を参照。

練習問題（○×問題）

① 装置の外側における外部放射線による1cm線量当量率が30μSv/hを超えないように遮へいされた構造のエックス線装置については、放射線装置室内に設置しなくてもよい。

② 放射線装置室については、遮へい壁等の遮へい物を設け、労働者が常時立ち入る場所における外部放射線による実効線量が、1週間につき10mSvを超えないようにしなければならない。

解答 ・・

① × 「30μSv/h」ではなく、正しくは「20μSv/h」です。

② × 「10mSv」ではなく、正しくは「1mSv」です。

2-3 警報装置等・立入禁止

エックス線装置に電力を供給するときには、手動または自動で周囲に知らせなければなりません。また、屋外などでエックス線装置を用いる場合は、立入禁止の区域を設けます。それぞれの規定について学習しましょう。

1 警報装置等　　　　　　　　　　　　　重要度 ★★★

（1）周知

　事業者は、エックス線装置に電力が供給されている場合には、その旨を関係者に周知させなければなりません。

　周知方法には、手動によるものと自動警報装置があります。自動警報装置としては、装置と電気的に連動して点灯する表示灯（ライト）やブザー音などがあります。

（2）自動警報装置を用いる条件

　管電圧150kVを超えるエックス線装置を、放射線装置室で使用する場合は、自動警報装置を用いて警報しなければなりません。

　また、この規定は、医療用と工業用の両方のエックス線装置に適用されます。

▼自動警報装置

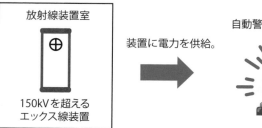
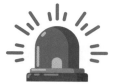

2 立入禁止　　　　　　　　　　　　　　重要度 ★★★

（1）立入禁止の区域

　事業者は、工業用等のエックス線装置を放射線装置室以外の場所で使用するときは、原則として、そのエックス線管の焦点および被照射体からの距離が5m以内の場所に労働者を立ち入らせてはなりません。

ただし、外部放射線による実効線量が1週間につき1mSv以下の場所を除きます。

▼立入禁止

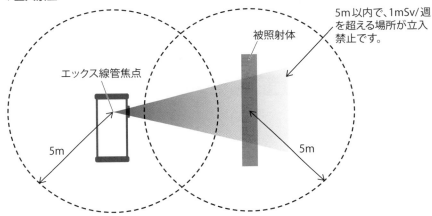

エックス線管焦点

被照射体

5m以内で、1mSv/週を超える場所が立入禁止です。

5m

5m

（2）算定

立入禁止に当たっての外部放射線による実効線量の算定は、1cm線量当量によって行うものとします。

（3）標識

事業者は、労働者が立ち入ることを禁止されている場所を、標識により明示しなければなりません。

練習問題（○×問題）

① 管電圧250kV以下の医療用のエックス線装置を放射線装置室内で使用するときは、電力が供給されている旨を、自動警報装置以外の方法によって、関係者に周知してもよい。

② エックス線装置を放射線装置室以外の場所で使用するときは、そのエックス線管の焦点および被照射体から5m以内の場所（外部放射線による実効線量が1週間につき1mSv以下の場所を除く。）に、労働者を立ち入らせてはならない。

解答 ••

① × 管電圧150kVを超えるエックス線装置を、放射線装置室内で使用する場合は、自動警報装置で関係者に周知します。

② ○ そのとおりです。立入禁止の区域の条件を覚えましょう。

2-4 外部放射線の防護

節の前半では、労働者の被ばく線量を少なくするための器具について、節の後半では、透視作業を行うときの措置について見ていきます。試験でもよく出題される内容ですので、繰り返し学習しましょう。

1 特定エックス線装置　　　　　　　　　　重要度 ★

　波高値による定格管電圧が10kV以上のエックス線装置を特定エックス線装置といいます。ただし、エックス線またはエックス線装置の研究または教育のため、使用の都度組み立てるもの、および医療機器で厚生労働大臣が定めるものを除きます。特定エックス線装置は、次の2-5節の構造規格が適用されます。

2 照射筒等とろ過板　　　　　　　　　　重要度 ★★★

（1）照射筒等について

　事業者は、特定エックス線装置を使用するときは、利用線錐の放射角がその使用の目的を達するために必要な角度を超えないようにするための照射筒またはしぼりを用いなければなりません。

　ただし、照射筒またはしぼりを用いることにより、特定エックス線装置の使用の目的が妨げられる場合は、使用しなくても構いません。

▼照射筒、しぼり

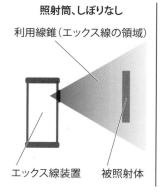

照射筒、しぼりなし

利用線錐（エックス線の領域）

エックス線装置　　被照射体

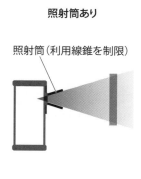

照射筒あり

照射筒（利用線錐を制限）

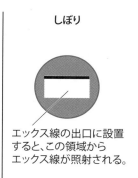

しぼり

エックス線の出口に設置すると、この領域からエックス線が照射される。

●用語の説明
・ 利用線錐は、検査に利用するエックス線の領域のことで、円錐または四角錐の形状をしています。
・ 照射筒は、エックス線管の照射口に取り付けて、照射口から照射されるエックス線の広がりを制限するものです。
・ しぼりは、照射口に取り付けられたスライド式の扉状のもので、これを開閉することにより、照射するエックス線の広がりを調整するものです。

(2) ろ過板

事業者は、特定エックス線装置を使用するときは、ろ過板を用いなければなりません。

ただし、作業の性質上軟線を利用しなければならない場合、または労働者が軟線を受けるおそれがない場合には、使用しなくても構いません。

たとえば、厚さの薄い被写体の撮影をする場合、ろ過板を使用するとコントラストが悪く目的が達成できないことがあります。こういった場合は、ろ過板を使用しなくても構いません。

▼ろ過板

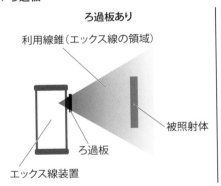

ろ過板あり

利用線錐（エックス線の領域）

被照射体

ろ過板

エックス線装置

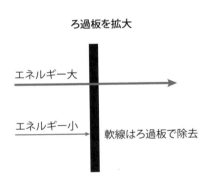

ろ過板を拡大

エネルギー大

エネルギー小　　軟線はろ過板で除去

●用語の説明
・ ろ過板は、軟線（エネルギーの小さいエックス線）を装置外に出る前に除去する金属板で、1mm程度のアルミニウム板などが用いられます。軟線は、物体を通り抜ける力が弱いため、皮膚に吸収されやすいのが特徴です。またエネルギーの大きいエックス線を、硬線ともいいます。

③ 透視時の措置　　　　　　　　　　　　重要度 ★★★

（1）透視とは

　透視とは、検査したい物体にエックス線を照射し、透過してきたエックス線を蛍光板に当てて、そこでできた画像をテレビカメラで撮影し、モニターに転送して、リアルタイムに映像を観察する方法です。

　身近なところでは、空港などで行う手荷物検査などがあります。

（2）透視時の措置

　事業者は、工業用の特定エックス線装置を用いて透視を行うときは、次の措置を講じなければなりません。ただし、エックス線の照射中に透視の作業に従事する労働者の身体の全部、または一部がその内部に入ることがないように遮へいされた構造の特定エックス線装置を使用する場合は、この措置を講じる必要はありません。

●工業用の特定エックス線装置における透視時の措置

・定格管電流の2倍以上の電流がエックス線管に通じたときに、直ちに、エックス線管回路を開放位にする自動装置を設けること（自動でスイッチがオフになるようにします）。

・利用線錐（すい）中の受像器を通過したエックス線の空気中の空気カーマ率が、エックス線管の焦点から1mの距離において17.4 μGy/h以下になるようにすること。

　医療用の特定エックス線装置については、別の規定があります。

　なお、定格管電流とは、その装置が安定して使用できるとメーカーが定めた管電流のことです。

　空気カーマ率とは、ある時間当たりに放射線が空気中に与えたエネルギーのことです。

▼透視時の措置

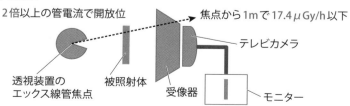

④ その他の事項　　　　　　　　　　　重要度　★

（1）定期自主検査

　自分たちで装置の異常の有無を定期的に検査することを、定期自主検査といいます。エックス線装置の定期自主検査は、法令で定められておらず、特定エックス線装置であっても、定期自主検査を行う必要はありません。

（2）特別教育

　事業者は、エックス線装置を用いて行う「透過写真の撮影の業務」に労働者を就かせるときは、その労働者に対し、透過写真の撮影の作業の方法等の科目について、特別教育を行わなければなりません。

　ただし、エックス線装置を用いて行う「分析の業務」に労働者を就かせるときは、特別教育を行う必要はありません。

練習問題（○×問題）

① 特定エックス線装置を使用するときは、原則として、利用線錐の放射角がその使用の目的を達するために必要な角度を超えないようにするための照射筒またはしぼりを用いなければならない。

② 特定エックス線装置を使用するときは、軟線を利用しなければならない場合または労働者が軟線を受けるおそれがない場合を除き、ろ過板を用いなければならない。

③ 特定エックス線装置を用いて透視を行うときは、原則として定格管電流の2.5倍以上の電流がエックス線管に通じたときに、直ちに、エックス線管回路を開放位にする自動装置を設けなければならない。

解答 ••

① ○　そのとおりです。ただし、使用の目的が妨げられる場合は、照射筒等を用いなくても構いません。

② ○　そのとおりです。

③ ✕　定格管電流の「2.5倍以上」ではなく、正しくは「2倍以上」です。

■ポイント

・照射筒、しぼり、ろ過板…場合によっては使用しなくても OK！

・透視…定格管電流の2倍以上の電流で開放位になる自動装置を設置。

演習問題2-1

■問1　　　　　　　　　　　　【令和5年4月公表試験問題】　☑☑☑

　　エックス線装置を用いて放射線業務を行う場合の管理区域に関する次の記述のうち、労働安全衛生関係法令上、正しいものはどれか。

(1) 管理区域は、外部放射線による等価線量が3か月間につき1.3mSvを超えるおそれのある区域である。

(2) 管理区域には、放射線業務従事者以外の者が立ち入ることを禁止し、その旨を明示しなければならない。

(3) 放射線装置室内で放射線業務を行う場合、その室の入口に放射線装置室である旨の標識を掲げたときは、管理区域を標識により明示する必要はない。

(4) 管理区域内の労働者の見やすい場所に、放射線業務従事者が受けた外部被ばくによる線量の測定結果の一定期間ごとの記録を掲示しなければならない。

(5) 管理区域に立ち入る労働者は、放射線測定器を用いて外部被ばくによる線量を測定することが著しく困難な場合を除き、管理区域内において、放射線測定器を装着しなければならない。

■問2　　　　　　　　　　　　【平成30年10月公表試験問題】　☑☑☑

　　エックス線装置に電力が供給されている場合、労働安全衛生関係法令上、自動警報装置を用いて警報しなければならないものは次のうちどれか。

(1) 管電圧150kVの工業用のエックス線装置を放射線装置室以外の屋内で使用する場合

(2) 管電圧150kVの医療用のエックス線装置を放射線装置室に設置して使用する場合

(3) 管電圧250kVの医療用のエックス線装置を放射線装置室以外の屋内で使用する場合

(4) 管電圧200kVの工業用のエックス線装置を放射線装置室に設置して使用する場合

(5) 管電圧250kVの工業用のエックス線装置を屋外で使用する場合

■ 問3　【平成22年10月公表試験問題】☑ ☑ ☑

立入禁止の規定に関する次の文中の〔　　〕内に入れるAの語句並びにB及びCの数字の組合せとして、法令上、正しいものは(1)〜(5)のうちどれか。

「事業者は、工業用のエックス線装置を〔　A　〕で使用するときは、そのエックス線管の焦点及び被照射体から〔　B　〕m以内の場所（外部放射線による実効線量が1週間につき〔　C　〕mSv以下の場所を除く。）に、労働者を立ち入らせてはならない。」

	A	B	C
(1)	屋外	3	1
(2)	屋外	5	3
(3)	放射線装置室	5	1.3
(4)	放射線装置室以外の場所	3	1.3
(5)	放射線装置室以外の場所	5	1

■ 問4　【令和5年4月公表試験問題・改】☑ ☑ ☑

外部放射線の防護に関する次の措置のうち、電離放射線障害防止規則に違反しているものはどれか。

(1) 放射線装置室については、遮へい壁等の遮へい物を設け、労働者が常時立ち入る場所における外部放射線による実効線量が、1週間につき5mSvを超えないように管理しており、平均4mSv程度となっている。

(2) 装置の外側における外部放射線による1cm線量当量率が20μSv/hを超えないように遮へいされた構造のエックス線装置を、放射線装置室以外の室に設置して使用している。

(3) 特定エックス線装置を用いて作業を行うとき、照射筒又はしぼりを用いると装置の使用の目的が妨げられるので、どちらも使用していない。

(4) 特定エックス線装置を使用して作業を行うとき、作業の性質上軟線を利用しなければならないので、ろ過板を用いていない。

(5) 特定エックス線装置を用いて透視を行うとき、定格管電流の2倍以上の電流がエックス線管に通じると、直ちに、エックス線管回路が開放位になる自

動装置を設けている。

解　答　・　解　説

■問1
【解答 (5)】

（1）は誤り。管理区域は、外部放射線による実効線量が3か月間につき1.3mSvを超えるおそれのある区域です

（2）は誤り。事業者は、必要のある者以外の者を管理区域に立ち入らせてはなりません。

（3）は誤り。放射線装置室内で放射線業務を行う場合で、その室の入口に放射線装置室である旨の標識を掲げたときでも、管理区域を標識により明示しなければなりません。

（4）は誤り。このような規定はありません。

（5）は正しい。

「2-1 管理区域」参照

■問2
【解答 (4)】

管電圧150kVを超える工業用または医療用のエックス線装置を、放射線装置室に設置して使用する場合は、装置に電力が供給されていることを、自動警報装置を用いて警報しなければなりません。

したがって、この問題を解くためには、次の二つの条件を満たすものを選択します。

> ①管電圧150kVを超えるエックス線装置
> ②放射線装置室に設置して使用する場合

ただし、「150kVを超える」という表現は、150kVを含まないので注意しましょう。

「2-3 警報装置等・立入禁止」参照

■問3
【解答 (5)】

「事業者は、工業用のエックス線装置を 放射線装置室以外の場所 で使用するときは、そのエックス線管の焦点及び被照射体から 5 m以内の場所（外

部放射線による実効線量が1週間につき　1　mSv以下の場所を除く。）に、労働者を立ち入らせてはならない。」

「2-3 警報装置等・立入禁止」参照

■問4

【解答 (1)】

（1）は違反している。放射線装置室については、遮へい壁等の遮へい物を設け、労働者が常時立ち入る場所における外部放射線による実効線量が、1週間につき1mSvを超えないようにしなければなりません。

（2）は違反していない。エックス線装置は、放射線装置室に設置しなければなりません。ただし、エックス線装置の外側における、外部放射線による1cm線量当量率が20μSv/hを超えないように遮へいされた構造のエックス線装置は、放射線装置室以外の場所に設置できます。

（3）は違反していない。特定エックス線装置を使用するときは、利用線錐の放射角がその使用の目的を達するために必要な角度を超えないようにするための照射筒またはしぼりを用いなければなりません。ただし、照射筒またはしぼりを用いることにより、特定エックス線装置の使用の目的が妨げられる場合は、使用しなくても構いません。

（4）は違反していない。特定エックス線装置を使用するときは、ろ過板を用いなければなりません。ただし、作業の性質上軟線を利用しなければならない場合、または労働者が軟線を受けるおそれがない場合には、使用しなくても構いません。

（5）は違反していない。照射中に労働者の身体の一部がその内部に入るおそれのある工業用の特定エックス線装置を用いて透視を行うときは、エックス線管に流れる電流が定格管電流の2倍に達したときに、直ちに、エックス線回路を開放位にする自動装置を設けなければなりません。

「2-2 放射線装置室」、「2-4 外部放射線の防護」参照

2-5 エックス線装置構造規格

一定以上の出力を持つエックス線装置は、使用時にエックス線の発生量が多くなります。当然、被ばく線量増加のリスクも上がりますので、この節で見ていく構造規格に則った装置の管理が必要になります。

1 エックス線装置構造規格の適用範囲　　重要度 ★★★

エックス線装置構造規格は、エックス線装置について構造などのルールを定めたものです。なお、工業用のエックス線装置だけでなく、医療用のエックス線装置にも、この構造規格が適用されます。

エックス線装置は、この構造規格に違反して、譲渡し、貸与し、または設置してはなりません。この構造規格が適用されるエックス線装置を、特定エックス線装置といいます。

ただし、次のエックス線装置には、この構造規格は適用されません。

> ●エックス線装置構造規格が適用されないエックス線装置
> ① 波高値による定格管電圧が10kV未満のエックス線装置
> ② エックス線またはエックス線装置の研究または教育のため、使用の都度組み立てるエックス線装置
> ③ 医療機器で厚生労働大臣が定めるエックス線装置

2 構造　　重要度 ★★★

工業用等のエックス線装置のエックス線管は、その焦点から1mの距離における利用線錐以外の部分のエックス線の空気カーマ率が、エックス線装置の管電圧に応じて、それぞれ次の表の空気カーマ率以下になるように遮へいされているものでなければなりません。

▼工業用等エックス線装置の遮へい能力

| 波高値による定格管電圧が200kV未満のエックス線装置 | 2.6mGy/h |
| 波高値による定格管電圧が200kV以上のエックス線装置 | 4.3mGy/h |

コンデンサ式高電圧装置にあっては、充電状態で照射時以外のとき、エックス線装置の接触可能表面から5cmの距離におけるエックス線の空気カーマ率

が20μGy/h以下になるように遮へいされているものでなければなりません。

　なお、この構造規格が適用されるエックス線装置のうち、医療用のものと工業用のものとでは、そのエックス線管について必要とされる遮へい能力が異なります。また、この構造規格が適用されるエックス線装置は、照射筒、しぼり、およびろ過板が取り付けられる構造でなければなりません。

▼遮へい能力

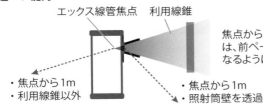

エックス線管焦点　利用線錐

・焦点から1m
・利用線錐以外

・焦点から1m
・照射筒壁を透過

焦点から1mの利用線錐以外の場所では、前ページ表の空気カーマ率以下になるようにする。

③ 照射筒等　　　　　　　　　　　　重要度　★

　工業用のエックス線装置に取り付ける照射筒、またはしぼりは、照射筒壁またはしぼりを透過したエックス線の空気カーマ率が、エックス線管の焦点から1mの距離において、エックス線装置の管電圧に応じて、それぞれ前ページ表の空気カーマ率以下になるものでなければなりません。

④ 表示　　　　　　　　　　　　　重要度　★★★

　この構造規格が適用されるエックス線装置は、見やすい箇所に、定格出力、型式、製造者名および製造年月が表示されているものでなければなりません。

▼表示事項の例

定格出力	管電圧200kV　管電流3mA
型　　式	KPX-200G
製造者名	放射線工業株式会社
製造年月	2023年1月

練習問題（○×問題）

① エックス線装置構造規格に基づき、エックス線装置には、見やすい箇所に、定格出力、製造番号および設置年月日を表示しなければならない。

解答 ‥‥‥‥‥‥‥‥‥‥‥‥‥‥‥‥‥‥‥‥‥‥‥‥‥‥‥‥‥‥‥‥‥

① ×　表示事項は、定格出力、型式、製造者名および製造年月です。

2-6 線量の測定

この節では、個人の被ばく線量を測定する「放射線測定器の装着部位」について見ていきます。必ずといってよいほど出題される超頻出の内容ですので、確実に正解できるよう何度も学習しましょう。

1 線量の測定

重要度 ★★★

（1）測定対象者

事業者は、放射線業務従事者、緊急作業に従事する労働者および管理区域に一時的に立ち入る労働者の管理区域内において受ける外部被ばくによる線量を測定しなければなりません。

（2）外部被ばくによる線量の測定

外部被ばくによる線量の測定は、1cm線量当量、3mm線量当量および70μm線量当量のうち、実効線量および等価線量の別に応じて、放射線の種類およびその有するエネルギーの値に基づき、当該外部被ばくによる線量を算定するために適切と認められるものについて行うものとします。

（3）放射線測定器の装着部位について

外部被ばくによる線量の測定は、放射線測定器を装着させて行わなければなりません。装着部位として、男性等は「胸部」、女性は「腹部」に必ず装着することになっています。

なお、男性等とは、男性および妊娠する可能性がないと診断された女性をいいます。また、女性とは、妊娠する可能性がないと診断された女性を除きます。

▼放射線測定器の例（電子式ポケット線量計）

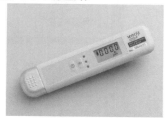

マイドーズミニＡ アラーム付シリーズ（X線施設用）PDM-227C-SZ　　日本レイテック株式会社

（4）均等被ばくと不均等被ばく

全身に均等に被ばくする場合は、1か所に装着するだけで構いません。

しかし、特定の部位の被ばく量が多くなり不均等に被ばくする場合は、1か所に装着するだけではきちんと測定できないことがありますので、2か所または3か所に装着する必要があります。

（5）装着部位の分類

装着部位として、全身が「頭・頸部」「胸・上腕部」「腹・大腿部」「その他の部位（手指など）」の四つの部位に分類されています。

▼装着部位の分類

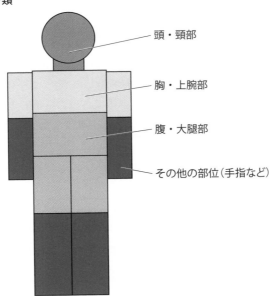

頭・頸部

胸・上腕部

腹・大腿部

その他の部位（手指など）

（6）装着部位の優先度

男性等と女性では、装着部位の優先度が異なります。

男性等では胸部にある造血器官への放射線影響を考慮し、「胸・上腕部」の優先度が最も高くなります。

女性では妊娠機能への放射線影響を考慮し、「腹・大腿部」の優先度が最も高くなります。

優先度を表でまとめると次のようになります。

▼装着部位の優先度

性別	優先度1	優先度2	優先度3
男性等	胸・上腕部	頭・頸部、腹・大腿部	手指
女性	腹・大腿部	頭・頸部、胸・上腕部	手指

装着のルールとして次のことを覚えておきましょう。

●装着のルール
① 最も多く放射線にさらされるおそれのある部位には装着します。
② 優先度の高い部位の被ばく量が多いのであればその部位に装着すればよく、優先度が低い部位が被ばくしていたとしてもその部位に装着する必要はありません。
③ 優先度2の部位では、多く放射線にさらされるおそれのある部位に装着すれば、少ない方の部位には装着する必要はありません。
④ 男性等は「胸部」、女性は「腹部」に必ず装着します。
⑤ 3か所に装着する場合は、最も多く放射線にさらされるおそれのある部位が「手指」になります。ただし、必ず3か所に装着するわけではありません。

重要なので、いくつか例題を使って確認していきましょう。

(7) 装着部位の例題1

男性で最も多く放射線にさらされるおそれのある部位が「頭・頸部」であり、次に多い部位が「手指」の場合はどこに装着すればよいですか?

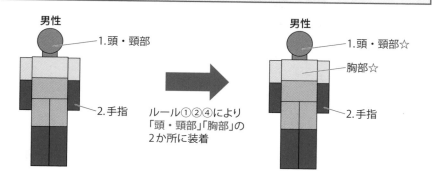

98

(8) 装着部位の例題2

男性で最も多く放射線にさらされるおそれのある部位が「腹・大腿部」であり、次に多い部位が「頭・頸部」の場合はどこに装着すればよいですか？

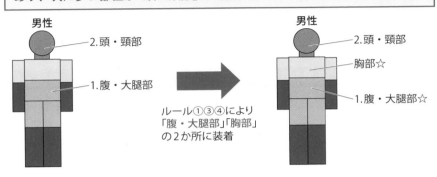

ルール①③④により「腹・大腿部」「胸部」の2か所に装着

(9) 装着部位の例題3

女性（妊娠する可能性がないと診断された女性を除く。）で最も多く放射線にさらされるおそれのある部位が「手指」であり、次に多い部位が「胸・上腕部」の場合はどこに装着すればよいですか？

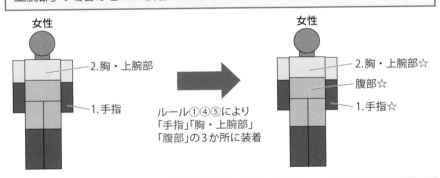

ルール①④⑤により「手指」「胸・上腕部」「腹部」の3か所に装着

練習問題（○×問題）

① 最も多く放射線にさらされるおそれのある部位が胸・上腕部であり、次に多い部位が頭・頸部である男性の放射線業務従事者は、胸部にのみ装着する。

解答 ⋯⋯⋯⋯⋯⋯⋯⋯⋯⋯⋯⋯⋯⋯⋯⋯⋯⋯⋯⋯⋯⋯⋯⋯⋯⋯⋯⋯⋯⋯⋯⋯⋯⋯

① ○ 男性の場合は、「胸・上腕部」の優先度が最も高いので、その部位が最も多く放射線にさらされるのであれば、「胸部」にのみ装着すればよいことになります（ルール①②）。

2-7 被ばく限度

エックス線を用いる作業を行う労働者の受けても許される被ばく線量（被ばく限度）は、法令で定められています。試験でもよく出題される内容ですので、それぞれの線量の値をしっかりと覚えましょう。

1 通常作業時の被ばく限度　　　　　　　　　　　重要度 ★★★

　事業者は、放射線業務従事者（管理区域内で放射線業務を行う労働者）の受ける線量が、法定の被ばく限度を超えないようにしなければなりません。

　被ばく限度は、全身被ばくを評価する実効線量と局部被ばくを評価する等価線量について定められています。また、男性と女性で被ばく限度が異なりますが、等価線量の限度については、男性と女性で区別されていません。

▼通常作業時の被ばく限度

実効線量	男性等[1]	5年間に100mSv、かつ、1年間に50mSv
	女性[2]	3か月間に5mSv
等価線量	眼の水晶体	5年間に100mSvおよび1年間に50mSv
	皮膚	1年間に500mSv
	妊娠中[3]の女性の腹部表面	妊娠中に2mSv

※1　男性等とは、男性および妊娠する可能性がないと診断された女性をいいます。
※2　女性とは、妊娠する可能性がないと診断された女性および妊娠中の女性を除きます。
※3　妊娠中とは、妊娠と診断されたときから出産までの期間をいいます。

2 緊急作業時の被ばく限度　　　　　　　　　　　重要度 ★★★

　事業者は、緊急作業を行うときは、その緊急作業に従事する男性および妊娠する可能性がないと診断された女性の放射線業務従事者については、通常作業の線量限度を超えて放射線を受けさせることができます。

　緊急作業に従事する間に受ける線量は、次の線量を超えないようにしなければなりません。

▼緊急作業時の被ばく限度

実効線量	男性等	100mSv
等価線量	眼の水晶体	300mSv
	皮膚	1Sv（1,000mSv）

　緊急作業時の被ばく限度は、眼の水晶体を除いて、通常作業時の被ばく限度の1年間の2倍の線量限度となっています。

　一応、緊急作業は、妊娠する可能性がないと診断された女性以外の女性に行わせることもできますが、その場合は緊急作業時であっても、通常作業時の被ばく限度と同じ線量限度となります。

3 診察等　　　重要度 ★★

　通常作業時の被ばく限度を超えて、実効線量または等価線量を受けた放射線業務従事者に、速やかに、医師の診察または処置を受けさせなければなりません。

　たとえば、緊急作業で男性の放射線業務従事者が実効線量で70mSvを受けた場合、通常作業時の実効線量の限度の1年間につき50mSvを超えているので、速やかに医師の診察等を受けさせなければなりません。

練習問題（○×問題）

① 男性の放射線業務従事者が受ける実効線量の限度は、5年間に200mSv、かつ、1年間に100mSvである。
② 女性の放射線業務従事者（妊娠する可能性がないと診断された者および妊娠と診断された者を除く。）が受ける実効線量の限度は、2か月間に10mSvである。
③ 緊急作業に従事する男性の放射線業務従事者が皮膚に受ける等価線量の限度は、当該緊急作業中に2Svである。

解答 ･･･
① × 男性の実効線量の限度は、5年間に100mSv、かつ、1年間に50mSvです。
② × 女性の実効線量の限度は、3か月間に5mSvです。
③ × 緊急作業における男性の皮膚の等価線量の限度は、1Svです。

■ポイント

・目の水晶体の被ばく限度等に関する法令が、令和2年4月に改正され、翌年4月に施行されました。もし、それ以前の公表問題を学習する場合は、注意して行いましょう。

2-8 線量の測定結果の確認等

エックス線を使う作業を行うときには、その労働者の受ける線量の測定をしなければなりません。測定結果は一定期間ごとに計算、記録をして、保存する必要があります。それぞれの期間を覚えましょう。

1 線量の測定結果の確認等 　重要度 ★★★

(1) 線量の算定期間

事業者は、測定の結果に基づき、放射線業務従事者の線量を、遅滞なく、厚生労働大臣が定める方法により次の表の期間ごとに算定し、これを記録しなければなりません。

▼線量の算定期間

実効線量	男性等[1]		3か月ごと、1年ごとおよび5年ごとの合計
	5年間において、実効線量が1年間につき20mSvを超えたことのない男性等[1]		3か月ごとおよび1年ごとの合計
	緊急作業に従事する男性等[1]		1か月ごと、1年ごとおよび5年ごとの合計
	女性[2]		1か月ごと、3か月ごとおよび1年ごとの合計
	1か月間に受ける実効線量が1.7mSvを超えるおそれのない女性[2]		3か月ごとおよび1年ごとの合計
等価線量	すべての者	組織別	3か月ごとおよび1年ごとの合計(眼の水晶体に受けた等価線量にあっては、3か月、1年および5年ごとの合計)
	妊娠中の女性	腹部表面	1か月ごとおよび妊娠中の合計

[1] 男性等とは、男性および妊娠する可能性がないと診断された女性をいいます。
[2] 女性とは、妊娠する可能性がないと診断された女性を除きます。

(2) 記録の保存期間

放射線業務従事者に係る線量の算定結果の記録は、30年間保存しなければなりません。

ただし、当該記録を5年間保存した後において、厚生労働大臣が指定する機関(公益財団法人 放射線影響協会)に引き渡すことができます。

(3) 結果の通知

　事業者は、測定結果に基づいて算定し、記録した線量を、遅滞なく、放射線業務従事者に知らせなければなりません。

(4) 結果の確認

　事業者は、1日における外部被ばくによる線量が1cm線量当量について1mSvを超えるおそれのある労働者については、外部被ばくによる線量の測定の結果を毎日確認しなければなりません。

練習問題（○×問題）

① 5年間において、実効線量が1年間につき20mSvを超えたことのある男性の放射線業務従事者の実効線量については、6か月ごと、1年ごとおよび5年ごとの合計を算定し、記録しなければならない。

② 1か月間に受ける実効線量が1.7mSvを超えるおそれのある女性の放射線業務従事者（妊娠する可能性がないと診断された者を除く。）の実効線量については、3か月ごと、1年ごとおよび5年ごとの合計を算定し、記録しなければならない。

③ 放射線業務従事者の皮膚に受けた等価線量については、6か月ごとおよび1年ごとの合計を算定し、記録しなければならない。

④ 放射線業務従事者に係る線量の算定結果の記録は、原則として、3年間保存しなければならない。

⑤ 測定結果に基づいて算定し、記録した線量は、事業者が管理できればよいので、放射線業務従事者に知らせる必要はない。

解答 ・・・

① × 3か月ごと、1年ごとおよび5年ごとの合計を算定し、記録します。

② × 1か月ごと、3か月ごとおよび1年ごとの合計を算定し、記録します。

③ × 3か月ごとおよび1年ごとの合計を算定し、記録します（眼の水晶体に受けた等価線量にあっては、3か月、1年および5年ごとの合計）。

④ × 3年間ではなく30年間保存しなければなりません。

⑤ × 放射線業務従事者に知らせなければなりません。

■ポイント

　線量の算定期間では、6か月という期間はありませんので誤りだとわかります。

演習問題2-2

■問1　【令和4年4月公表試験問題・改】　☑ ☑ ☑

　エックス線装置構造規格において、工業用等のエックス線装置のエックス線管に関する規定について、次の文中の◻️◻️◻️内に入れるAからCの語句又は数値の組合せとして、正しいものは (1) ～ (5) のうちどれか。

　「コンデンサ式高電圧装置を有する工業用等のエックス線装置のエックス線管は、波高値による定格管電圧が200kV未満のエックス線装置では、エックス線管の焦点から1mの距離における利用線錐以外の部分のエックス線の空気カーマ率が◻️A◻️mGy/h以下になるように、かつ、コンデンサ式高電圧装置の充電状態であって、照射時以外のとき、◻️B◻️の距離におけるエックス線の空気カーマ率が◻️C◻️μGy/h以下になるように、遮へいされているものでなければならない。」

	A	B	C
(1)	4.3	エックス線装置の接触可能表面から5cm	10
(2)	2.6	エックス線管の焦点から1m	20
(3)	2.6	エックス線装置の接触可能表面から5cm	10
(4)	2.6	エックス線装置の接触可能表面から5cm	20
(5)	4.3	エックス線管の焦点から1m	10

■問2　【令和3年10月公表試験問題】　☑ ☑ ☑

　エックス線装置を取り扱う放射線業務従事者が管理区域内で受ける外部被ばくによる線量を測定するための、放射線測定器の装着に関する次の文中の◻️◻️◻️内に入れるAからCの語句の組合せとして、労働安全衛生関係法令上、正しいものは (1) ～ (5) のうちどれか。

　「最も多く放射線にさらされるおそれのある部位が◻️A◻️であり、次に多い部位が◻️B◻️である男性の放射線業務従事者については、◻️A◻️、◻️B◻️及び◻️C◻️の計3箇所に、放射線測定器を装着させなければならない。」

	A	B	C
(1)	胸部	頭・頸部	腹・大腿部
(2)	腹・大腿部	頭・頸部	胸部
(3)	腹・大腿部	手指	胸部
(4)	頭・頸部	胸部	腹・大腿部
(5)	手指	腹・大腿部	胸部

■問3　　　　　　　　【令和5年4月公表試験問題】 ✓✓✓

　放射線業務従事者の被ばく限度として、労働安全衛生関係法令上、正しいものは次のうちどれか。

　ただし、放射線業務従事者は、緊急作業には従事しないものとし、また、被ばく限度に関する経過措置の適用はないものとする。

(1) 男性の放射線業務従事者が受ける実効線量の限度

・・・・・　5年間につき250mSv及び1年間につき100mSv

(2) 男性の放射線業務従事者が眼の水晶体に受ける等価線量の限度

・・・・・　5年間につき100mSv及び1年間につき50mSv

(3) 男性の放射線業務従事者が皮膚に受ける等価線量の限度

・・・・・　1年間につき300mSv

(4) 女性の放射線業務従事者(妊娠する可能性がないと診断されたもの及び妊娠と診断されたものを除く。)が受ける実効線量の限度

・・・・・　1か月間につき5mSv

(5) 妊娠と診断された女性の放射線業務従事者が腹部表面に受ける等価線量の限度　　　　　　　　・・・・・　妊娠中につき5mSv

■問4　　　　　　　　【令和4年10月公表試験問題】 ✓✓✓

　エックス線装置を使用する放射線業務従事者が管理区域内において外部被ばくを受けるとき、算定し記録しなければならない線量として、労働安全衛生関係法令上、正しいものは次のうちどれか。

　ただし、いずれの場合においても、放射線業務従事者は、緊急作業には従事しないものとする。

(1) 5年間において、実効線量が1年間につき20mSvを超えたことのある男性の放射線業務従事者の実効線量については、6か月ごと及び5年ごとの合計

（2）5年間において、実効線量が1年間につき20mSvを超えたことのない男性の放射線業務従事者の実効線量については、3か月ごと及び1年ごとの合計

（3）放射線業務従事者の眼の水晶体に受けた等価線量については、6か月ごと、1年ごと及び5年ごとの合計

（4）1か月間に受ける実効線量が1.7mSvを超えるおそれのある女性の放射線業務従事者（妊娠する可能性がないと診断されたものを除く。）の実効線量については、1か月ごと及び1年ごとの合計

（5）妊娠中の女性の放射線業務従事者の腹部表面に受ける等価線量については、3か月ごと及び妊娠中の合計

解 答 ・ 解 説

■問1
【解答（4）】

「コンデンサ式高電圧装置を有する工業用等のエックス線装置のエックス線管は、波高値による定格管電圧が200kV未満のエックス線装置では、エックス線管の焦点から1mの距離における利用線錐（すい）以外の部分のエックス線の空気カーマ率が 2.6 mGy/h以下になるように、かつ、コンデンサ式高電圧装置の充電状態であって、照射時以外のとき、 エックス線装置の接触可能表面から5cm の距離におけるエックス線の空気カーマ率が 20 μGy/h以下になるように、遮へいされているものでなければならない。」

「2-5 エックス線装置構造規格」参照

■問2
【解答（5）】

この問題は、被ばく部位や放射線測定器の装着部位が、問題に一つも書かれていない変則的な問題ですが、次のように正答を導きます。

「計3箇所に、放射線測定器を装着」しなければならない場合、必ず「最も多く放射線にさらされるおそれのある部位」が手指になります。したがって、Aには 手指 が入ります。これにより、（5）が正解だとわかります。

「2-6 線量の測定」参照

■問3
【解答（2）】

（1）は誤り。男性等の放射線業務従事者の実効線量の被ばく限度は、5年間

につき 100mSv、かつ1年間につき50mSvです。

（2）は正しい。放射線業務従事者が眼の水晶体に受ける等価線量の限度は、5年間に100mSvおよび1年間に50mSvです。

（3）は誤り。放射線業務従事者の皮膚に受ける等価線量の被ばく限度は、1年間につき500mSvです。

（4）は誤り。女性の放射線業務従事者の実効線量の被ばく限度は、3か月間につき5mSvです。

（5）は誤り。妊娠と診断された女性の放射線業務従事者が腹部表面に受ける等価線量の限度は、妊娠中に2mSvです。

「2-7 被ばく限度」参照

■問4 【解答（2）】

（1）は誤り。男性等の実効線量の3か月ごと、1年ごとおよび5年ごとの合計を算定し、記録しなければなりません。ただし、5年間において、実効線量が1年間につき20mSvを超えたことのない者にあっては、3か月ごとおよび1年ごとの合計を算定し、記録します。

（2）は正しい。（1）の解説を参照。

（3）は誤り。眼の水晶体に受けた等価線量の3か月ごと、1年ごとおよび5年ごとの合計を算定し、記録しなければなりません。

（4）は誤り。女性の実効線量の1か月ごと、3か月ごとおよび1年ごとの合計を算定し、記録しなければなりません。ただし、1か月間に受ける実効線量が1.7mSvを超えるおそれのないものにあっては、3か月ごとおよび1年ごとの合計を算定し、記録します。

（5）は誤り。妊娠中の女性の放射線業務従事者の腹部表面に受ける等価線量の1か月ごとおよび妊娠中の合計を算定し、記録しなければなりません。

「2-8 線量の測定結果の確認等」参照

2-9 緊急措置

エックス線は、電気を使って発生させますので、電源を落としてしまえば大きな事故につながりにくいと考えられます。試験問題では、事故が起こったときの緊急措置について問われますので学習しましょう。

1 退避 　　　　　　　　　　　　　　　　　　重要度 ★★

事業者は、放射線装置室内でエックス線の照射中に、遮へい物が破損し、かつ、その照射を直ちに停止することが困難な事故が発生した場合（そのほか、不測の事態が生じた場合）は、その事故によって受ける実効線量が15mSvを超えるおそれのある区域から、直ちに、労働者を退避させなければなりません。

2 標識による明示 　　　　　　　　　　　　重要度 ★

事業者は、1の事故の区域を標識によって明示しなければなりません。

3 立入りの制限 　　　　　　　　　　　　　重要度 ★

事業者は、労働者を1の事故の区域に立ち入らせてはなりません。
ただし、緊急作業に従事させる労働者については、立ち入らせることができます。

▼緊急措置

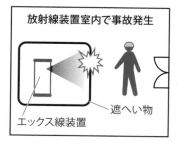

4 事故に関する報告 　　　　　　　　　　　重要度 ★★

事業者は、1の事故が発生した場合は、速やかに、その旨を所轄労働基準監督署長に報告しなければなりません。

5　診察等　　　　　　　　　　　　　重要度　★★

　事業者は、次のいずれかに該当する労働者に、速やかに、医師の診察または処置を受けさせなければなりません。

> ●**診察等を受けさせなければならない者**
> ・ 1の事故が発生したとき事故の区域内にいた者
> ・ 通常作業時の被ばく限度※を超えて実効線量または等価線量を受けた者
> 　※ 通常作業時の被ばく限度は、「2-7 被ばく限度」を参照。

　また、事業者は、これらいずれかに該当する労働者がいるときは、速やかに、その旨を所轄労働基準監督署長に報告しなければなりません。

6　事故に関する測定および記録　　　重要度　★★

　事業者は、1の事故が発生し、労働者がその区域内にいたことによって、または緊急作業に従事したことによって受けた実効線量、眼の水晶体および皮膚の等価線量、ならびに次の事項を記録し、これを5年間保存しなければなりません。

> ●**記録事項**
> 1. 事故の発生した日時および場所
> 2. 事故の原因および状況
> 3. 放射線による障害の発生状況
> 4. 事業者が採った応急の措置

> **練習問題**（○×問題）
> ① 事故の区域を標識によって明示し、放射線業務従事者以外の労働者について、当該区域への立入りを禁止した。
> ② 事故が発生した区域内にいた労働者が受けた実効線量を記録し、3年間保存する。
>
> 解答
> ① ×　事故の区域は、緊急作業に従事させる労働者以外の者を立入禁止にします。
> ② ×　事故における線量の記録の保存期間は、5年間です。

エックス線作業主任者

エックス線作業主任者は、この試験のタイトルでもありますが、問題として
もよく出題されています。特に、職務や免許取得後の措置は、頻出の内容で
すので、何度も学習して覚えましょう。

1 エックス線作業主任者の選任 重要度 ★★

　事業者は、波高値による定格管電圧が1,000kV未満の工業用のエックス線装
置による作業については、エックス線作業主任者免許を受けた者のうちから、
管理区域ごとに、エックス線作業主任者を1人選任しなければなりません。

　つまり、装置の種類や業務の内容によらず、管理区域があればエックス線作
業主任者を選任しなければならないのです。

　なお、一つの管理区域に2台のエックス線発生装置がある場合でも、1人選
任するだけで構いません。

▼エックス線作業主任者の選任

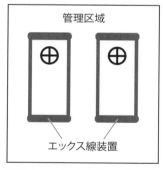

管理区域

エックス線装置

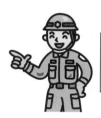

エックス線装置が2台あっ
ても管理区域が一つなら、
エックス線作業主任者は
管理区域に1人でOK！

※ 医療用のエックス線装置は、診療放射線技師などが管理に当たります。

※ 波高値による定格管電圧1,000kV以上の工業用のエックス線装置は、第1種放射線取扱主任者が管理
　 に当たります。

※ 一定の条件を満たす空港の手荷物検査装置などを使用する場合は、エックス線作業主任者を選任し
　 なくてもよい場合があります。

2 エックス線作業主任者の職務　　重要度 ★★★

事業者は、エックス線作業主任者に次の事項を行わせなければなりません。

●エックス線作業主任者の職務

1. 管理区域または立入禁止区域の標識が規定に適合して設けられるように措置すること。

2. 照射筒またはしぼり、もしくはろ過板が適切に使用されるように措置すること。

3. 間接撮影時の措置もしくは透視時の措置、または特定エックス線装置を放射線装置室以外の場所で使用するときは、放射線を労働者が立ち入らない方向に照射し、または遮へいする措置を講ずること。

4. 放射線業務従事者の受ける線量ができるだけ少なくなるように照射条件を調整すること。

5. 自動警報装置の措置がその規定に適合して講じられているかどうかについて点検すること。

6. 照射開始前および照射中に、立入禁止区域に労働者が立ち入っていないことを確認すること。

7. 被ばく線量測定のための放射線測定器が規定に適合して装着されているかどうかについて点検すること。

　ちなみに、試験問題でよく出題されるエックス線作業主任者の職務でない事項も見ておきましょう。

●よく出題される職務ではない事項

・透過写真撮影の業務に従事する労働者に、特別教育を行うこと。

・作業環境測定を行うこと、またはその結果を労働者に周知させること。

・放射線測定器について、1年以内ごとに校正すること。

※ 特別教育は、事業者の責務です。

※ 作業環境測定は、エックス線の知識や測定の経験がある者が行うことが望ましいとされていますが、エックス線作業主任者の職務としては法令に規定されていません。作業環境測定については、「2-11 作業環境測定」を参照。

3　エックス線作業主任者免許　重要度 ★★

(1) 免許

　エックス線作業主任者免許は、エックス線作業主任者免許試験に合格した者のほか次の者に対し、都道府県労働局長が与えるものとします。

> 1. 診療放射線技師の免許を受けた者
> 2. 原子炉主任技術者免状の交付を受けた者
> 3. 第1種放射線取扱主任者免状の交付を受けた者

　上記の1～3の資格は、エックス線作業主任者の上位の資格なので、申請すれば無試験でエックス線作業主任者免許を受けることができます。

　ただし、エックス線作業主任者免許を受けていなければ、エックス線作業主任者として選任することはできません。

　ちなみに、放射線取扱主任者免状には第1種のほか、第2種、第3種があり、第1種が最も上位の免状です。

(2) エックス線装置の操作

　エックス線作業主任者免許を受けていなくても、エックス線作業主任者免許を受けている者の指揮の下、エックス線装置を操作することはできます。

4　エックス線作業主任者免許の欠格事由　重要度 ★★★

　満18歳未満の者、または免許を取り消され、その取消しの日から起算して1年を経過しない者は、エックス線作業主任者免許を受けることができません。

5　免許証の再交付または書替え　重要度 ★★★

　エックス線作業主任者免許の交付を受けた者で、当該免許に係る業務に現に就いているものまたは就こうとするものは、免許証を滅失、損傷したときは、免許証の再交付を受けなければなりません。また、氏名を変更したときは、免許証の書替えを受けなければなりません（本籍や住所変更時は書替え不要）。

6　作業主任者の氏名等の周知　重要度 ★★

　事業者は、作業主任者を選任したときは、当該作業主任者の氏名およびその者に行わせる事項を作業場の見やすい箇所に掲示する等により関係労働者に周

知させなければなりません。なお、エックス線作業主任者を選任したとき、所轄労働基準監督署長などへの報告や書面の提出は必要ありません。

7　透過写真撮影業務に係る特別の教育　　重要度　★

　事業者は、エックス線装置を用いて行う透過写真の撮影の業務に労働者を就かせるときは、その労働者に対し、次の科目について、特別の教育を行わなければなりません。

　また、事業者は、特別教育を行ったときは、特別教育の受講者、科目等の記録を作成して、これを3年間保存しなければなりません。

●特別教育の科目
1. 透過写真の撮影の作業の方法
2. エックス線装置の構造および取扱いの方法
3. 電離放射線の生体に与える影響
4. 関係法令

練習問題（○×問題）
① エックス線作業主任者は、エックス線装置による放射線業務を行う事業場ごとに選任する。
② 放射線業務従事者の受ける線量ができるだけ少なくなるように照射条件等を調整することは、エックス線作業主任者の職務として規定されている。
③ エックス線作業主任者は、その職務の一つとして、作業場のうち管理区域に該当する部分について、作業環境測定を行わなければならない。
④ 第2種放射線取扱主任者免状の交付を受けた満30歳の者には、エックス線作業主任者免許が与えられる。

解答
① × エックス線作業主任者は、管理区域ごとに選任しなければなりません。
② ○ そのとおりです。エックス線作業主任者の職務は、頻出問題ですのでしっかりと覚えておきましょう。
③ × 作業環境測定は、エックス線作業主任者の職務として法令に規定されていません。
④ × 第1種放射線取扱主任者免状の交付を受けた満18歳以上の者であれば、エックス線作業主任者免許が与えられます。

2-11 作業環境測定

作業環境測定は、現に作業をしている場所において、どれくらいの放射線量があるかを把握し、作業者の被ばくの低減につなげるために実施するものです。過去の問題でも、測定の頻度等は特によく出題されています。

1 作業環境測定を行うべき作業場 重要度 ★

　事業者は、放射線業務を行う作業場のうち管理区域に該当する部分について、必要な作業環境測定を行い、その結果を記録しておかなければなりません。

2 測定の頻度等 重要度 ★★★

　事業者は、管理区域について、1か月以内（放射線装置を固定して使用する場合において使用の方法および遮へい物の位置が一定しているときは、6か月以内）ごとに1回、定期に、外部放射線による線量当量率または線量当量を、放射線測定器を用いて測定し、その都度、次の事項を記録し、これを5年間保存しなければなりません。

> ●作業環境測定で記録すべき事項
> 1. 測定日時
> 2. 測定方法
> 3. 測定器の種類、型式および性能
> 4. 測定箇所
> 5. 測定条件
> 6. 測定結果
> 7. 測定を実施した者の氏名
> 8. 測定結果に基づいて実施した措置の概要

　作業環境測定において測定に関することを記録しますので、エックス線装置の種類等は記録すべき事項に含まれていません。

　また、エックス線の作業環境測定を実施するに当たり、エックス線作業主任者免許など必要な資格はありませんので、測定実施者の有する資格などは、記録する必要がありません。

　ただし、エックス線についての知識、測定の経験のある者が実施することが望ましいとされています。

③ 計算による算出　　　　　　　　　重要度 ★★

　作業環境測定において、線量当量率または線量当量は、放射線測定器を用いて測定することが著しく困難なときは、計算により算出することができます。

　たとえば、極めて短時間の照射であることにより放射線測定器が応答できないなど、放射線測定器の性能上、正しい測定結果が得られないことが予想される場合が該当します。

④ 測定・計算等　　　　　　　　　　重要度 ★★

(1) 線量当量率等

　測定は「1cm 線量当量率または1cm 線量当量」について行うものとします。

　ただし、「70 μm 線量当量率または70 μm 線量当量」が、「1cm 線量当量率または1cm 線量当量」の10倍を超えるおそれがある場所では、「70 μm 線量当量率または70 μm 線量当量」で行うものとします。

(2) 結果の周知

　事業者は、測定結果または計算による算出結果を、見やすい場所に掲示する等の方法によって、管理区域に立ち入る労働者に周知させなければなりません。

　なお、測定結果を所轄労働基準監督署長に提出する必要はありません。

練習問題（○×問題）

① 測定は、1か月以内（被照射体の位置が一定しているときは6か月以内）ごとに1回、定期に行わなければならない。

② 線量当量率または線量当量は、いかなる場合も、放射線測定器を用いて測定することが必要であり、計算によって算出することはできない。

解答 ・・・

① ×　測定は、1か月以内ごとに1回行わなければなりませんが、放射線装置を固定して使用する場合において使用の方法および遮へい物の位置が一定しているときは、6か月以内ごとに1回の測定で構いません。

② ×　測定が著しく困難なときは、計算によって算出することができます。

2-12 電離放射線健康診断

エックス線などの放射線に被ばくすると、特有の障害が発生することがあります。そのような障害の発生を防止し、または早期に発見するために電離放射線健康診断を行います。この節も頻出です。

1 健康診断の種類 　　　　　　　　　　　　　重要度 ★

法令に定められている健康診断は、「一般健康診断」と「特殊健康診断」に大別できます。特殊健康診断の一つに「電離放射線健康診断」があり、放射線を取り扱う一定の労働者に受けさせなければなりません。

▼健康診断の種類

```
一般健康診断      …すべての労働者に受けさせる（体重、血圧等）。
特殊健康診断      …有害業務を行う労働者に受けさせる。
  電離放射線健康診断  …一定の放射線業務従事者に受けさせる。
```

2 電離放射線健康診断 　　　　　　　　　　　重要度 ★★★

事業者は、放射線業務に常時従事する労働者で管理区域に立ち入る者に対し、雇入れまたは放射線業務に配置替えの際、およびその後6か月以内ごとに1回、定期に、次の項目について医師による健康診断を行わなければなりません。

> ●電離放射線健康診断の検査項目
> 1. 被ばく歴の有無（被ばく歴を有する者については、作業の場所、内容および期間、放射線障害の有無、自覚症状の有無その他放射線による被ばくに関する事項）の調査およびその評価
> 2. 白血球数および白血球百分率の検査
> 3. 赤血球数の検査および血色素量またはヘマトクリット値の検査
> 4. 白内障に関する眼の検査
> 5. 皮膚の検査

※ 上記の2と3は造血器官への影響を検査するもの。4は眼の水晶体への影響を検査するもの。5は皮膚組織への影響を検査するもの。

2

関係法令

③ 検査項目の省略　　　　　重要度 ★★★

(1) 雇入れ時等

　雇入れまたは放射線業務に配置替えの際に行う電離放射線健康診断において、使用する線源の種類等に応じて、白内障に関する眼の検査を省略することができます。

　ちなみに、線源の種類等が、中性子線源および眼に大量のエックス線またはガンマ線を受けるおそれがある状況下でのこれら放射線の発生装置がある場合以外は省略できます。

(2) 定期 (医師の判断による省略)

　定期に行う電離放射線健康診断において、医師が必要でないと認めるときは、被ばく歴の有無の調査およびその評価を除く他の検査項目の全部または一部を省略することができます。

(3) 定期 (被ばく線量による省略)

　定期に行う電離放射線健康診断において、当該健康診断実施日の属する年の前年1年間に受けた実効線量が5mSvを超えず、かつ、当該健康診断実施日の属する1年間に受ける実効線量が5mSvを超えるおそれのない者に対し、医師が必要と認めないときは、被ばく歴の有無の調査およびその評価を除く他の検査項目の全部または一部を、行う必要はありません。

▼被ばく線量による省略の例

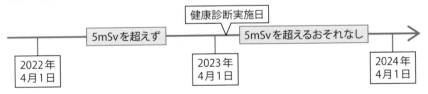

④ 線量の提示　　　　　重要度 ★

　事業者は、電離放射線健康診断の際に、当該労働者が前回の電離放射線健康診断後に受けた線量を医師に示さなければなりません。

5 健康診断の結果の記録　重要度 ★★★

　事業者は、電離放射線健康診断の結果に基づき、電離放射線健康診断個人票を作成し、これを30年間保存しなければなりません。

　ただし、当該記録を5年間保存した後は、厚生労働大臣が指定する機関（公益財団法人 放射線影響協会）に引き渡すことができます。

　なお、電離放射線健康診断個人票とは、労働者個人の診断結果を記録するための様式です。

6 健康診断の結果に基づく医師の意見聴取　重要度 ★★★

　電離放射線健康診断の項目に異常の所見があると診断された労働者については、その結果に基づき、健康を保持するために必要な措置について、電離放射線健康診断が行われた日から3か月以内に、医師の意見を聴かなければなりません。

　また、聴取した医師の意見を電離放射線健康診断個人票に記載しなければなりません。

7 健康診断の結果の通知　重要度 ★★

　事業者は、電離放射線健康診断を受けた労働者に対し、遅滞なく、当該健康診断の結果を通知しなければなりません。

8 健康診断結果報告　重要度 ★★★

　事業者は、定期の電離放射線健康診断を行ったときは、遅滞なく、電離放射線健康診断結果報告書を所轄労働基準監督署長に提出しなければなりません。ただし、雇入れまたは放射線業務への配置替えの際に行った電離放射線健康診断では、当該報告書を提出する必要はありません。

　なお、電離放射線健康診断結果報告書とは、事業場の受診労働者数や有所見者数をまとめて記録するための様式です。

9　その他の留意事項　　重要度　★★

（1）一時的に管理区域に立ち入る者

　放射線業務に常時従事する労働者ではなく、一時的に管理区域に立ち入る労働者は、電離放射線健康診断を行う必要はありません。

　ただし、一時的に管理区域に立ち入る労働者について、線量の測定は行わなければなりませんので、それと混同しないように注意しましょう。

（2）一般健康診断を実施した場合

　雇入れまたは放射線業務に配置替えの際、および定期の電離放射線健康診断については、一般健康診断を行ったとしても、電離放射線健康診断を行わなければなりません。

　最後に、電離放射線健康診断の省略等についてまとめておきます。検査項目のうち被ばく歴の有無の調査およびその評価だけは、省略することが認められていません。

▼電離放射線健康診断のまとめ

検査項目	雇入れ時・配置替えの際	定期（6か月ごと）
1. 被ばく歴の有無	実施	実施
2. 白血球	実施	次の場合は省略可 ・医師が必要でないと認める場合 ・前年1年間で5mSvを超えず、次の1年間も5mSvを超えるおそれがない場合
3. 赤血球	実施	
4. 白内障	線源の種類等に応じて省略可	
5. 皮膚	実施	

練習問題（○×問題）

① 放射線業務歴のない者を雇い入れて放射線業務に就かせるときには、雇入れ時の電離放射線健康診断を行う必要はない。

② 電離放射線健康診断結果報告書の所轄労働基準監督署長への提出は、定期の電離放射線健康診断を行ったときには必要であるが、雇入れまたは放射線業務への配置替えの際に行った電離放射線健康診断については必要でない。

解答

① ×　このような規定はありません。検査項目の省略について確認しましょう。

② ○　報告書は、定期の電離放射線健康診断を行ったときに、提出しなければなりません。

演習問題 2-3

■問1
【令和5年4月公表試験問題】 ☑ ☑ ☑

次のAからEの事項について、電離放射線障害防止規則において、エックス線作業主任者の職務として規定されているものの全ての組合せは (1) ～ (5) のうちどれか。

A　管理区域における外部放射線による線量当量について、作業環境測定を行うこと。

B　外部放射線を測定するための放射線測定器について、1年以内ごとに校正すること。

C　照射開始前及び照射中に、労働者が立入禁止区域に立ち入っていないことを確認すること。

D　作業環境測定の結果を、見やすい場所に掲示する等の方法によって、管理区域に立ち入る労働者に周知させること。

E　管理区域の標識が法令の規定に適合して設けられるように措置すること。

(1) A, B　　(2) A, C　　(3) B, C, E　　(4) C, D, E　　(5) C, E

■問2
【令和5年4月公表試験問題】 ☑ ☑ ☑

エックス線作業主任者免許に関し、労働安全衛生法令上、誤っているものは次のうちどれか。

(1) 満18歳に満たない者は、免許を受けることができない。

(2) 免許証の交付を受けた者で、免許に係る業務に就こうとするものは、氏名を変更したときは、免許証の書替えを受けなければならない。

(3) 免許証の交付を受けた者で、免許に係る業務に就こうとするものは、住所を変更したときは、免許証の書替えを受けなければならない。

(4) 免許証の交付を受けた者で、免許に係る業務に就こうとするものは、免許証を滅失し、又は損傷したときは、免許証の再交付を受けなければならない。

(5) 免許を取り消され、その取消しの日から起算して1年を経過しない者は、

免許を受けることができない。

■ 問3 　　　　　　　　【令和5年4月公表試験問題】 ☑☑☑

　エックス線装置を用いて放射線業務を行う作業場の作業環境測定に関する次の記述のうち、労働安全衛生関係法令上、正しいものはどれか。

(1) 管理区域内でエックス線装置を固定して使用する場合において、被照射体の位置が一定しているときは、6か月以内ごとに1回、定期に、測定を行わなければならない。

(2) 測定は、1cm線量当量率又は1cm線量当量について行うが、70μm線量当量率が1cm線量当量率を超えるおそれのある場所又は70μm線量当量が1cm線量当量を超えるおそれのある場所においては、それぞれ70μm線量当量率又は70μm線量当量について行わなければならない。

(3) 測定の結果は、見やすい場所に掲示する等の方法により、管理区域に立ち入る労働者に周知させなければならない。

(4) 測定を行ったときは、遅滞なく、その結果を所轄労働基準監督署長に提出しなければならない。

(5) 測定を行ったときは、測定日時、測定方法、測定結果等法定の事項を記録し、30年間保存しなければならない。

■ 問4 　　　　　　　　【令和5年4月公表試験問題】 ☑☑☑

　電離放射線障害防止規則に基づく特別の項目についての健康診断（以下「健康診断」という。）に関する次の記述について、誤っているものはどれか。
　ただし、労働者は緊急作業に従事しないものとする。。

(1) 管理区域に一時的に立ち入るが、放射線業務に常時従事していない労働者に対しては、健康診断を行う必要はない。

(2) 放射線業務歴のない者を雇い入れて放射線業務に就かせるときに行う健康診断において、医師が必要でないと認めるときは、「白血球数及び白血球百分率の検査」を除く他の検査項目の全部又は一部について省略することができる。

(3) 定期の健康診断において、医師が必要でないと認めるときは、「被ばく歴の有無の調査及びその評価」を除く他の検査項目の全部又は一部について省略することができる。

(4) 事業場において実施した定期の健康診断の結果、健康診断の項目に異常の所見があると診断された労働者については、健康を保持するために必要な措置について、健康診断が行われた日から3か月以内に、医師の意見を聴かなければならない。

(5) 定期の健康診断を行ったときは、遅滞なく、電離放射線健康診断結果報告書を所轄労働基準監督署長に提出しなければならない。

解 答 ・ 解 説

■問1
【解答(5)】

Aは誤り。作業環境測定を行うこと、またはその結果を労働者に周知させることは、エックス線の知識や測定の経験がある者が行うことが望ましいとされています。

Bは誤り。放射線測定器の校正は、その知識や経験のある者が行うか、校正機関に依頼することもあります。

Cは職務として規定されています。

Dは誤り。Aの解説を参照。

Eは職務として規定されています。

「2-10 エックス線作業主任者」参照

■問2
【解答(3)】

(1)は正しい。満18歳未満の者、または免許を取り消され、その取消しの日から起算して1年を経過しない者は、エックス線作業主任者免許を受けることができません。

(2)は正しい。氏名を変更したときは、免許証の書替えを受けなければなりません。

(3)は誤り。本籍や住所変更時は、免許証の書替えは不要です。

(4)は正しい。免許証を滅失、損傷したときは、免許証の再交付を受けなければなりません。

(5)は正しい。(1)の解説を参照。

「2-10 エックス線作業主任者」参照

■問3 　　　　　　　　　　　　　　　　　　　　　　　【解答（3）】

（1）は誤り。管理区域について、1か月以内（放射線装置を固定して使用する場合において使用の方法および遮へい物の位置が一定しているときは、6か月以内）ごとに1回、定期に、測定しなければなりません。

（2）は誤り。測定は「1cm線量当量率または1cm線量当量」について行うものとします。ただし、「70μm線量当量率または70μm線量当量」が、「1cm線量当量率または1cm線量当量」の10倍を超えるおそれがある場所では、「70μm線量当量率または70μm線量当量」で行うものとします。

（3）は正しい。事業者は、測定結果または計算による算出結果を、見やすい場所に掲示する等の方法によって、管理区域に立ち入る労働者に周知させなければなりません。

（4）は誤り。測定結果を所轄労働基準監督署長に提出する必要はありません。

（5）は誤り。測定を行ったときは、法定の事項を記録し、5年間保存しなければなりません。

「2-11 作業環境測定」参照

■問4 　　　　　　　　　　　　　　　　　　　　　　　【解答（2）】

（1）は正しい。放射線業務に常時従事する労働者ではなく、一時的に管理区域に立ち入る労働者は、電離放射線健康診断を行う必要はありません。

（2）は誤り。雇入れまたは放射線業務に配置替えの際に行う電離放射線健康診断において、使用する線源の種類等に応じて、白内障に関する眼の検査を省略することができます。

（3）は正しい。定期に行う電離放射線健康診断において、医師が必要でないと認めるときは、被ばく歴の有無の調査およびその評価を除く他の検査項目の全部または一部を省略することができます。

（4）は正しい。異常の所見があると診断された労働者については、3か月以内に医師の意見を聴かなければなりません。

（5）は正しい。定期の電離放射線健康診断を行なったときのみ、当該報告書を所轄労働基準監督署長へ提出しなければなりません。

「2-12 電離放射線健康診断」参照

2-13 計画の届出

危険性や有害性のある機械を新たに設置等する場合は、事前に監督機関に届け出る必要があります。ここでは、放射線装置を設置等する場合の計画の届出について学習します。

1 計画の届出 重要度 ★★

　事業者は、放射線装置（エックス線装置）を設置し、もしくは移転し、または主要構造部分を変更しようとするときは、所定の届書に、エックス線装置を用いる業務、製品および作業工程の概要を記載した書面、管理区域を示す図面および放射線装置摘要書を添えて、工事開始の日の30日前までに、所轄労働基準監督署長に提出しなければなりません。

▼機械等設置・移転・変更届

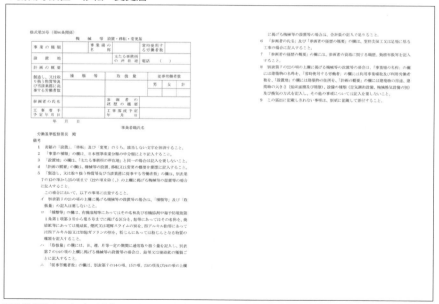

厚生労働省ホームページ（https://www.mhlw.go.jp/stf/seisakunitsuite/bunya/koyou_roudou/roudoukijun/anzen/anzeneisei36/index_00001.html）

▼放射線装置摘要書

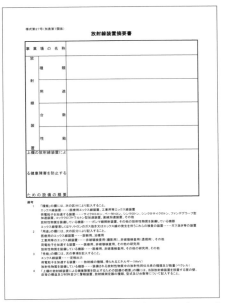

厚生労働省ホームページ（https://www.mhlw.go.jp/stf/seisakunitsuite/bunya/koyou_roudou/roudoukijun/anzen/anzeneisei36/index_00001.html）

　放射線装置を設置等する場合、提出された届書と法令とを照らし合わせて、法令遵守できている内容かを判断します。

　したがって、放射線装置を廃止するときには、計画の届出は必要ありません。

2 労働基準監督署について 重要度 ★

　届出先になっている労働基準監督署は、事業場が労働安全衛生法などを遵守して営業しているかを管理監督する機関です。通常は、いくつかの市区町村を管轄しているので、事業場が属する労働基準監督署を所轄労働基準監督署といいます。そして、その署長のことを、所轄労働基準監督署長といいます。

練習問題（○×問題）

① エックス線装置の設置等の届出は、工事開始の日の14日前までに行う。

解答
① × 工事開始の日の30日前までに、提出することが規定されています。

2-14 記録・報告

エックス線を取り扱う放射線業務従事者の被ばく状況や健康状態を適正に管理していくためには、記録と報告が必須です。記録については保存期間が、報告についてはその必要の有無が試験で問われます。

1 各記録の保存期間 　　　　　重要度 ★★

今まで学習してきた各記録とその保存期間を一覧にまとめました。

▼各記録の保存期間

記録	保存期間
・外部被ばくによる線量※の測定結果に基づき、法定の期間ごとに算定した放射線業務従事者の線量※の記録（管理区域内で受けた線量※の測定結果等に基づき算定した放射線業務従事者の線量※の一定期間ごとの記録） ※ 線量とは、実効線量と等価線量のこと。	30年間
・電離放射線健康診断個人票	30年間
・放射線装置室内の遮へい物がエックス線の照射中に破損し、かつ、照射を直ちに停止することが困難な事故が発生し、その事故によって受ける実効線量が15mSvを超えるおそれのある区域が生じたとき、労働者がその区域内にいたことによって受けた実効線量および等価線量等の記録	5年間
・事故時に緊急作業に従事したことによって受けた実効線量および等価線量等の記録	5年間
・作業環境測定結果の記録	5年間
・エックス線装置を用いて行う透過写真撮影の業務に係る特別教育の記録	3年間

「定期的に記録するもの」で、かつ、「人体に直接かかわるもの」が30年間保存と覚えましょう。

2 所轄労働基準監督署長への報告 　　　　　重要度 ★★★

所轄労働基準監督署長に、その旨または結果の報告が必要な場合と、不必要な場合とに分類し表にまとめました。

▼所轄労働基準監督署長への報告が必要な場合と不必要な場合

要・不要	内容
必要	放射線装置室内の遮へい物がエックス線の照射中に破損し、かつ、その照射を直ちに停止することが困難な事故が発生した場合
	上記の事故が発生したとき、その区域内に労働者がいた場合
	放射線業務従事者が、通常作業時の被ばく限度※を超えて実効線量、または等価線量を受けた場合（緊急作業の場合も含む。）
	放射線装置（エックス線装置）の設置・移転・主要構造部分の変更をする場合
	衛生管理者等を選任した場合
	常時50人以上の労働者を使用する事業場で、労働安全衛生規則に基づく定期健康診断（定期の一般健康診断）を実施した場合
	定期の電離放射線健康診断を実施した場合
不要	エックス線装置を用いて透過写真の撮影の業務に関する特別の教育を行った場合
	エックス線作業主任者を選任した場合
	管理区域について、法令に基づく定期の作業環境測定を行った場合
	雇入れ時、または放射線業務に配置替えの際に、電離放射線健康診断を実施した場合
	放射線装置室を設置し、またはその使用を廃止した場合

※ 通常作業時の被ばく限度は、「2-7 被ばく限度」を参照。

練習問題（○×問題）

① 電離放射線健康診断個人票の保存期間は、30年間である。
② エックス線装置を用いて行う透過写真撮影の業務に係る特別教育の記録は、30年間保存しなければならない。
③ 雇入れ時の電離放射線健康診断を実施した場合は、所轄労働基準監督署長にその結果を報告しなければならない。
④ 放射線装置室を設置し、またはその使用を廃止した場合は、所轄労働基準監督署長にその旨を報告しなければならない。

解答 ・・
① ○ そのとおりです。
② × 特別教育の記録の保存期間は、3年間です。
③ × 雇入れ時の電離放射線健康診断の結果については、報告が必要ありません。
④ × 放射線装置室の設置等については、報告が必要ありません。

2-15 安全衛生管理体制

職場で働く人が、より安全で健康に働けるよう管理者を定めなければなりません。近年、よく出題されている内容で、難易度が高くなってきています。人数の細かな数値を確実に覚えましょう。

1 安全衛生管理体制　重要度 ★

　安全衛生管理体制とは、事業場で働く労働者の健康障害を防止し、快適な職場を作るために管理者等を配置することをいいます。

　「業種」と「事業場の規模（常時使用する労働者数）」により、法令で定められている適切な安全衛生管理体制が必要となります。

▼安全衛生管理体制の例

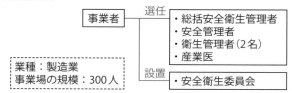

2 総括安全衛生管理者　重要度 ★★★

　製造業で、常時300人以上の労働者を使用する事業場では、総括安全衛生管理者を選任しなければなりません。総括安全衛生管理者は、安全管理者と衛生管理者の職務を統括管理し、指揮をします。

3 安全管理者　重要度 ★

　製造業で、常時50人以上の労働者を使用する事業場では、安全管理者を選任しなければなりません。安全管理者は、労働者の安全教育、安全計画の作成などを行います。

4 衛生管理者　重要度 ★★★

(1) 衛生管理者の選任

　すべての業種で、常時50人以上の労働者を使用する事業場では、衛生管理

者を選任しなければなりません。衛生管理者は、労働者の健康障害の防止、健康保持増進の措置などを行います。

　また、事業場の規模に応じて、次の表に掲げる人数以上の衛生管理者を選任することになっています。

▼衛生管理者の選任数

事業場の規模（常時使用する労働者数）	衛生管理者数
50人以上200人以下	1人
200人を超え500人以下	2人
500人を超え1,000人以下	3人
1,000人を超え2,000人以下	4人
2,000人を超え3,000人以下	5人
3,000人を超える場合	6人

(2) 専属の衛生管理者

　衛生管理者は、その事業場に専属の者を選任しなければなりません。専属とは、その事業場にだけ勤務していることです。

　ただし、2人以上の衛生管理者を選任する場合において、その衛生管理者の中に労働衛生コンサルタントがいるときは、そのうち1人については、その事業場に専属でない労働衛生コンサルタントで構いません。労働衛生コンサルタントは、事業場の衛生診断などを行う労働衛生のスペシャリストです。

(3) 衛生管理者の選任要件

　衛生管理者は、次の免許等を有する者のうちから選任しなければなりません。ただし、製造業では、第2種衛生管理者免許を有する者では、衛生管理者として選任できません。

▼衛生管理者の選任要件

製造業などの業種	第1種衛生管理者免許、衛生工学衛生管理者免許、労働衛生コンサルタントほか
サービス業などの業種	第1種衛生管理者免許、第2種衛生管理者免許、衛生工学衛生管理者免許、労働衛生コンサルタントほか

(4) 専任の衛生管理者

　次のいずれかの事業場では、衛生管理者のうち少なくとも1人を専任の衛生管理者としなければなりません。専任とは、他の業務を兼任することがなく、その仕事だけを専門的に行うことです。

> ●専任の衛生管理者の選任
> ・常時1,000人を超える労働者を使用する事業場
> ・常時500人を超える労働者を使用する事業場で、エックス線にさらされる業務などに常時30人以上の労働者を従事させる事業場

(5) 衛生工学衛生管理者

　次の事業場では、衛生管理者のうち1人を、衛生工学衛生管理者免許を受けた者のうちから選任しなければなりません。

> ●衛生工学衛生管理者の選任
> ・常時500人を超える労働者を使用する事業場で、エックス線にさらされる業務などに常時30人以上の労働者を従事させる事業場

5 安全衛生推進者　　　　重要度 ★★

　製造業で、常時10人以上50人未満の労働者を使用する事業場では、安全衛生推進者を選任しなければなりません。安全衛生推進者は、安全管理者および衛生管理者と同じ職務を行います。

6 衛生推進者　　　　重要度 ★★

　サービス業で、常時10人以上50人未満の労働者を使用する事業場では、衛生推進者を選任しなければなりません。衛生推進者は、衛生管理者と同じ職務を行います。

7 産業医　　　　重要度 ★★★

(1) 産業医の選任

　すべての業種で、常時50人以上の労働者を使用する事業場では、産業医を選任しなければなりません。産業医は、労働者の健康診断等を行います。
　また、産業医は、労働者の健康管理等を行うのに必要な医学に関する知識について法定の要件を備えた者でなければなりません。

(2) 専属の産業医

　次のいずれかの事業場では、その事業場に専属の産業医を選任しなければなりません。

●**専属の産業医の選任**
- 常時1,000人以上の労働者を使用する事業場
- エックス線にさらされる業務や深夜業※を含む業務などに、常時500人以上の労働者を従事させる事業場

※深夜業とは、午後10時から午前5時までの時間帯の労働。

（3）選任の報告

　事業者は、総括安全衛生管理者、安全管理者、衛生管理者または産業医を選任したときは、遅滞なく、所定の報告書を、所轄労働基準監督署長に提出しなければなりません。

8　安全委員会と衛生委員会　　重要度 ★★

（1）安全委員会の設置

　製造業で、常時50人以上の労働者を使用する事業場では、安全委員会を設置しなければなりません。

（2）衛生委員会の設置

　すべての業種で、常時50人以上の労働者を使用する事業場では、衛生委員会を設置しなければなりません。

（3）安全衛生委員会の設置

　安全委員会および衛生委員会を設けなければならないときは、それぞれの委員会の設置に代えて、安全衛生委員会を設置することができます。

練習問題（○×問題）

① 1,000人の労働者を常時使用する製造業の事業場では、衛生管理者を4人選任しなければならない。
② エックス線にさらされる業務に常時従事する30人を含め、600人の労働者を常時使用する製造業の事業場では、衛生管理者のうち1人を専任の衛生管理者としなければならない。

解答
① × 500人を超え1,000人以下の事業場では、衛生管理者の選任数は3人です。
② ○ そのとおりです。500人を超え、エックス線業務に30人以上の事業場では、専任の衛生管理者が必要です。

演習問題2-4

問　題

■問1　【平成28年10月公表試験問題】　☑☑☑

次の文中の [　　] に入れるAからCの語句又は数字の組合せとして、法令上、正しいものは (1)～(5) のうちどれか。

「事業者は、エックス線装置を設置し、若しくは移転し、又はその主要構造部分を変更しようとするときは、所定の届書に、エックス線装置を用いる業務の概要等を記載した書面、[　A　] を示す図面及び放射線装置摘要書を添えて、当該工事の開始の日の [　B　] 日前までに、所轄 [　C　] に提出しなければならない。」

	A	B	C
(1)	エックス線装置の構造	14	都道府県労働局長
(2)	管理区域	14	労働基準監督署長
(3)	エックス線装置の構造	14	労働基準監督署長
(4)	管理区域	30	労働基準監督署長
(5)	エックス線装置の構造	30	都道府県労働局長

■問2　【平成26年4月公表試験問題・改】　☑☑☑

法令に基づく次のAからDまでの記録等について、原則として30年間保存しなければならないもの全ての組合せは (1)～(5) のうちどれか。

A　電離放射線健康診断個人票

B　管理区域に係る作業環境測定結果の記録

C　管理区域内で受けた線量の測定結果等に基づき算定した放射線業務従事者の実効線量の一定期間ごとの記録

D　放射線装置室内の遮へい物がエックス線の照射中に破損し、かつ、その照射を直ちに停止することが困難な事故が発生したとき、緊急作業に従事したことによって労働者が受けた実効線量の記録

(1) A, B, D　　(2) A, C　　(3) A, C, D　　(4) B, C　　(5) B, D

■問3 【令和5年4月公表試験問題】 ☑ ☑ ☑

　次のAからDの場合について、所轄労働基準監督署長にその旨又はその結果を報告しなければならないものの全ての組合せは、(1)～(5)のうちどれか。

A　労働者数が常時50人以上の事業場で、電離放射線障害防止規則に基づく雇入れ時の電離放射線健康診断を行ったとき。

B　衛生管理者を選任したとき。

C　放射線装置室を廃止したとき。

D　労働者数が常時50人以上の事業場で、労働安全衛生規則に基づく定期健康診断を行ったとき。

(1) A, B　　(2) A, C　　(3) A, C, D　　(4) B, C, D　　(5) B, D

■問4 【令和5年4月公表試験問題】 ☑ ☑ ☑

　エックス線装置による非破壊検査業務に従事する労働者10人を含めて250人の労働者を常時使用する製造業の事業場の安全衛生管理体制として、労働安全衛生関係法令に違反しているものは次のうちどれか。

　ただし、非破壊検査業務以外の有害業務に従事する者はなく、産業医及び衛生管理者の選任の特例はないものとする。

(1) 選任している衛生管理者は1人である。

(2) 選任している衛生管理者は、その事業場に専属の労働衛生コンサルタントであるが、第一種衛生管理者免許又は衛生工学衛生管理者免許のいずれも有していない。

(3) 総括安全衛生管理者を選任していない。

(4) 安全衛生推進者を選任していない。

(5) 選任している産業医は、事業場に専属の者ではない。

■問1

「事業者は、エックス線装置を設置し、若しくは移転し、またはその主要構造部分を変更しようとするときは、所定の届書に、エックス線装置を用いる業務の概要等を記載した書面、管理区域 を示す図面及び放射線装置摘要書を添えて、当該工事の開始の日の 30 日前までに、所轄 労働基準監督署長 に提出しなければならない。」 「2-13 計画の届出」参照

■問2

A、Cは30年間保存です。B、Dは5年間保存です。 「2-14 記録・報告」参照

■問3

B、Dは報告しなければなりません。A、Cは報告が不要です。

「2-14 記録・報告」参照

■問4

(1) は違反しています。200人を超え500人以下の労働者を常時使用する事業場では、2人以上の衛生管理者を選任しなければなりません。

(2) は正しい。衛生管理者は、その事業場に専属の者を選任しなければなりません。また、選任している衛生管理者が、その事業場に専属の労働衛生コンサルタントであれば、第一種衛生管理者免許または衛生工学衛生管理者免許を有していなくても構いません。

(3) は正しい。総括安全衛生管理者は、常時300人以上の労働者を使用する製造業の事業場において選任しなければなりません。

(4) は正しい。安全衛生推進者は、常時10人以上50人未満の労働者を使用する製造業の事業場において選任しなければなりません。

(5) は正しい。問題文の内容では、専属の産業医の選任が必要な条件を満たしていませんので、選任している産業医は、事業場に専属の者ではなくても構いません。

「2-15 安全衛生管理体制」参照

第3章

エックス線の
測定に関する知識

放射線の単位

ニュースや新聞を見ていると、mSv（ミリシーベルト）などの放射線の単位を目にすることがあります。放射線の量の表し方と単位は、実にさまざまです。これらは試験では頻出の内容ですので、繰り返し学習しましょう。

1 電離放射線について　　　　　　　　　　　　重要度 ★

　電離放射線とは、物質の最小単位である原子の電離を起こすエネルギーを持つ放射線のことです。電離とは、原子から電子を弾き飛ばすことです。

　電離放射線には、電荷を持つ「直接電離放射線」と電荷を持たない「間接電離放射線」があります。

▼電離放射線の分類

分類	放射線の種類
直接電離放射線（電荷あり）	アルファ線、ベータ線、陽子線ほか
間接電離放射線（電荷なし）	エックス線、ガンマ線、中性子線ほか

2 放射線の量　　　　　　　　　　　　　　　　重要度 ★★

　放射線の量は、物理量、防護量、実用量の三つに大別でき、目的によって使い分けられます。

▼主な放射線の量の分類

分類	説明	名称	単位
物理量	ヒトへの影響を考えず、モノに与える量	カーマ	J/kg（J・kg^{-1}）またはGy
		吸収線量	J/kg（J・kg^{-1}）またはGy
		照射線量	C/kg（C・kg^{-1}）
防護量	ヒトへの影響を考えたときの量	等価線量	J/kg（J・kg^{-1}）またはSv
		実効線量	J/kg（J・kg^{-1}）またはSv
実用量	防護量の代わりに用いる計測のための量	線量当量	J/kg（J・kg^{-1}）またはSv

3 単位の表記方法　　　　　　　　　　　　　　重要度 ★

　単位は、分数や中黒（・）を使って表記することができます。次の二つの単位は全く同じ意味です。中黒は掛け算を意味します。

▼単位の表記方法について

分母と分子にkg^{-1}を掛けると、右の形になります。

J/kg

同じ意味 →

J・kg^{-1}

【読み方】
ジュールパーキログラム

【読み方】
ジュールキログラムのマイナスイチジョウ

4 物理量

重要度 ★★★

(1) カーマ

カーマとは、エックス線などの間接電離放射線の照射により、物質の単位質量中に生じた全荷電粒子（二次荷電粒子）の初期運動エネルギーの総和です。単位はJ/kgで、その特別な名称としてGy（グレイ）が用いられます。

このとき物質1kgに1Jのエネルギーが生じたときのカーマが1Gyです。

ちなみに、カーマは「kinetic energy released in materials」の頭文字を取ったものです。

▼カーマのイメージ

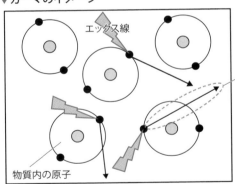

エックス線

物質内の原子

エックス線のエネルギーによって電子が弾き飛ばされます（電離）。飛び出した電子は動いていますので運動エネルギーを持っています。複数か所で発生した電子の運動エネルギーを合計したものがカーマです。

(2) 吸収線量

吸収線量は、あらゆる種類の電離放射線の照射により、単位質量の物質に付与されたエネルギーをいいます。単位はJ/kgで、その特別な名称としてGyが用いられます。

このとき物質1kgに1Jのエネルギーが吸収されたときの吸収線量が1Gyです。

少し乱暴な表現をすれば、カーマは放射線が物質に与えたエネルギーで、吸収線量は物質が放射線から受け取ったエネルギーです。基本的にカーマと吸収

線量は、数値的に等しいと考えて構いません。

（3）照射線量

　照射線量は、エックス線などの間接電離放射線（光子）の照射により、単位質量の空気中で発生したすべての電子が空気中で完全に停止するまでに作るイオンの正または負（イオン対）のどちらか一方の全電荷の絶対値であり、単位はC/kgです。Cはクーロンと読み、電気量の単位です。

　なお、照射線量は、今ではあまり使われない量です。

▼照射線量のイメージ

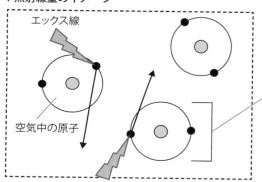

エックス線

空気中の原子

エックス線のエネルギーによって電子が弾き飛ばされます（電離）。電子は負の電気を持っていますので、残された原子は正の電気を持ちます。これを陽イオンといい、その発生量が照射線量です。

5　防護量　　　　　　　　重要度　★★★

（1）等価線量

　等価線量は、人体の特定の組織・臓器が受けた平均の吸収線量に、放射線の線質（種類とエネルギー）に応じて定められた放射線加重係数を乗じたものです。単位はJ/kgで、その特別な名称としてSv（シーベルト）が用いられます。

　なお、等価線量の単位は吸収線量と同じJ/kgですが、吸収線量と区別するため、その特別な名称としてSvが用いられています。

　放射線加重係数については、「1-7 放射線の影響」で触れています。

（2）実効線量

　実効線量は、人体の各組織・臓器が受けた等価線量に、各組織・臓器ごとの相対的な放射線感受性を示す組織加重係数を乗じ、これらを合計したものです。単位はJ/kgで、その特別な名称としてSvが用いられます。

　組織加重係数については、「1-7 放射線の影響」で触れています。

　なお、「加重」という語句は、「荷重」と表記されることもあります。

●等価線量と実効線量の考え方

等価線量は、放射線防護の目的で定められた量で、皮膚などの局部被ばくの量の評価に用いられます。

たとえば、エックス線被ばくで、皮膚に1Gyの吸収線量が得られたとします。

エックス線の放射線加重係数は1ですので（1-7節の5を参照）、次のように等価線量を求めます。

1Gy × 1 ＝ 1Sv

この場合、等価線量は1Svになります。

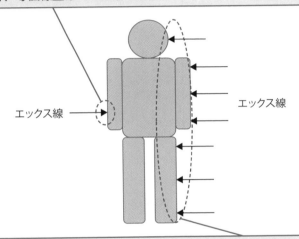

エックス線

エックス線

実効線量は、放射線防護の目的で定められた量で、全身被ばくの量の評価に用いられます。

たとえば、エックス線被ばくで、全身に均等に1Svの等価線量が得られたとします。組織加重係数は、骨髄などは0.12、生殖腺は0.08、肝臓などは0.04、皮膚などは0.01ですので（1-7節の6を参照）、次のように実効線量を求めます。

(1Sv × 0.12 × 6) ＋ (1Sv × 0.08 × 1) ＋ (1Sv × 0.04 × 4) ＋ (1Sv × 0.01 × 4) ＝ 1Sv

この場合、実効線量は1Svになります。

6　線量当量

重要度　★★

　等価線量と実効線量は放射線管理上の防護量ですが、直接測定することが困難であるため、それらの評価には、実用量である1cm線量当量、3mm線量当量や70μm線量当量が用いられます。

　線量当量は、等価線量と実効線量の代わりに用いるため、単位はJ/kgで、その特別な名称としてSvが用いられます。

▼線量当量の考え方

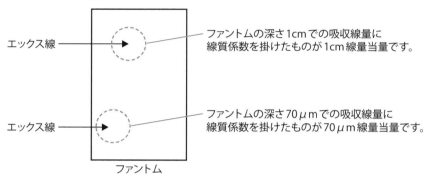

エックス線 →　　　　　　　ファントムの深さ1cmでの吸収線量に線質係数を掛けたものが1cm線量当量です。

エックス線 →　　　　　　　ファントムの深さ70μmでの吸収線量に線質係数を掛けたものが70μm線量当量です。

ファントム

　線量当量を求めるには、人体と同じ組成でできたプラスチック製のファントムという物体を使います。

　ファントムに放射線を照射して、表面から深さ1cmと70μmの位置での吸収線量に放射線のエネルギーなどで定められた線質係数を掛けることで、線量当量が求められます。深さ1cmでの量を1cm線量当量といい、深さ70μmでの量を70μm線量当量といいます。

　たとえば、放射線測定器にはSv単位で表示されるものがありますが、それらは実効線量を1cm線量当量で表したものになります。

7　その他の量と単位

重要度　★★★

(1) eV（電子ボルト）

　eVはエネルギーの単位で、真空中において、1個の電子が1ボルトの電位差を持つ2点間を加速されるときに得る運動エネルギーが1eVです。1eVは、約1.6×10^{-19}Jに相当します。

(2) 線減弱係数・質量減弱係数

線減弱係数とは、放射線が原子にぶつかる確率を表したものです。

線減弱係数の単位は、長さの単位の逆数で、m^{-1}のほかmm^{-1}やcm^{-1}で表されます。また、線減弱係数 (m^{-1}) を密度 (kg/m^3) で割ったものが、質量減弱係数でm^2/kg ($m^2 \cdot kg^{-1}$) で表されます。

なお、ただ単に減弱係数という場合は、線減弱係数を指します。

(3) 粒子フルエンス

粒子フルエンス (またはフルエンス) の単位は、m^{-2}で、単位断面積を通過する放射線の粒子数を表します。

(4) エネルギーフルエンス

エネルギーフルエンスの単位は、J/m^2 ($J \cdot m^{-2}$) で、単位断面積を持つ球を通り抜ける放射線のエネルギーを表します。

(5) 線エネルギー付与

線エネルギー付与(LET)の単位は、J/m($J \cdot m^{-1}$)または$keV/\mu m$($keV \cdot \mu m^{-1}$)で、物質中を電離放射線が通過するとき、荷電粒子の飛跡に沿って単位長さ当たりの物質に与えられる平均エネルギーを表します。

線エネルギー付与については、「1-6 放射線の生物学的効果」で触れています。

練習問題 (○×問題)

① カーマは、直接電離放射線が物質中を通過する際、その飛跡に沿った単位長さ当たりに付与されたエネルギーで、単位はJ/mである。

② 等価線量は、吸収線量に組織加重係数を乗じたもので、単位はSvである。

③ eV (電子ボルト) は、電荷の単位で、1eVは約1.6×10^{-19}Cに相当する。

解答

① × カーマの定義を確認しましょう。単位はJ/kgです。

② × 等価線量は、吸収線量に放射線加重係数を乗じたものです。

③ × eVはエネルギーの単位で、1eVは約1.6×10^{-19}Jです。

■ポイント

・カーマは、間接電離放射線照射で使えます。初期運動エネルギーの総和です。

・吸収線量は、あらゆる種類 (直接、間接) の放射線照射で使えます。

・照射線量は、間接電離放射線照射で使えます。空気中で発生した電気量です。

エックス線の測定に関する知識

3

3-2 線量の算定

この節では、防護量である実効線量と等価線量の算定方法について学習します。近年、外部被ばくによる実効線量の計算問題が、よく出題されています。ただし、簡単な計算問題ですので、落ち着いて対応しましょう。

1 線量の算定方法　　　　　重要度 ★★★

(1) 実効線量の算定

外部被ばくによる実効線量は、1cm線量当量により算定します。

全身に均等に被ばくする場合は、基本装着部位（男性は胸部、女性は腹部）に放射線測定器を装着し、そこで測定した1cm線量当量を外部被ばくによる実効線量とするので構いません。

ただし、各部位で測定値が異なる不均等被ばくの場合は、外部被ばくによる実効線量は次の式で算出します。

$$H_{EE} = 0.08H_a + 0.44H_b + 0.45H_c + 0.03H_m$$

●式のアルファベットの意味

H_{EE}：外部被ばくによる実効線量

H_a：頭・頸部における1cm線量当量

H_b：胸・上腕部における1cm線量当量

H_c：腹・大腿部における1cm線量当量

H_m：「頭・頸部」「胸・上腕部」「腹・大腿部」のうち外部被ばくによる実効線量が最大となるおそれのある部位における1cm線量当量

※ 臓器・組織ごとに放射線リスクが異なるため、上記の式では、各部位で異なる係数を掛けることになっています。

また、各部位の1cm線量当量は、それぞれの部位に装着した放射線測定器の測定値を用いることが原則ですが、測定されていない場合は、他の部位のうち最大の1cm線量当量を該当部位の1cm線量当量とします。

あるいは、線量不明の部位に最も近い部位に装着された放射線測定器による1cm線量当量と同程度であることが明らかな場合には、その近接部位の1cm線量当量を用います。

（2）等価線量の算定

・眼の水晶体

　眼の水晶体の等価線量は、放射線の種類およびエネルギーに応じて、1cm線量当量、3mm線量当量または70μm線量当量のうちいずれか適切なものにより算定します。「いずれか適切なもの」とは、原則として3mm線量当量で算定しますが、場合によっては1cm線量当量または70μm線量当量による算定でも差支えないことを意味します。

　原則として、基本装着部位に装着した放射線測定器から得られた値を、眼の水晶体の等価線量とします。ただし、複数か所に装着している場合は、眼に近い位置に付けたものの値を用います。

・皮膚

　皮膚の等価線量は、エックス線については70μm線量当量により算定します。ちなみに、中性子線の場合にあっては、1cm線量当量により算定します。

　原則として、基本装着部位に装着した放射線測定器から得られた値を、皮膚の等価線量とします。ただし、複数か所に装着している場合は、それらのうち最大値を皮膚の等価線量とします。

・女性の腹部

　妊娠中の女性の腹部表面の等価線量は、腹・大腿部における1cm線量当量により算定します。

▼線量の算定方法のまとめ

実効線量		1cm線量当量
等価線量	眼の水晶体	1cm線量当量、3mm線量当量 または 70μm線量当量のうちいずれか適切なもの
	皮膚	70μm線量当量
	妊娠中の女性の腹部	1cm線量当量

練習問題（○×問題）

① 外部被ばくによる実効線量は、70μm線量当量を用いて算定する。
② 皮膚の等価線量は、エックス線については1cm線量当量により算定する。

解答
① × 外部被ばくによる実効線量は、1cm線量当量により算定します。
② × 皮膚の等価線量は、エックス線では70μm線量当量により算定します。

3-3 放射線検出器・電離箱

電離箱では、容器内の気体が電離することを利用して放射線を検出します。放射線検出器の中でも、基本的な構造を持っています。構造の理解はもちろんのこと、その特徴は頻出ですのでしっかりと学習しましょう。

1 測定の仕方 重要度 ★

エックス線は、物質にぶつかったときに電離などが起こります。この現象を利用して、エックス線の量やエネルギーを測定することができます。

2 放射線検出器 重要度 ★

放射線検出器とは、放射線を見つけ出すための道具です。検出器には、次のような種類があります。

▼放射線検出器の種類

放射線の作用	放射線検出器	備考
気体電離	電離箱、比例計数管、GM計数管	検出部分が気体
固体電離	半導体検出器	検出部分が固体
励起作用	シンチレーション検出器	検出部分が固体や液体

※ 気体電離を利用した検出器では、電極間に加える電圧（印加電圧）が異なり、特徴や用途に違いが生まれます。半導体検出器は固体電離箱とも呼ばれます。

3 電離箱の構造 重要度 ★★

電離箱の内部には、陽極と陰極の二つの電極があり、気体が封入されています。

ここにエックス線が入ると、気体が電離され、自由電子と陽イオンに分かれますが、これを電子イオン対といいます。

また、エックス線によって直接起こる電離を一次電離といいます。

電子は陽極に、陽イオンは陰極に向かって加速され、電子イオン対がそれぞれの電極にぶつかると電流が流れ、メータの針が動きます。

▼電離箱の構造

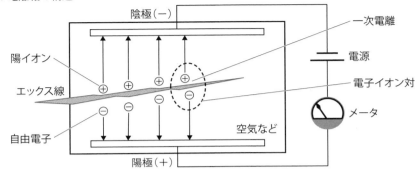

4 電離箱の利用 重要度 ★★★

　電離箱の電極の形には、平行平板型、円筒型、球形型などがあり、壁材として空気等価物質（ベークライト）を用い、内部には空気やアルゴンが封入されています。なお、空気等価物質は、空気とほぼ同じ元素でできており、検出器の壁でも電離を生じさせるために用いられます。

　電離箱は、原理的に標準的なエックス線量測定に適しており、陰極板と陽極板が平行になる平行平板型は、基準線量を測定するための標準電離箱に利用されます。

5 W値 重要度 ★★★

　気体中で一つの電子イオン対を生成するために費やされる平均エネルギーのことをW値といいます。W値は、放射線の種類やエネルギーにあまり依存せず、気体の種類に応じてほぼ一定の値をとります。たとえば、空気中のW値は約34eVで、アルゴンガス中のW値は約26eVです。

6 放射線測定器 重要度 ★

　放射線検出器と計測器を組み合わせ、放射線の量を測定できるようにしたものが放射線測定器です。放射線測定器には、さまざまな種類があり、それぞれに長所と短所があるため、測定の目的に合わせて使い分ける必要があります。

　放射線測定器のうち、持ち運びができ空間の線量を測定するものをサーベイメータといいます。

7　電離箱式サーベイメータの特徴　　　重要度　★★★

（1）電離箱式サーベイメータ

　電離箱の特性を生かした機器に、電離箱式サーベイメータがあります。

　電離箱式サーベイメータには、線量率型と積算型があります。線量率型の電離箱は、電離箱内で発生する単位時間当たりの電離量を電流として測定するものです。

▼電離箱式サーベイメータ

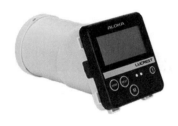

電離箱式サーベイメータ LUCREST ICS-1323　　　日本レイテック株式会社

（2）取扱いやすさ

　電離箱式サーベイメータは、構造は簡単ですが、機械的衝撃や温・湿度の変化の影響を受けやすく零点の移動が起こることもあるので取扱いに注意が必要です。機械的衝撃とは、機器を落下させたときの衝撃などをいいます。

（3）方向依存性

　電離箱式サーベイメータは方向依存性が小さく、散乱線の測定に適しています。方向依存性とは、エックス線の入射方向によって読み取り精度が異なる性質をいいます。

（4）測定範囲

　電離箱式サーベイメータは、測定可能な線量の範囲が広く、利用線錐中の高線量の測定に向いています。

　さらに、測定可能な最小線量もある程度小さいので、管理区域設定のための測定にも適しています。

（5）エネルギー依存性

　電離箱式サーベイメータは、入射エックス線のエネルギーが変わっても、校正定数はあまり1からずれません。

　つまり、電離箱式はエネルギー依存性が小さく、エネルギー分布が不明な散

乱線のある区域における測定に最も適しています。

　エネルギー依存性とは、エックス線エネルギーの大小により、読み取り精度が異なる性質をいいます。

▼電離箱式サーベイメータの校正定数

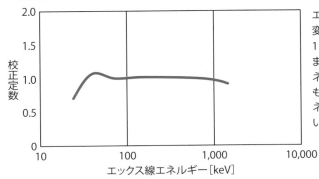

エックス線エネルギーが変化しても、校正定数が1からほとんどずれていません。つまり、どんなエネルギーのエックス線でも精度良く測定でき、エネルギー依存性が小さいことがわかります。

（6）感度

　電離箱式サーベイメータは、感度が良くありません。感度とは、微弱な線量を計測できる度合いのことです。

　電離箱式サーベイメータでは、自然放射線などの微弱な線量率は計測できないので、バックグラウンド値も小さいのです。

　なお、放射線計測において、測定しようとする放射線以外の自然または人工線源からの放射線を、バックグラウンド放射線といいます。

練習問題（○×問題）

① 電離箱の電離気体としては、空気、アルゴンなどが用いられる。
② 電離箱は、構造が簡単で、機械的衝撃や、温・湿度の変化の影響を受けにくい。

解答

① ○　電離箱の電離気体は、空気やアルゴンガスです。
② ×　電離箱は、構造は簡単ですが、機械的衝撃や温・湿度の変化の影響を受けやすいので取扱いに注意が必要です。

3-4 比例計数管

比例計数管は、電離箱と構造が異なり、計数装置を用いて放射線を測定します。また、電離箱よりも電極間に加える電圧が高くなっています。試験で重要な用語も出てきますので、何度も学習しましょう。

1 比例計数管の構造　　重要度 ★★★

(1) 構造

　検出器の内壁すべてが陰極で、中央に陽極となる細いワイヤーが存在します。電離箱よりも電極間に加える電圧が高いため、電子の加速が大きくなり、一次電離した電子イオン対のうち、電子がさらに周りの電子にぶつかり、電離を引き起こします。これは、二次的に引き起こされた電離なので二次電離と呼ばれます。

　一次電離した電子が、陽極に向かって加速され、多量に電荷量が増えることを電子なだれといい、この作用を気体増幅（ガス増幅）といいます。

　電子イオン対のうち、電子しか二次電離を起こさない理由は、陽イオンは大きすぎて加速しにくく、軽い電子のみ加速して二次電離を引き起こす要因となるからです。

▼比例計数管の構造

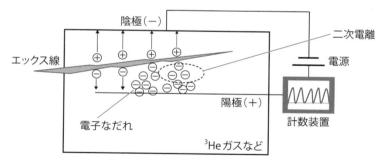

(2) 読み取り

　読み取りは、パルス信号を計数装置で読み取ります。パルス信号とは、一時的に電流が流れてゼロに戻ることを繰り返す電気信号のことです。

　検出器から得られるパルス信号の数が多ければ、たくさんのエックス線が発生していることになります。

2　比例計数管の利用　　　　　　　　　　重要度　★

　比例計数管を利用した機器に、比例計数管式サーベイメータがあります。

　比例計数管の電離気体として、特殊な BF_3 ガスや ^3He ガスを封入したものがあります。比例計数管は、検出器として優れた特徴を持ちますが、後述のGM計数管に比べて出力パルスが小さく、後段の測定回路が複雑で、高電圧電源も必要なことから高価です。また、比例計数管は、エックス線の測定で用いられることは少なく、主に中性子線の測定に用いられます。

▼比例計数管式サーベイメータ

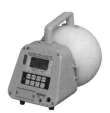

中性子サーベイメータ　高感度タイプ NSN2　　富士電機株式会社

3　比例計数管の特徴　　　　　　　　　　重要度　★★★

(1) エネルギー分析

　比例計数管は、エックス線のエネルギー分析を行うことができます。これは、放射線が比例計数管内に作った電子イオン対に、比例した大きさのパルス信号が発生するためです。エネルギー分析ができると、検出器に入ってきた放射線エネルギーが何 eV なのかを測定できます。

(2) エネルギー分解能

　比例計数管のエネルギー分解能は、後述するシンチレーション検出器や半導体検出器に劣ります。エネルギー分解能とは、検出器に入ってきた放射線が、どれくらいのエネルギーなのかを識別する能力のことです。エネルギー分解能が優れた検出器ほど、精度の良いエネルギー分析ができます。

練習問題（○×問題）

① 放射線検出器のうち、比例計数管は気体増幅（ガス増幅）を利用している。

解答 ••

① ○　比例計数管のほか、後述のGM計数管も気体増幅を利用しています。

3-5 GM計数管

GM計数管のGMは、発明者のガイガー氏とミュラー氏の頭文字を取ったものです。ですから、ガイガー・ミュラー計数管ともいいます。GM計数管は、試験で頻出の内容ですので何度も学習しましょう。

1 GM計数管の構造　　　　　　　　　　重要度 ★★★

　構造は、比例計数管と同じように、検出器の内壁すべてが陰極で、中央に陽極となる細いワイヤーが存在します。ただし、比例計数管よりも電極間に加える電圧が高く、GM計数管では気体増幅が非常に大きくなり、大きな電子なだれから多数の紫外線が発生します。この紫外線が、一次電離とは無関係のところで、さらに電離を起こします。

　GM計数管では、出力パルスの電圧が他の検出器に比べ、格段に大きいという特徴がありますが、入射放射線によって生じる一次イオン対の量とは無関係に、ほぼ一定の大きさの出力パルスが得られるため、出力されたパルス波高は、入射放射線のエネルギーに比例しません。そのためGM計数管は、比例計数管と異なり、エネルギー分析ができません。

▼GM計数管の構造

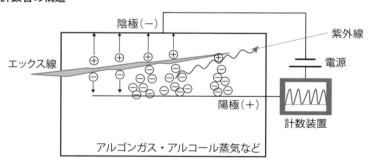

2 GM計数管の利用　　　　　　　　　　重要度 ★★★

（1）電離気体等

　GM計数管の内部には、検出気体として通常アルゴン等の希ガスに少量のアルコール蒸気、またはハロゲンガスなどの消滅ガス（クエンチングガス）を混

合したものが封入されています。消滅ガスには、放射線によって生じる放電を短時間で消滅させる効果があります。

　GM計数管の消滅ガスとしてアルコールなどの有機ガスを入れてあるものを「有機消滅型GM計数管」といいます。

　また、消滅ガスとして臭素ガスなどのハロゲンガスを封入したものを「ハロゲンGM計数管」といいます。

（2）計数効率

　入射エックス線に対する計数効率は0.1〜1%です。

　計数効率とは、入射放射線数に対する放電数の割合のことで、この場合検出器に1,000のエックス線が入射しても、そのうち1〜10しか放電に結びつかないということです。

3　プラトー　　　　　　　　　　　　重要度　★★★

　GM計数管の印加電圧（電極に加える電圧）を徐々に上げていくと、計数率がほぼ一定になるプラトーと呼ばれる範囲が現れます。

　プラトーは、印加電圧の変動が計数率にほとんど影響を与えない範囲のことなので、プラトーの長さが長く、プラトーの傾きが小さいプラトー特性のGM計数管の方が、一般に性能が良いものになります。

　GM計数管は、通常、管の寿命を長持ちさせるために、プラトーの中央部より少し低い印加電圧（プラトーの始まりから3分の1程度の印加電圧）で使用します。

▼プラトー

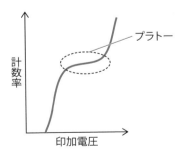

※プラトーとは、平坦な部分という意味です。

4 GM計数管の出力パルス波高　　　　　重要度　★★★

（1）出力パルス波高

　次の図は、GM計数管が入射放射線を検出し一度放電した後、次の入射放射線に対する出力パルスが時間経過に伴い変化する様子を示したものです。

▼出力パルス波高

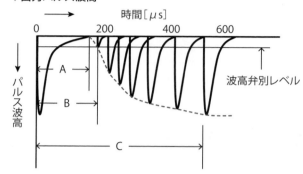

図では、一度放電が起こった後、2回目の放電が起こったらどれくらいの大きさの出力パルスが得られるかを表しています。Aは**不感時間**、Bは**分解時間**、Cは**回復時間**です。

（2）不感時間

　GM計数管が放射線の入射により一度作動した後、一時的に検出能力を失い、出力パルスが生じない時間を不感時間と呼びます。

　不感時間に起きた放電は、全く検出できません。

（3）分解時間

　機器がパルス信号を検出できるレベルを、弁別レベルといいます。弁別レベルは、ノイズなどを測定しないように設けてあります。

　パルス信号がこのレベルまで回復し、パルスを計数できるようになるまでの時間を分解時間といい、GM計数管が測定できる最大計数率に関係します（検出器によりますが、GM計数管の分解時間は、100～200μs程度で、不感時間もほぼ同じ時間の長さです）。

　なお、放射線を計数するとき、分解時間内に入射した放射線は計数されないため、その分、計数値が減少することを数え落しといいます。

　また、利用線錐など高線量率のエックス線を測定すると、弁別レベル以下の放電が連続する窒息現象が起こり、計数できなくなります。

（4）回復時間

　放射線の入射により一度作動し、一時的に検出能力が失われた後、出力波高

値が正常の波高値にほぼ等しくなるまでに要する時間を回復時間といいます。

　それぞれの時間の長さは、短い方から不感時間、分解時間、回復時間となります。

5　GM計数管式サーベイメータの特徴　　　　重要度　★★★

3

（1）GM計数管式サーベイメータ

　GM計数管を利用した機器に、GM計数管式サーベイメータがあります。機種にもよりますが、GM計数管式サーベイメータは、線量当量率測定であれば数百μSv/h程度まで効率良く測定できます。

▼GM計数管式サーベイメータ

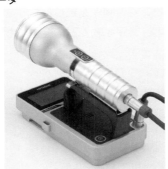

GMサーベイメータ LUCREST TGS-1146　　日本レイテック株式会社
※掲載の製品では線量当量率測定はできません。

（2）取扱いやすさ

　GM計数管式サーベイメータは、温・湿度の影響は受けにくく、機械的にも安定しています。

（3）エネルギー依存性と方向依存性

　GM計数管式サーベイメータは、電離箱式サーベイメータに比べてエネルギー依存性、方向依存性が大きいことで知られています。

練習問題（○×問題）

① GM計数管の不感時間は、100 ～ 200ms程度である。

解答 ・・

① ×　GM計数管の不感時間は、100 ～ 200μs程度です。

3-6 気体電離検出器の印加電圧

電離箱、比例計数管、GM計数管は、電極間に加える印加電圧が異なります。
それぞれの印加電圧によって領域が分けられており、その領域の特徴が試験
では問われますのでこの節で学習しましょう。

1 印加電圧とイオン対数の関係 重要度 ★★

　次のグラフは、気体の電離作用を利用した放射線検出器の電極間に加える印
加電圧と発生する電子イオン対の関係を表したものです。

　印加電圧が大きくなると、電子イオン対の発生量も増加しますので、大きな
電流を取り出すことができます。

　印加電圧の違いにより、六つの領域に大別することができ、各領域の特徴に
合った検出器が用いられます。

▼印加電圧とイオン対数の関係

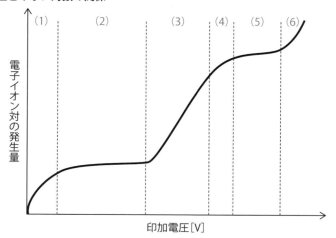

（1）再結合領域

　印加電圧が低く、電子イオン対が再結合してしまうので、検出器としては用
いられない領域です。

(2) 電離箱領域（飽和領域）

二次電離を起こすまでには至らず、再結合も起きないので、出力電流の大きさが入射放射線による一次電離量に比例し、一次電離量がそのまま検出信号となる領域です。

なお、この領域での電流を、飽和電流（飽和電離電流）といいます。

これは電離箱の基本特性で、放射線の検出に利用される領域です。

(3) 比例計数管領域

気体増幅（ガス増幅）による二次電離で検出パルス信号は一次電離量よりも多くなります。そして、一次電離の電子イオン対数と電子なだれの数はほぼ等しく、検出パルス信号の大きさは一次電離量に比例する領域です。

これは比例計数管の基本特性で、放射線の検出に利用される領域です。

(4) 境界領域（制限比例領域）

検出パルス信号と一次電離量が比例しなくなるため、この領域は検出器として用いられない領域です。

(5) GM計数管領域（ガイガー放電領域）

気体増幅（ガス増幅）が非常に大きく、大きな電子なだれから多数の紫外線が発生します。この紫外線が一次電離とは無関係のところで電離を起こすので、一次電離量とは無関係に、一定の大きさの検出パルス信号が得られる領域です。

これはGM計数管の基本特性で、放射線の検出に利用される領域です。

ただし、GM計数管に高線量率の放射線が入射すると、窒息（窒息現象）が起こり計数できなくなるので注意が必要です。

(6) 連続放電領域

この領域は自然に放電が生じるので、検出器として利用されません。また、この領域で起こる自然放電をコロナ放電といいます。

練習問題（○×問題）

① 電離箱領域は、飽和領域とも呼ばれる。

解答 ....

① ○ この領域では、放射線による一次イオン対がすべて両電極に集められます。

演習問題3-1

問　題

■問1 【令和5年4月公表試験問題】

エックス線の量に関する次の記述のうち、誤っているものはどれか。

(1) 放射線に関する量は、その目的に応じて異なった量が定義されており、物理量、防護量及び実用量の三つの量に大別される。

(2) カーマは、物理量である。

(3) 等価線量は、防護量である。

(4) 実効線量は、実用量である。

(5) エックス線の放射線加重係数は、1である。

■問2 【令和4年10月公表試験問題】

男性の放射線業務従事者が、エックス線装置を用い、肩から大腿部までを覆う防護衣を着用して放射線業務を行った。

労働安全衛生関係法令に基づき、胸部（防護衣の下）、頭・頸部及び手指の計3箇所に、放射線測定器を装着して、被ばく線量を測定した結果は、次の表のとおりであった。

装着部位	測定値	
	1cm線量当量	70 μ m線量当量
胸部	0.5mSv	0.8mSv
頭・頸部	1.0mSv	1.3mSv
手指	－	1.3mSv

この業務に従事した間に受けた外部被ばくによる実効線量の算定値に最も近いものは、(1) ～ (5) のうちどれか。

ただし、防護衣の中は均等被ばくとみなし、外部被ばくによる実効線量（H_{EE}）は、その評価に用いる線量当量についての測定値から次の式により算出するものとする。

$$H_{EE} = 0.08H_a + 0.44H_b + 0.45H_c + 0.03H_m$$

Hₐ：頭・頸部における線量当量

H_b：胸・上腕部における線量当量

H_c：腹・大腿部における線量当量

H_m：「頭・頸部」「胸・上腕部」及び「腹・大腿部」のうち被ばくが最大となる部位における線量当量

(1) 0.33mSv　(2) 0.45mSv　(3) 0.56mSv　(4) 0.65mSv　(5) 0.73mSv

■問3　　　【平成25年10月公表試験問題】　

エックス線の測定に用いる電離箱に関する次の記述のうち、誤っているものはどれか。

(1) 電離箱の電極の形には、平行平板型、円筒型、球形型などがあり、平行平板型は、基準線量を測定するための標準電離箱に利用される。

(2) 電離箱の電離気体としては、空気、アルゴンなどが用いられる。

(3) 電離箱は、構造が簡単で、機械的衝撃や、温・湿度の変化の影響を受けにくい。

(4) 電離箱による測定では、ガス増幅は利用されていない。

(5) 線量率型の電離箱は、電離箱内で発生する単位時間当たりの電離量を電流として測定するものである。

■問4　　　【令和4年4月公表試験問題】　

GM計数管に関する次の記述のうち、誤っているものはどれか。

(1) GM計数管の電離気体としては、通常、アルゴンなどの希ガスが用いられる。

(2) GM計数管には、放射線によって生じる放電を短時間で消滅させるため、消滅ガスとして、少量のアルコール又はハロゲンガスが混入される。

(3) 回復時間は、入射放射線により一度放電し、一時的に検出能力が失われた後、パルス波高が通常の波高になるまでの時間である。

(4) 分解時間は、入射放射線により一度放電し、一時的に検出能力が失われた後、パルス波高が弁別レベルまで回復するまでの時間で、GM計数管が測定できる最大計数率に関係する。

(5) 出力されたパルス波高は、入射放射線のエネルギーに比例する。

■問5

【令和3年4月公表試験問題】

　気体の電離を利用する放射線検出器の印加電圧と生じる電離電流の特性に対応した次のAからDの領域について、出力電流の大きさが入射放射線による一次電離量に比例し、放射線の検出に利用される領域の組合せは(1)〜(5)のうちどれか。

A　再結合領域

B　電離箱領域

C　比例計数管領域

D　GM計数管領域

(1) A，B　　　(2) A，C　　　(3) B，C　　　(4) B，D　　　(5) C，D

解　答　・　解　説

■問1

【解答 (4)】

　(1)(2)(3)は正しい。

　(4)は誤り。実効線量は、防護量です。また、実用量として、線量当量があります。

　(5)は正しい。

「3-1 放射線の単位」参照

■問2

【解答 (3)】

　この問題は、被ばく線量の測定結果から「外部被ばくによる実効線量」を算定するものです。

　線量不明の部位にもっとも近い部位に装着された線量計による1cm線量当量と同程度であることが明らかな場合には、その近接部位の1cm線量当量を用います。

　問題文では「防護衣の中は均等被ばく」とありますので、胸部と腹・大腿部の測定値は同程度となり、H_cには胸部の0.5mSvを用います。

　では、それぞれの値を問題文の式に代入して、外部被ばくによる実効線量を求めます。

$$H_{EE} = 0.08H_a + 0.44H_b + 0.45H_c + 0.03H_m$$
$$= 0.08 \times 1.0 + 0.44 \times 0.5 + 0.45 \times 0.5 + 0.03 \times 1.0$$
$$= 0.555$$

したがって、(3) 0.56mSv が正解です。

「3-2 線量の算定」参照

3

エックス線の測定に関する知識

■問3 【解答 (3)】

(1)(2) は正しい。

(3) は誤り。電離箱は、構造は簡単ですが、機械的な衝撃に弱く、電流測定用の高抵抗が湿度の影響を受けやすいため、使用場所や保管場所の温・湿度に注意が必要です。

(4)(5) は正しい。

「3-3 放射線検出器・電離箱」参照

■問4 【解答 (5)】

(1) は正しい。GM計数管の内部には、検出気体として通常アルゴン等の希ガスに少量のアルコール蒸気、またはハロゲンガスなどの消滅ガス（クエンチングガス）を混合したものが封入されています。

(2) は正しい。(1) の解説を参照。

(3) は正しい。不感時間、分解時間、回復時間のそれぞれの定義を覚えましょう。

(4) は正しい。

(5) は誤り。GM計数管では、入射放射線によって生じる一次イオン対の量とは無関係に、ほぼ一定の大きさの出力パルスが得られるため、出力されたパルス波高は、入射放射線のエネルギーに比例しません。

「3-5 GM計数管」参照

■問5 【解答 (3)】

出力電流の大きさが入射放射線による一次電離量に比例し、放射線の検出に利用される領域は、電離箱領域と比例計数管領域です。

「3-6 気体電離検出器の印加電圧」参照

演 習 問 題

3-7 シンチレーション検出器

シンチレーションとは、シンチレータ（放射線を当てると発光する物質）に放射線が吸収されることによって発生する光を意味します。この特徴を利用したシンチレーション式サーベイメータについて学習します。

1 シンチレーション検出器の構造 重要度 ★★★

シンチレータには、微量のタリウムを含有させて活性化したヨウ化ナトリウム結晶（NaI（Tl））などが用いられます。シンチレータに混入される微量のタリウムは、発光波長の調整や発光量増加の役割を果たす活性剤です。

シンチレータに放射線が入射すると、結晶中で励起が起こり可視領域の減衰時間の短い光（蛍光）が放出されます。減衰時間とは、放出される光の強さがある程度まで減少する時間のことで、NaI（Tl）では230ns程度です。一つの光子（光）の発生に必要な平均エネルギーは、約30eVです。

シンチレータに密着して取り付けられた光電子増倍管により、光は光電面で電子に変換され、ダイノードで増倍された後、電流パルスとして出力が得られます。シンチレーション検出器の分解時間は、$10^{-6} \sim 10^{-8}$ 秒程度で、高速の計測を行うことができます。

光電子増倍管の増倍率は、印加電圧に依存するので、光電子増倍管に印加する高圧電源は安定化する必要があります。

▼シンチレーション検出器の構造

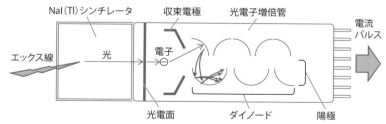

NaI（Tl）シンチレータ　　収束電極　　光電子増倍管　　電流パルス
エックス線　　光　　電子　　光電面　　ダイノード　　陽極

2 シンチレーション式サーベイメータの特徴 重要度 ★★★

（1）シンチレーション式サーベイメータ

シンチレーション検出器を利用した機器に、シンチレーション式サーベイメ

ータがあります。

▼シンチレーション式サーベイメータ

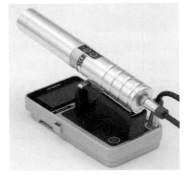

γ線用シンチレーションサー
ベイメータ LUCREST TCS-1172
日本レイテック株式会社

（2）エネルギー分析・分解能

　光電子増倍管から得られる出力パルス波高は、入射エックス線の発生光子数（エネルギー）に比例します。そのためシンチレーション検出器は、エネルギー分析が可能です。ただし、NaI（Tl）シンチレーション式サーベイメータは、入射エックス線のエネルギー分析における分解能が半導体式サーベイメータに比べて劣っています。

（3）感度

　シンチレーション式サーベイメータは、感度が良く、自然放射線レベルの低線量率の放射線も検出することができるので、エックス線装置を取り扱う施設からの微弱な漏えい線の有無や、エックス線装置の遮へいの欠陥を調べるのに適しています。

（4）方向依存性・エネルギー依存性

　シンチレーション式サーベイメータは、方向依存性とエネルギー依存性が大きく、散乱線の測定には用いられません。また、50keV以下の低エネルギーのエックス線の測定には適していません。

　なお、フィルタなどで物理的にエネルギー補償を行う機種もあり、これをエネルギー補償型といい、エネルギー依存性や感度の差が小さくなります。

練習問題（○×問題）

① シンチレータにエックス線が入射すると、紫外領域の減衰時間の長い光が放射される。

解答

① × シンチレータにエックス線などの放射線が入射すると、結晶中で励起が起こり可視領域の減衰時間の短い光が放射されます。

3-8 半導体検出器

半導体検出器を使った放射線測定器は、個人の被ばく線量の簡易モニタリングとしてよく使われています。その特徴と関連する用語は、試験でよく問われますので何度も学習しましょう。

1 半導体検出器の構造 　　　　　重要度 ★★★

半導体とは、条件がそろったときのみ電流が流れる物質です。

半導体検出器には、シリコン（Si）やゲルマニウム（Ge）といった高純度の結晶を利用します。

シリコンの結晶に、ホウ素が入れられたP型半導体とリンが入れられたN型半導体とをくっつけて、それぞれを電極につないで電圧を加えると、その接合部に自由に電流が流れない空乏層が形成されます。

そして、空乏層にエックス線が入射すると、空乏層内で電離が起こり、電子と正孔が作られますが、その対のことを電子・正孔対といいます。

これら電子と正孔が、電極に引き寄せられパルス信号が得られます。

正孔とは、電子が飛び出した後の穴のことをいいます。

▼半導体検出器の構造

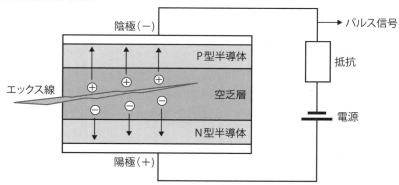

2 半導体式サーベイメータの特徴 　　　重要度 ★★★

（1）半導体式サーベイメータ

半導体検出器を利用した機器に、半導体式サーベイメータがあります。また、

シリコン半導体は、取扱いが容易で小型化できるため、ポケットに入るサイズの半導体式ポケットサーベイメータもあります。

▼ 半導体式サーベイメータ

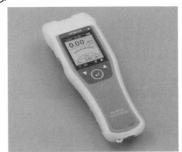

コンパクトサーベイメータ PDR-303   日本レイテック株式会社
※掲載の製品は現在販売していません。

(2) エネルギー分析・分解能

半導体検出器は入射エックス線エネルギーとパルス信号が比例するので、エネルギー分析が可能です。シンチレーション検出器など他の検出器に比べて、特にゲルマニウム半導体検出器はエネルギー分解能が優れています。

(3) エネルギー依存性

半導体式サーベイメータは、およそ30keV以下の低エネルギーのエックス線の測定では、極めて感度が悪いので不向きです。

(4) ε値（イプシロンち）

放射線が半導体中で1個の電子・正孔対を作るのに必要な平均エネルギーを ε値（イプシロンち）といい、シリコン結晶の場合は約3.6eV、ゲルマニウム結晶では約2.8eVです。

ε値もW値と同様に、放射線の種類やエネルギーにあまり依存せず、物質の種類に応じてほぼ一定の値をとります。

練習問題（○×問題）

① 半導体式サーベイメータは、エネルギー依存性が小さく、10keV以下の低エネルギーのエックス線の測定に適している。

解答

① × 半導体式サーベイメータは、およそ30keV以下の低エネルギーのエックス線の測定では、極めて感度が悪いので不向きです。

サーベイメータの時定数

時定数は、「じていすう」と読みます。実際の現場では、時定数を適切な値に切り替えて測定しなければなりません。試験では、時定数を小さく、または大きくした場合に、どのようになるか問われます。

① 電離箱の検出回路　　　　重要度　★

　下記の図のように、電離箱にエックス線が入射すると電離が起こり、回路に電流が流れます。このとき電流の流れる量を調整する抵抗に電流が流れ、その前後の電圧の差を測定器で読み取ります。しかし、エックス線の入射によって生じる電流は、常に変化していますので、そのままでは測定器の指針が大きくゆらぎ、読み取りが困難になります。そこで、回路に抵抗と電気を貯蔵するコンデンサを配置することで、このゆらぎを小さくします。

　このように抵抗とコンデンサでできた回路を、積分回路といいます。

▼電離箱の検出回路

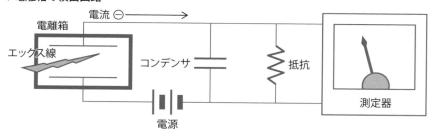

② 時定数　　　　重要度　★★

(1) 時定数とは

　抵抗とコンデンサを掛けたものは、時定数といい時間の単位を持ちます。

　時定数は、測定器の指示の即応性（反応の速さ）に関係した定数で、放射線が入射した後、測定器の指示値が最終の値の63%を示すまでの時間をいいます。

　つまり、時定数を変更することで、測定器の指針の動く速さを変えることができます。通常、サーベイメータの操作パネルに、3秒、10秒、30秒など時定数を切り替えるツマミがあります。

▼サーベイメータの時定数と応答

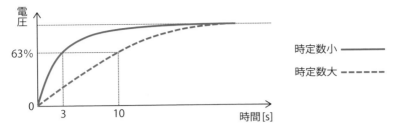

(2) 時定数の切り替え

　計数管を用いたGM計数管式サーベイメータなどパルス信号を計数する機器にも、積分回路が用いられています。これも時定数を変更することで、計数率計（線量率計）の応答速度を変えることができます。一般に、出力パルスの計数を計測する放射線測定器を用いて高線量率の放射線を測定するときは、時定数を短く（小さく）設定し、低線量率の放射線を測定するときは、時定数を長く（大きく）設定し測定します。

・時定数を小さくした場合

　時定数を小さくすると、指針の揺れは大きくなり、指示値の相対標準偏差は大きくなり、応答速度は速くなります。

・時定数を大きくした場合

　時定数を大きくすると、指針の揺れは小さくなり、指示値の相対標準偏差は小さくなり、応答速度は遅くなります。

　なお、指示値の相対標準偏差とは、測定値のばらつきのことです。指示値（平均値）が大きいほど、相対標準偏差は小さくなり、測定精度は良くなります。

▼時定数まとめ

時定数	小	大
指針の揺れ	大	小
相対標準偏差 （ばらつき）	大	小
応答速度	速	遅

練習問題（○×問題）

① 計数管の積分回路の時定数の値を大きくすると、指針の揺れが大きくなり、指示値の相対標準偏差は小さくなるが、応答速度は速くなる。

解答
① ✕　計数管の積分回路の時定数の値を大きくすると、指針の揺れが小さくなり、指示値の相対標準偏差は小さくなるが、応答速度は遅くなります。

. . . .

この節では、サーベイメータの特徴と適応性について整理します。各種サーベイメータの比較問題は頻出です。相互の関係をきちんと理解して覚える必要がありますので、繰り返し学習しましょう。

1 サーベイメータのまとめ　　　　　重要度 ★★★

(1) サーベイメータの特徴

　　電離箱式サーベイメータの特徴が際立っているので、それを中心に他のサーベイメータの特徴を押さえるとよいでしょう。なお、比例計数管式サーベイメータの特徴等の問題は、あまり出題されないため表では省略しています。

▼サーベイメータの特徴

	電離箱式 サーベイメータ	GM計数管式 サーベイメータ	シンチレーション 式サーベイメータ	半導体式 サーベイメータ
線量率の 測定範囲	1 μ Sv/h 〜 300mSv/h （広い）	0.1 μ Sv/h 〜 300 μ Sv/h	0.03 μ Sv/h 〜 30 μ Sv/h	0.3 μ Sv/h 〜 100mSv/h
測定エネルギーの範囲	10keV 〜 2MeV	50keV 〜 1MeV	50keV 〜 1.5MeV	30keV 〜 1.5MeV
方向依存性	小	大	大	大
エネルギー 依存性	小	大	大	大
温・湿度の 影響	大	小	小	小
機械的安定性	×	○	△	○
取扱い	やや面倒	容易	容易	最も容易

※ データはカタログから収載し、編集しました。

　　また、方向依存性やエネルギー依存性は、方向特性やエネルギー特性ということもあります。たとえば、方向特性が良い場合とは、方向依存性が小さいことを意味します。

(2) サーベイメータの適応性

　　エネルギー分析ができる検出器として下記のほか、比例計数管があります。

▼サーベイメータの適応性

	電離箱式 サーベイメータ	GM計数管式 サーベイメータ	シンチレーション式 サーベイメータ	半導体式 サーベイメータ
高線量率の測定 （利用線錐の測定）	○	×	×	×
低線量率の測定 （微弱な漏えい線、 遮へい欠陥調査）	×	△	○	△
バックグラウンド値	小	中	大	中
散乱線の測定	○	×	×	×
低エネルギーの測定	○	×	×	×
エネルギー分析	×	×	○	○

3

エックス線の測定に関する知識

練習問題（○×問題）

① 電離箱式サーベイメータは、取扱いが容易で、測定可能な線量の範囲が広いが、方向依存性が大きく、また、バックグラウンド値が大きい。

② GM計数管式サーベイメータは、湿度の影響を受けやすく、機械的に不安定なので、取扱いに注意する必要がある。

③ 半導体式サーベイメータは、エネルギー依存性が小さく、30keV以下の低エネルギーのエックス線の測定には最も適している。

解答

① × 電離箱式サーベイメータは、取扱いがやや面倒です。測定可能な線量の範囲は広く、方向依存性が小さいのが特徴です。また、バックグラウンド値は小さいです。

② × GM計数管式サーベイメータは、湿度の影響を受けにくく、機械的に安定しているため取扱いやすいのが特徴です。

③ × 半導体式サーベイメータは、エネルギー依存性が大きく、30keV以下の低エネルギーのエックス線の測定には適していません。

■ポイント

サーベイメータの特徴では、数値のポイントを押さえましょう。

・GM計数管式サーベイメータは、高線量率の測定では窒息現象が起こるので、線量率の測定範囲の上限が小さい（300 μ Sv/h）。

・半導体式サーベイメータは、低エネルギーのエックス線測定では極めて感度が悪いので、測定エネルギーの範囲の下限が大きい（30keV）。

演習問題 3-2

■問1 　　　　　　　　　　　　　【令和5年4月公表試験問題】　☑ ☑ ☑

　エックス線の測定に用いるNaI (Tl) シンチレーション検出器に関する次の記述のうち、誤っているものはどれか。

(1) シンチレータに混入される微量のタリウムは、発光波長の調整や発光量増加の役割を果たす活性剤である。

(2) シンチレータにエックス線が入射すると、紫外領域の減衰時間の長い光が放射される。

(3) シンチレータから放射された光は、光電子増倍管の光電面で光電子に変換され、増倍された後、電流パルスとして出力される。

(4) 1つの光子の発生に必要な平均エネルギーは、約30eVである。

(5) 光電子増倍管の増倍率は印加電圧に依存するので、光電子増倍管の高圧電源は安定化する必要がある。

■問2 　　　　　　　　　　　　　【令和5年4月公表試験問題】　☑ ☑ ☑

　計数管を用いたサーベイメータによる測定に関する次の文中の　　　　内に入れるAからCの語句の組合せとして、正しいものは (1) ～ (5) のうちどれか。

　「計数管の積分回路の時定数の値を大きくすると、指針のゆらぎが　 A 　なり、指示値の相対標準偏差は　 B 　なるが、応答は　 C 　なる。」

	A	B	C
(1)	小さく	小さく	遅く
(2)	小さく	小さく	速く
(3)	小さく	大きく	速く
(4)	大きく	小さく	遅く
(5)	大きく	大きく	速く

■問3 【令和4年10月公表試験問題】 ☑ ☑ ☑

次のエックス線とその測定に用いるサーベイメータの組合せのうち、適切でないものはどれか。

(1) 50mSv/h程度の線量率で、散乱線を多く含むエックス線
・・・・・・ GM計数管式サーベイメータ

(2) 0.1μSv/h程度の線量率のエックス線
・・・・・・ シンチレーション式サーベイメータ

(3) 200mSv/h程度の線量率のエックス線・・・・・ 電離箱式サーベイメータ

(4) 湿度の高い場所における100μSv/h程度の線量率のエックス線
・・・・・・ GM計数管式サーベイメータ

(5) 100keV程度のエネルギーで、10μSv/h程度の線量率のエックス線
・・・・・・ 半導体式サーベイメータ

解 答 ・ 解 説

■問1 【解答(2)】

(1)は正しい。

(2)は誤り。シンチレータにエックス線が入射すると、可視領域(青紫色)の減衰時間の短い光が放射されます。

(3)(4)(5)は正しい。 「3-7 シンチレーション検出器」参照

■問2 【解答(1)】

「計数管の積分回路の時定数の値を大きくすると、指針のゆらぎが 小さく なり、指示値の相対標準偏差は 小さく なるが、応答は 遅く なる。」

「3-9 サーベイメータの時定数」参照

■問3 【解答(1)】

(1)は適切でない。散乱線を多く含むエックス線は、電離箱式サーベイメータでの測定が適しています。

(2)(3)(4)(5)は適切。

「3-10 サーベイメータのまとめ」参照

3-11 熱ルミネセンス線量計

熱ルミネセンス線量計は、空間の線量を測定するサーベイメータと違い、主に作業者の被ばく線量を測定する個人被ばく線量計として用いられます。近年、よく出題されている内容ですので、何度も学習しましょう。

1 熱ルミネセンス線量計 重要度 ★★★

熱ルミネセンス線量計（TLD：Thermo Luminescence Dosimeter）は、放射線を受けた後の素子を加熱することで発光させ、その光の量から放射線量を読み取る線量計です。読み取りには、専用の装置が必要です。

なお、ルミネセンスとは、放射線のエネルギーを蓄積した後、エネルギーを解放するときに光を出す現象のことで、この光のことを蛍光といいます。

2 素子 重要度 ★★★

放射線のエネルギーを蓄積する物質は、素子と呼ばれます。

熱ルミネセンス線量計の素子には、フッ化リチウム、フッ化カルシウム、硫酸カルシウム、ケイ酸マグネシウムなどがあります。

ただし、結晶性の良否などにより、熱ルミネセンス線量計の素子の感度には若干ばらつきがあるため、読み取り装置の校正を行う必要があります。

▼熱ルミネセンス線量計

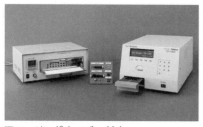

アニーリングオーブン（左）、
測定素子MSOおよびホルダー（中央）、リーダ（右）

熱蛍光線量計TLDシステム　TD-1000　トーレック株式会社

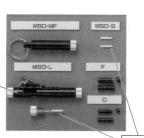

個人装着用
ホルダー

素子

③ グロー曲線・再読み取り　　　重要度 ★★★

　測定は素子を加熱読み取り装置に入れて行います。加熱温度と熱蛍光強度との関係を示す曲線をグロー曲線といい、これにより放射線量を求めます。

　しかし、線量を読み取るために素子を加熱するので、線量の読み取りに失敗すると素子から情報が消失してしまうため、再度読み取ることができません。

▼グロー曲線の例

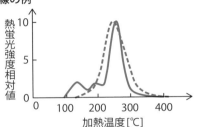

フッ化リチウム ——
硫酸カルシウム -----

④ 再使用　　　重要度 ★★★

　素子を400 ～ 500℃の高温にさらすとアニーリング（再生処理）できるので、素子の再使用が可能です。

⑤ 熱ルミネセンス線量計の特徴　　　重要度 ★★★

（1）測定範囲

　熱ルミネセンス線量計は、最小検出線量が小さく、最大検出線量が大きいので測定範囲が広いという特性があります。

（2）フェーディング

　積分型の測定器において、放射線が入射して作用した時点からの時間経過とともに線量の読み取り値が減少していく現象をフェーディングといいます。

　熱ルミネセンス線量計も、若干フェーディングが起こります。

練習問題（○×問題）

① 一度使用した素子は、アニーリングにより繰り返し使用することができない。

解答 ・・

① × 熱ルミネセンス線量計の素子は、アニーリングにより再使用できます。

3-12 蛍光ガラス線量計

蛍光ガラス線量計は、作業性や性能が優れており、低コストで運用できるため、熱ルミネセンス線量計やフィルムバッジよりも広く利用されるようになってきた個人被ばく線量計です。試験でも重要な内容です。

1 蛍光ガラス線量計　　　　　重要度 ★★★

　蛍光ガラス線量計（RPLD：Radio-Photoluminescence Glass Dosimeter）は、放射線照射により生成された蛍光中心に紫外線を当てて、発生するオレンジ色の蛍光の強さから線量を読み取る線量計です。読み取りには、専用の装置が必要です。

　蛍光中心とは、素子内の不純物（銀イオン）に電子や正孔が捕らえられている状態をいい、刺激がないと動けない準安定状態になります。

　この蛍光中心が、紫外線によって発光する現象を、ラジオフォトルミネセンス現象と呼びます。

▼ラジオフォトルミネセンス現象

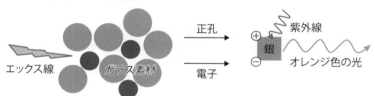

2 素子　　　　　重要度 ★★★

　素子には銀活性リン酸塩ガラスが用いられており、素子間の感度のばらつきが少なく、温・湿度の影響を受けにくいという特徴があります。

▼蛍光ガラス線量計

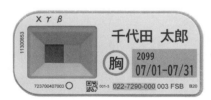

ガラスバッジ　　株式会社千代田テクノル

3 再読み取り　　　重要度 ★★★

　放射線照射により生成された蛍光中心に紫外線を当てても、蛍光中心は消滅しないため、繰り返して線量の読み取りが行えます。

4 再使用　　　重要度 ★★★

　素子は、高温下でアニーリング（約400℃で加熱処理）を行うことにより、再度使用することができます。

5 蛍光ガラス線量計の特徴　　　重要度 ★★

（1）フェーディング

　蛍光ガラス線量計は、フェーディングが極めて小さく、年間1%以下です。

（2）局部被ばく測定

　蛍光ガラス線量計は、小型であるため、手指などの局部被ばく測定用としての使用にも適しています。

▼**蛍光ガラス線量計（指輪型）**

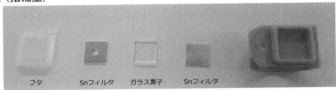

フタ　　　Snフィルタ　　ガラス素子　　Snフィルタ

ガラスリング　　　株式会社千代田テクノル

練習問題（○×問題）

① 蛍光ガラス線量計の線量読み取りのための発光は、紫外線照射により行われる。
② 蛍光ガラス線量計の素子は、炭素添加酸化アルミニウムなどが用いられる。
③ 蛍光ガラス線量計では、線量の読み取りは1回しか行うことができない。
④ 蛍光ガラス線量計の素子は、1回しか使用することができない。

解答
① ○ 紫外線を当てて、発生する蛍光強度から線量を読み取ります。
② × 蛍光ガラス線量計の素子は、銀活性リン酸塩ガラスです。
③ × 繰り返し線量の読み取りが行えます。
④ × 高温下でアニーリングを行うことで、再度使用することができます。

3-13 光刺激ルミネセンス線量計

光刺激ルミネセンス線量計は、優れた性能を持っているため、現在はフィルムバッジに代わって広く利用されています。最後にまとめた個人被ばく線量計の特徴の比較は、頻出ですのでしっかりと学習しましょう。

1 光刺激ルミネセンス線量計 　　　　　重要度 ★★★

光刺激ルミネセンス線量計 (OSLD：Optically Stimulated Luminescence Dosimeter) は、放射線を受けた後の素子に、緑色のLED光や緑色のレーザー光を当て発生する蛍光を測定することにより線量を読み取ります。読み取りには、専用の装置が必要です。

このように放射線を受けた後の素子に、光を当てて発光する仕組みを、輝尽性蛍光 (輝尽性発光) と呼びます。

2 素子 　　　　　重要度 ★★★

光刺激ルミネセンス線量計の素子には、炭素添加酸化アルミニウムが用いられます。

3 再読み取り 　　　　　重要度 ★★★

線量を読み取るとき、放射線によって素子に蓄えられた一部のエネルギーだけ解放されるため、繰り返して線量の読み取りが行えます。

4 再使用 　　　　　重要度 ★★★

素子は、光学的アニーリング (強い光の長時間照射) により、再度使用することができます。

5 光刺激ルミネセンス線量計の特徴 　　　　　重要度 ★

光刺激ルミネセンス線量計は、フェーディングが小さく、化学的にも安定しており、温・湿度の影響はほとんど受けません。

▼光刺激ルミネセンス線量計

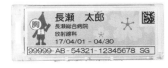

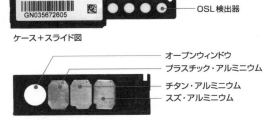

OSL検出器

ケース＋スライド図

オープンウィンドウ
プラスチック・アルミニウム
チタン・アルミニウム
スズ・アルミニウム

OSL線量計フィルタ図

ルミネスバッジと構造　　長瀬ランダウア株式会社

6　特徴の比較　　　　　　　　　　　　　重要度　★★★

　熱ルミネセンス線量計 (TLD)、蛍光ガラス線量計 (RPLD)、光刺激ルミネセンス線量計 (OSLD) の三つは、特徴を比較する問題がよく出題されます。

▼個人被ばく線量計の特徴の比較

	熱ルミネセンス線量計	蛍光ガラス線量計	光刺激ルミネセンス線量計
測定可能な線量範囲	0.1mSv ～ 10Sv（下限小・範囲大）	0.1mSv ～ 10Sv	0.1mSv ～ 10Sv
読み取り方法	加熱	紫外線照射	緑色LED光照射
素子	フッ化リチウム・硫酸カルシウム	銀活性リン酸塩ガラス	炭素添加酸化アルミニウム
再読み取り	×	○	○
再使用	○	○	○
フェーディング	中	小	小
温・湿度の影響	中	小	小
エネルギー依存性	中	中	中
機械的堅牢さ	中	中	中

※データはカタログから収載し、編集しました。

練習問題（○×問題）

① 光刺激ルミネセンス線量計の素子は、1回しか使用できない。

解答 ....

① ×　光学的アニーリングにより再使用可能です。

エックス線の測定に関する知識

3

3-14 フィルムバッジ

軽量で安価なフィルムバッジは、個人被ばく線量計として広く利用されてきましたが、現在は性能の良い他の線量計が多く利用されています。フィルムバッジの出題頻度は低くなりましたが、ポイントを学習します。

1 フィルムバッジ 重要度 ★

（1）フィルムバッジについて

　フィルムバッジ（FB：Film Badge）は、写真乳剤を塗布したフィルムを現像したときの黒化度（写真濃度）により被ばく線量を評価する測定器です。読み取りには、現像設備や濃度計が必要なので、作業中に線量を読み取ることはできません。

　また、バックグラウンド（温・湿度等）のカブリによる影響を防止するため、フィルムバッジの黒化度からコントロールフィルムの黒化度を差し引いて正味の黒化度を得ます。

▼フィルムバッジ

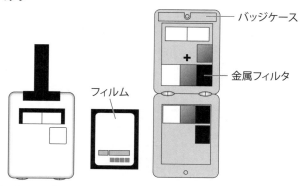

株式会社千代田テクノル旧製品カタログを参考に作図。

（2）写真乳剤

　写真乳剤とは、ゼラチン中に臭化銀の粒子をむらなく分散させたものです。これをプラスチックシートに塗布したものが、測定用のフィルムになります。

　フィルムに放射線が当たると写真乳剤が化学変化を起こし、潜像ができます。この現象を写真作用といいます。

(3) 再読み取り・再使用

現像後のフィルムは長期間保存でき、何度でも読み取りが行えます。ただし、一度使用したフィルムは、再使用できません。

2 フィルムバッジの特徴　　　重要度　★

(1) 測定範囲

フィルムバッジの測定可能な線量の範囲は$100\,\mu$Sv 〜 1Svで、他の個人被ばく線量計に比べて、測定可能な下限線量が大きい特徴があります。

(2) フェーディング

フィルムバッジは装着期間があまり長くなると、潜像退行（フェーディング）のため正しい測定結果が得られないおそれがあります。特に湿度の影響を受けやすく、高湿度ではフェーディングが大きくなります。一般的に、現像は1か月ごとに行います。

(3) エネルギー依存性

フィルムバッジはエネルギー依存性が大きく、フィルムは40 〜 50keVのエネルギー範囲のエックス線に対する感度が最も高いため、フィルタを用いてエネルギー補正を行います。バッジケースには、エネルギー補正を行うため、アルミニウム、銅、錫などの厚みが異なる数種類の金属フィルタが用いられます。

それぞれのフィルタの部分の写真濃度比は、入射エックス線のエネルギーによって異なります。すなわち、それぞれのフィルタを通したフィルム濃度の変化から、放射線の実効エネルギーを推定することができます。

(4) 機械的堅牢性・方向依存性

フィルムバッジは機械的に堅牢（機械的強度は大きい）ですが、方向依存性が大きいという特徴があります。

練習問題（○×問題）

① フィルムバッジでは、バックグラウンドの影響を除去するために、フィルタが用いられている。

解答

① × バックグラウンドの影響を防止するために、コントロールフィルムが用いられています。

3-15 その他の個人被ばく線量計

この節では、いくつかの特徴的な個人被ばく線量計について学習します。内容はたくさんありますが、まずは浅く広く用語やポイントを押さえましょう。最後に個人被ばく線量計の特徴の比較をまとめました。

1 電離箱式ポケット線量計 　　　　　　　　　　　　重要度 ★★

(1) PD型 (Pocket Dosimeter)

　電離箱式PD型ポケット線量計は、充電により先端がY字状に開いた石英繊維が、放射線の入射により閉じてくることを利用した測定器です。

　線量計に目盛板が内蔵されており、筒先から覗き込むことで線量の読み取りを随時行うことができるため、直読式ポケット線量計ともいいます。

　エネルギー依存性は小さいのですが、測定範囲は10μSv〜2mSvで、機械的な衝撃に弱いため取扱いには注意が必要です。また、湿度の影響を受けやすく、自然放電によるフェーディングが大きいのも特徴です。

▼電離箱式PD型ポケット線量計

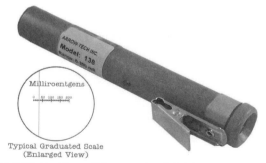

直読式ポケット線量計MWシリーズ　　メジャーワークス株式会社

(2) PC型 (Pocket Chamber)

　電離箱式PC型ポケット線量計は、基本的な性能はPD型と同じで充電をしてから使用しますが、機械的堅牢さではPD型よりも優れています。

　PC型では、チャージャ・リーダを用いて線量を読み取ります。

　なお、後述する半導体式ポケット線量計の普及により、PD型、PC型ともに利用の機会が減っています。

2　電荷蓄積式（DIS：Direct Ion Storage）線量計 重要度　★

　電荷蓄積式（DIS）線量計は、放射線の入射に伴い、電荷を蓄積する不揮発性メモリ素子（MOSFETトランジスタ）を電離箱の構成要素の一部とした線量計で、線量の読み取りは専用のリーダを用いて行います。

　使用できるエックス線のエネルギー範囲が広く、1cm線量当量と70μm線量当量を測定できます。

　測定範囲は1μSv〜40Sv（1cm線量当量）で、リーダで瞬時に線量の読み取りと線量のリセットが行えます。

　また、携帯電話などの電磁波の影響を受けず、防水性があります。

▼電荷蓄積式（DIS）線量計

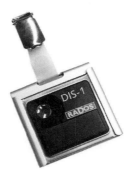

DIS-1 受動型個人用線量計 Mirion Technologies(RADOS)社製　　テクノヒル株式会社

3　半導体式ポケット線量計 重要度　★★★

（1）半導体式ポケット線量計

　半導体式ポケット線量計は、固体内での放射線の電離作用を利用した線量計で、検出器にはPN接合型シリコン半導体が用いられています。

　測定原理として、P型半導体とN型半導体の接合部にできた空乏層に放射線が入射することで生じる電子・正孔対による電流を測定します（「3-8 半導体検出器」の節を参照）。

　また、デジタル表示の線量計で、1cm線量当量に対応した被ばく線量を作業中に読み取ることができます。

　フェーディングが小さく、測定範囲は1μSv〜1Svで最小検出線量も小さいという特徴があります。

　ただし、携帯電話などの電磁波により、誤作動を起こすおそれがあるので注意が必要です。

▼**半導体式ポケット線量計（アラーム機能付き）**

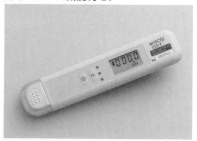

マイドーズミニAアラーム付シリーズ(X線施設用) PDM-227C-SZ　　日本レイテック株式会社

（2）アラームメータ

　設定した線量を超えると音と光で警報を発する線量計を、アラームメータ（線量警報計）といい、半導体式ポケット線量計と組み合わせたものなどがあります。

　アラームメータは、線量率の変化が大きいと予想される場所で作業を行う場合の使用に適しています。

④　化学線量計　　　　　　　　　　　　　　　　重要度　★

　化学線量計は、放射線によって物質が酸化や還元などの化学変化を起こすことに着目した線量計です。

　物質が吸収した放射線エネルギーと、その反応による化学変化量から放射線量を測定できます。

　また、化学線量計に用いられている物質が、100eVの放射線エネルギーを吸収したときに変化する分子数をG値といいます。

　代表的な化学線量計として、鉄イオンの酸化反応を利用したフリッケ線量計（鉄線量計）や、セリウムイオンの還元反応を利用したセリウム線量計があります。

　これらは水溶液であり、ガラス製のセル（容器）などに入れて用いられますが、個人被ばく線量計としてではなく、主に各種実験に利用されています。

5　特徴の比較　　　　重要度　★★★

　ここでは、フィルムバッジ（FB）、電離箱式PD型ポケット線量計、電離箱式
PC型ポケット線量計、電荷蓄積式（DIS）線量計、半導体式ポケット線量計の五
つの個人被ばく線量計について特徴を比較します。

▼個人被ばく線量計の特徴の比較

	フィルムバッジ	PD型ポケット線量計	PC型ポケット線量計	DIS線量計	半導体式ポケット線量計
測定可能な線量範囲	100μSv〜1Sv（下限大）	10μSv〜2mSv	10μSv〜2mSv	1μSv〜40Sv	1μSv〜1Sv
着用中の線量確認	×	○	×	×	○
線量読み取り装置	現像設備・濃度計	不要	チャージャ・リーダ	専用読み取り装置	不要
フェーディング	中	大	大	中	小
湿度の影響	大	大	大	中	中
エネルギー依存性	大	小	小	中	中
機械的堅牢さ	大	小	中	中	中

※データはカタログから収載し、編集しました。

練習問題（○×問題）

① フィルムバッジと関係の深い事項として黒化度がある。
② 電離箱式PC型ポケット線量計は、線量の読み取りを随時行うことができる。
③ 半導体式ポケット線量計は、輝尽性蛍光を利用した測定器である。
④ 電荷蓄積式（DIS）線量計と関係の深い事項としてMOSFETがある。

解答

① ○　フィルムバッジは、フィルムの黒化度により被ばく線量を評価します。
② ×　PC型ではなくPD型であれば、線量の読み取りを随時行うことができます。
③ ×　半導体式ポケット線量計では、固体内での放射線の電離作用を利用します。
④ ○　ちなみにMOSFETは、モスエフイーティーと読みます。

3-16 放射線測定の用語等

この節では、「放射線の測定等に関する用語」についておさらいします。また後半は、「放射線検出器と関係の深い事項」についても見ていきます。試験によく出る内容ですので、しっかりと学習しましょう。

1 放射線測定の用語 　　　　　　　　　　　　　　　　　重要度 ★★★

(1) W値

気体に放射線を照射したとき、1個のイオン対を作るのに必要な平均エネルギーをW値といい、放射線の種類やエネルギーにあまり依存せず、気体の種類に応じてほぼ一定の値をとります（「3-3 放射線検出器・電離箱」の節を参照）。

(2) 方向依存性

方向依存性とは、放射線の入射方向により検出器の感度が異なることをいいます（「3-3 放射線検出器・電離箱」の節を参照）。

(3) エネルギー依存性

エネルギー依存性とは、入射放射線のエネルギーによって検出器の感度が異なることをいいます（「3-3 放射線検出器・電離箱」の節を参照）。

(4) バックグラウンド

放射線計測において、測定しようとする放射線以外の、自然または人工線源からの放射線を、バックグラウンド放射線といいます。また、バックグラウンド放射線により引き起こされる計測値をバックグラウンド（値）といいます（「3-3 放射線検出器・電離箱」の節を参照）。

(5) 気体増幅

入射放射線によって気体中に作られたイオン対のうち、電子が電界によって強く加速され、さらに多くのイオン対を発生させることを気体増幅（ガス増幅）といい、比例計数管やGM計数管による測定に利用されます（「3-4 比例計数管」の節を参照）。

(6) エネルギー分解能

エネルギー分解能とは、検出器に入射した放射線のエネルギーを識別する能力をいいます（「3-4 比例計数管」の節を参照）。

(7) プラトー

GM計数管の動作特性曲線において、印加電圧を上げても計数率がほとんど変わらない範囲(平坦部)をプラトーといいます。

プラトーが長く、傾斜が小さいほど、GM計数管としての性能は良く、プラトーの中央部より少し低い印加電圧で使用します。

GM計数管は、入射エックス線による一次電離量とは無関係に一定の大きさの出力パルスが得られます(「3-5 GM計数管」の節を参照)。

(8) 不感時間

不感時間とは、計数管などが放射線の入射により一度作動した後、一時的に検出能力を失い、出力パルスが生じない時間をいいます(「3-5 GM計数管」の節を参照)。

(9) 数え落し

GM計数管で放射線を計数するとき、分解時間内に入射した放射線は計数されないため、その分、計測値が減少することを数え落しといいます(「3-5 GM計数管」の節を参照)。

(10) 回復時間

GM計数管が放射線の入射により一度作動し、一時的に検出能力が失われた後、出力波高値が正常の波高値にほぼ等しくなるまでに要する時間を回復時間といいます(「3-5 GM計数管」の節を参照)。

(11) ε 値

半導体検出器において、荷電粒子(放射線)が半導体中で1個の電子・正孔対を作るのに必要な平均エネルギーを ε 値(イプシロンち)といい、シリコンの場合は約3.6eV、ゲルマニウムの場合は約2.8eVです(「3-8 半導体検出器」の節を参照)。

(12) 時定数

計数率計の時定数は、測定器の指示の即応性に関係した定数で、放射線が入射した後、測定器の指示値が最終の値の63%を示すまでの時間をいいます(「3-9 サーベイメータの時定数」の節を参照)。

• 時定数を小さくした場合

時定数の値を小さくすると、指針のゆらぎは大きくなり(指示のばらつきが大きくなり読み取りにくくなり)、指示値の相対標準偏差は大きくなり、応答速度は速くなります。

・時定数を大きくした場合

　時定数の値を大きくすると、指針のゆらぎは小さくなり（指示のばらつきが小さくなり読み取りやすくなり）、指示値の相対標準偏差は小さくなり、応答速度は遅くなります。

（13）グロー曲線

　熱ルミネセンス線量計で放射線を測定するとき、加熱温度を横軸に、熱蛍光量を縦軸にとり、両者の対応関係を示した曲線をグロー曲線といい、これを用いて線量を読み取ります（「3-11 熱ルミネセンス線量計」の節を参照）。

（14）フェーディング

　積分型の測定器において、放射線が入射して作用した時点からの時間経過とともに、線量の読み取り値が減少していくことをフェーディングといいます（「3-11 熱ルミネセンス線量計」の節を参照）。

（15）G値

　化学線量計に用いられている物質が、100eVの放射線エネルギーを吸収したときに変化する分子数をG値といいます（「3-15 その他の個人被ばく線量計」の節を参照）。

（16）放射線計数の統計

　放射線測定器によって一定時間放射線を測定したときの計数値のばらつき（分布）は、ポアソン分布となり、計数値Nの標準偏差σは$\sqrt{N}$になります。

　また、ばらつきの程度を表す相対標準偏差は、標準偏差σを元の平均値で割り、百分率して表しますが、計数値の平均値が大きいほど、相対標準偏差は小さくなります（「3-17 統計誤差の計算」の節を参照）。

（17）トレーサビリティ

　測定器または線源がより高位の標準器または基準器によって次々と校正され、国家標準につながる経路が確立されていることをトレーサビリティがあるといい、放射線測定器の校正は、トレーサビリティが明確な基準測定器または基準線源を用いて行う必要があります。

2　放射線検出器と関係の深い事項　重要度 ★★★

　放射線検出器とそれに関係の深い事項について、試験でよく出題されるもののみをまとめました。

▼放射線検出器とそれに関係の深い事項

放射線検出器	項目
電離箱	飽和領域、W値
比例計数管	気体増幅（ガス増幅）、電子なだれ
GM計数管	気体増幅（ガス増幅）、窒息現象、消滅ガス、プラトー、電子なだれ
シンチレーション検出器	光電子増倍管、蛍光作用、**電子増倍率**
半導体検出器	空乏層、電子・正孔対、ε値、固体電離箱
熱ルミネセンス線量計	グロー曲線、アニーリング[※1]
化学線量計（フリッケ線量計など）	G値
放射化検出器[※2]	放射化

※1　アニーリングは、蛍光ガラス線量計、光刺激ルミネセンス線量計とも関係の深い事項です。

※2　放射化検出器は、中性子線の測定に用いられる検出器です。

練習問題（○×問題）

① W値は、気体の種類には依存せず、放射線のエネルギーに応じてほぼ一定の値をとる。
② 入射放射線の線量率が低く、測定器の検出限界に達しないことにより計測されないことを数え落しという。
③ シンチレーション検出器とグロー曲線は、関係の深い事項である。

解答 ・・・

① ×　W値は、放射線の種類やエネルギーにあまり依存せず、気体の種類に応じてほぼ一定の値をとります。
② ×　GM計数管で放射線を計数するとき、分解時間内に入射した放射線は計数されないため、その分、計測値が減少することを数え落しといいます。
③ ×　グロー曲線は、熱ルミネセンス線量計と関係の深い事項です。

■ポイント

　放射線測定の用語はたくさんありますが、特に「W値」、「プラトー」、「数え落し」、「時定数」、「フェーディング」がよく出題されています。

問　題

■問1 【令和4年10月公表試験問題】 ✓✓✓

　熱ルミネセンス線量計（TLD）と蛍光ガラス線量計（RPLD）に関する次のAからDの記述について、正しいものの組合せは（1）～（5）のうちどれか。

A　素子には、TLDではフッ化リチウム、硫酸カルシウムなどが、RPLDでは炭素添加酸化アルミニウムなどが用いられる。

B　線量読み取りのための発光は、TLDでは加熱により、RPLDでは紫外線照射により行われる。

C　線量の読み取りは、RPLDでは繰り返し行うことができるが、TLDでは線量を読み取ることによって素子から情報が消失してしまうため、1回しか行うことができない。

D　TLDの素子は1回しか使用することができないが、RPLDの素子は、使用後加熱処理を行うことにより、再度使用することができる。

（1）A, B　　（2）A, C　　（3）B, C　　（4）B, D　　（5）C, D

■問2 【令和4年4月公表試験問題】 ✓✓✓

　蛍光ガラス線量計（RPLD）と光刺激ルミネセンス線量計（OSLD）に関する次のAからDの記述について、正しいものの組合せは（1）～（5）のうちどれか。

A　素子として、RPLDでは銀活性リン酸塩ガラスが、OSLDでは炭素添加酸化アルミニウムなどが用いられている。

B　線量読み取りのための発光は、RPLDでは紫外線照射により、OSLDでは緑色レーザー光の照射により行われる。

C　線量の読み取りは、OSLDでは繰り返し行うことができるが、RPLDでは1回しか行うことができない。

D　RPLDの素子は、使用後、高温下でのアニーリングにより再度使用することができるが、OSLDの素子は1回しか使用することができない。

（1）A, B　　（2）A, C　　（3）A, D　　（4）B, C　　（5）B, D

エックス線の測定に関する知識

■問3　【令和5年4月公表試験問題】 ☑☑☑

被ばく線量を測定するための放射線測定器に関する次の記述のうち、誤っているものはどれか。

(1) 電離箱式PD型ポケット線量計は、充電により先端がY字状に開いた石英繊維が放射線の入射により閉じてくることを利用した線量計である。

(2) 蛍光ガラス線量計は、放射線により生成された蛍光中心に緑色のレーザー光を当て、発生する蛍光を測定することにより、線量を読み取る。

(3) 光刺激ルミネセンス (OSL) 線量計は、輝尽性蛍光を利用した線量計で、素子には炭素添加酸化アルミニウムなどが用いられている。

(4) 半導体式ポケット線量計は、固体内での放射線の電離作用を利用した線量計で、検出器にはPN接合型シリコン半導体が用いられている。

(5) 電荷蓄積式 (DIS) 線量計は、電荷を蓄積する不揮発性メモリ素子 (MOSFETトランジスタ) を電離箱の構成要素の一部とした線量計で、線量の読み取りは専用のリーダを用いて行う。

■問4　【平成31年4月公表試験問題】

次のAからDの放射線測定器のうち、線量を読み取るための特別な装置を必要としないものの組合せは (1) ～ (5) のうちどれか。

A　フィルムバッジ　　　　　　B　光刺激ルミネセンス
C　PD型ポケット線量計　　　　D　半導体式ポケット線量計

(1) A, B　　(2) A, C　　(3) A, D　　(4) B, D　　(5) C, D

■問5　【令和5年4月公表試験問題】 ☑☑☑

放放射線の測定などの用語に関する次の記述のうち、誤っているものはどれか。

(1) 気体に放射線を照射したとき、1個のイオン対を作るのに必要な平均エネルギーをW値といい、放射線の種類やエネルギーにあまり依存せず、気体の種類に応じてほぼ一定の値をとる。

(2) 半導体検出器において、荷電粒子が半導体中で1個の電子・正孔対を作るのに必要な平均エネルギーを ε 値といい、シリコンの場合は約3.6eVである。

(3) GM計数管の特性曲線において、印加電圧の変動が計数率にほとんど影響を与えない領域をプラトーといい、GM計数管の定格使用電圧は、プラトー

演　習　問　題

領域の中央部より高い電圧に設定されている。

(4) 入射放射線によって気体中に作られたイオン対のうち、電子が電界で強く加速され、さらに多くのイオン対を発生させることを気体（ガス）増幅という。

(5) 放射線測定器によって一定時間放射線を測定したときの計数値のばらつき（分布）は、ポアソン分布となる。

■問6　【令和5年4月公表試験問題】 ✓ ✓ ✓

放射線検出器とそれに関係の深い用語との組合せとして、誤っているものは次のうちどれか。

(1) 電離箱　・・・・・・・・・・・・・　飽和領域
(2) 比例計数管　・・・・・・・・・・　ガス増幅
(3) GM計数管　・・・・・・・・・・　消滅ガス
(4) 半導体検出器　・・・・・・・・　空乏層
(5) シンチレーション検出器　・・・・　グロー曲線

解　答　・　解　説

■問1　【解答 (3)】

Aは誤り。素子には、TLDではフッ化リチウム、硫酸カルシウムなどが、RPLDでは銀活性リン酸塩ガラスが用いられています。

B、Cは正しい。

Dは誤り。TLDとRPLDの素子は双方とも、使用後加熱処理を行うことで、再度使用することができます。

「3-11 熱ルミネセンス線量計」、「3-12 蛍光ガラス線量計」参照

■問2　【解答 (1)】

A、Bは正しい。

Cは誤り。RPLDとOSLDは双方とも、繰り返し線量を読み取ることができます。

Dは誤り。RPLDの素子は高温下でアニーリングを、OSLDの素子は光学的アニーリングを行うことで、再度使用することができます。

「3-12 蛍光ガラス線量計」、「3-13 光刺激ルミネセンス線量計」参照

■問3　　　　　　　　　　　　　　　　　　　　　　【解答（2）】

（1）は正しい。

（2）は誤り。蛍光ガラス線量計は、放射線照射により生成された蛍光中心に紫外線を当てて、発生するオレンジ色の蛍光の強さから線量を読み取る線量計です。

（3）（4）（5）は正しい。

「3-12 蛍光ガラス線量計」、「3-13 光刺激ルミネセンス線量計」、「3-15 その他の個人被ばく線量計」参照

■問4　　　　　　　　　　　　　　　　　　　　　　【解答（5）】

PD型ポケット線量計と半導体式ポケット線量計は、線量を読み取るための特別な装置を必要としません。

「3-15 その他の個人被ばく線量計」参照

■問5　　　　　　　　　　　　　　　　　　　　　　【解答（3）】

（1）（2）は正しい。

（3）は誤り。GM計数管の定格使用電圧は、プラトーの中央部より少し低い印加電圧で使用します。

（4）（5）は正しい。

「3-16 放射線測定の用語等」参照

■問6　　　　　　　　　　　　　　　　　　　　　　【解答（5）】

（1）（2）（3）（4）は正しい。

（5）は誤り。シンチレーション検出器と関係の深い事項に、光電子増倍管、蛍光作用、電子増倍率があります。グロー曲線は、熱ルミネセンス線量計と関係の深い事項です。

「3-16 放射線測定の用語等」参照

統計誤差の計算

ある時間、放射線測定器で放射線を測定すると、時間当たりの測定値は一定にならず、ばらつきがみられます。この節では、ばらつきを表す「標準偏差」や「相対標準偏差」といった統計誤差について学習します。

1 計数値・計数率 重要度 ★★

GM計数管式サーベイメータなどの計数装置を備えたサーベイメータでは、時間当たりにどれだけ計数値（出力パルス）を得られたかで放射線を測定します。計数値は、カウント（c）という記号で表します。また、計数率（時間当たりの計数値）は、シー・ピー・エス（cps）などの記号で表します。

たとえば、10秒間に1,000cの計数値を得た場合は、100cpsとなります。

2 計数値のばらつき 重要度 ★

計数装置を備えたサーベイメータで放射線を測定すると、それぞれ1秒間の計数値にばらつきがみられます。なお、測定された計数値のばらつき（分布）は、ポアソン分布という分布で表されます。

▼計数値のばらつき

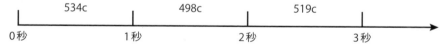

3 計数装置の統計誤差 重要度 ★★★

（1）計数値Nを得たときの計数値の標準偏差

値のばらつきを表す指標の一つに標準偏差があり、ギリシア文字の小文字であるσ（シグマ）を記号として用います。

放射線測定器を用いてt秒間放射線を測定し、計数値Nを得たとき、計数値の標準偏差σは、その平方根（√）で表されます。

$$\sigma = \sqrt{N}$$

また、計数値Nの標準偏差σの範囲は、次の式で表すことができます。

$$N \pm \sigma、または N \pm \sqrt{N}$$

　たとえば、放射線測定器を用いて100秒間放射線を測定して、40,000cの計数値を得た場合、その平方根である200cが標準偏差となり、40,000 ± 200cと表すことができます。このことは、同じ条件で測定を行えば、約68%の確率で39,800 ～ 40,200cの範囲内の値になることを意味しています。

（2）計数値Nを得たときの計数率の標準偏差

　放射線測定器を用いてt秒間放射線を測定し、計数値Nを得たとき、計数率の標準偏差σ（cps）は、計数値をtで割るので次の式で表されます。

$$N/t \pm \sqrt{N}/t$$
$$\sigma = \sqrt{N}/t$$

（3）計数率nを得たときの計数率の標準偏差

　放射線測定器を用いてt秒間放射線を測定し、計数率nを得たとき、計数率の標準偏差σ（cps）を考えます。計数率nは計数値N÷測定時間tなので、標準偏差σは次の式で表されます。

$$N/t \pm \sqrt{N}/t$$
$$N/t \pm \sqrt{N}/\sqrt{t \times t}$$
$$N/t \pm \sqrt{N/(t \times t)}$$
$$n \pm \sqrt{n/t}$$
$$\sigma = \sqrt{n/t}$$

4　計数率計（線量率計）の統計誤差　　　重要度 ★★★

（1）標準偏差

　計数率計を備えたサーベイメータで線量を測定する場合、計数率nは積分回路の時定数Tに依存し、計数率の標準偏差σは次の式で表されます。

$$\sigma = \sqrt{\frac{n}{2T}}$$

（2）相対標準偏差

　標準偏差σを元の平均値（指示値）nで割り、100を掛けて百分率で表したものが相対標準偏差です。相対標準偏差は、CV値ともいい、ばらつきの程度を示します。

$$CV値(\%) = \sqrt{\frac{n}{2T}} \div n \times 100 = \frac{1}{\sqrt{2nT}} \times 100$$

3-18 数え落しの計算

数え落しの計算はしばしば出題されています。公式を覚えてしまえば、簡単な計算問題です。計算問題のすべてにいえますが、求められる解に単位を合わせてから計算することがとても重要です。

1 分解時間・数え落し　重要度 ★★

　GM計数管式サーベイメータで放射線を測定するとき、分解時間内に放射線が入射したとしても計数できません。この現象を数え落しといいます。

　これにより実測の計数率は、真の計数率よりも数え落しの分小さくなってしまいます。数え落しは、計算により求めることができます。

　なお、分解時間については、「3-5 GM計数管」も参考にしてください。

> ● 数え落しのイメージ
>
> ① 最初の放射線がGM計数管に入射すると、放電が起こり、パルス出力として計数することができます。
>
>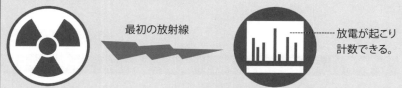
>
> 標準線源　　　　　　最初の放射線　　　放電が起こり計数できる。
>
> GM計数管式サーベイメータ
>
> ② すぐに次の放射線がGM計数管に入射すると、すでに最初の放射線で放電が起こっているため放電が起こらず、結果的に放射線が入射しているのに計数できないことになります（数え落し）。
>
>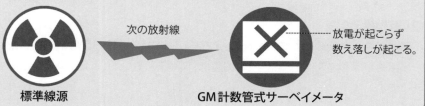
>
> 標準線源　　　　　　次の放射線　　　　放電が起こらず数え落しが起こる。
>
> GM計数管式サーベイメータ

2　数え落しの計算　　　　　　　　　　重要度　★★★

(1) 問題

> 　GM計数管式サーベイメータにより放射線を測定し、1,500cpsの計数率を得た。GM計数管の分解時間が100μsであるとき、真の計数率 (cps) に最も近い値は次のうちどれか。
>
> (1) 1,300　　(2) 1,450　　(3) 1,550　　(4) 1,650　　(5) 1,750

(2) 解説

▼問題文のイラスト

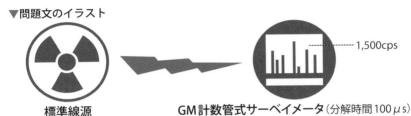

標準線源　　　　　　　GM計数管式サーベイメータ（分解時間100μs）

　最終的に求めたいのが「真の計数率 (cps)」なので、「分解時間100μs」を秒 [s] 単位に直します。

　　100[μs]÷1000[μs/ms] = 0.1[ms]

　　0.1[ms]÷1000[ms/s] = 0.0001[s]

　真の計数率Mは、次の式で求めることができます。

> $$M = \frac{m}{1 - mt}$$　　　※m…実測の計数率，t…分解時間

　問題文の値を代入して計算します。

$$M = \frac{1,500}{1 - (1,500 \times 0.0001)}$$

$$M = \frac{1,500}{1 - 0.15}$$

$$M = \frac{1,500}{0.85}$$

$$M \fallingdotseq 1,765$$

　選択肢の中で、真の計数率 (cps) に最も近い値は (5) 1,750 です。

　　　　　　　　　　　　　　　　　　　　■ 答え：(5) 1,750

3-19 エックス線のエネルギーの計算

この節の前半には、計算問題を解くために必要な用語を掲載しました。後半には、問題と解説を掲載しました。なお「半価層」「減弱係数」「実効エネルギー」などは、第4章でもくわしく見ていきます。

1 半価層・減弱係数

重要度 ★★

(1) 半価層

　エックス線の強さを半分に弱める物体の厚さのことを、半価層といいます。

　たとえば、強さ6のエックス線が、0.5cmの鉄板を通り抜けたら強さ3に弱くなったとします。このときの半価層は、0.5cmです。

　半価層の単位は、cmなど長さで表します。

▼半価層の例

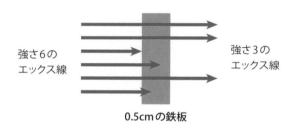

強さ6の
エックス線
　　　　　強さ3の
　　　　　エックス線

0.5cmの鉄板

(2) 線減弱係数

　エックス線が物体を通り抜けるときに強さが弱くなる割合を表す係数を、線減弱係数といいます。たとえば、物体を鉄板から原子番号の大きい鉛板にすれば、エックス線が通り抜けにくくなり、線減弱係数は大きくなります。

　線減弱係数の単位は、cm^{-1}など長さの逆数で表します。

▼線減弱係数（鉄板と鉛板の比較）

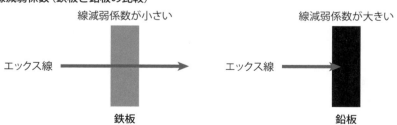

線減弱係数が小さい　　　　　　　　線減弱係数が大きい

エックス線　　　　　　　　　　エックス線

鉄板　　　　　　　　　　　　鉛板

(3) 質量減弱係数

同じ物質でも、粉末を圧縮成形したものと、溶融金属から成形したものとではその密度が異なります。密度が異なれば線減弱係数も異なります。

密度による影響をなくすために、線減弱係数を密度で割った質量減弱係数を用いることもあります。

質量線減弱係数の単位は、cm²/g などで表します。

▼質量減弱係数

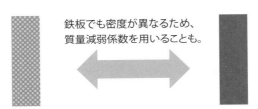

鉄板でも密度が異なるため、質量減弱係数を用いることも。

粉末を圧縮成形した鉄板　　　　溶融金属から成形した鉄板

2 エックス線のエネルギー　　　　重要度 ★

(1) 連続エックス線

今まで見てきた半価層、線減弱係数、質量減弱係数の値は、エックス線のエネルギーに依存します。つまり、エックス線のエネルギーの大小によって、これらの値が異なります。

しかし、通常のエックス線装置から出てくるエックス線は、大小さまざまなエネルギーのエックス線が混在しています。このようなエックス線を、連続エックス線といいます。連続エックス線のエネルギーは、簡単に決定することができません。エックス線のエネルギーの単位は、keV などで表します。

▼連続エックス線のエネルギーの例

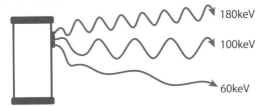

180keV
100keV
60keV

通常、エックス線装置からは、大小さまざまなエネルギーのエックス線が発生します。

エックス線装置（180kV）

（2）実効エネルギー

連続エックス線のエネルギーは、実効エネルギーで表します。

実効エネルギーは、単一エネルギーのエックス線の半価層と、連続エックス線の半価層が等しいときの単一エネルギーのエックス線のエネルギーです。

▼実効エネルギーの考え方

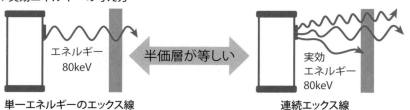

エネルギー
80keV

半価層が等しい

実効
エネルギー
80keV

単一エネルギーのエックス線　　　　　　　　連続エックス線

3　エックス線のエネルギーの計算問題　　　重要度　★★

（1）問題

あるエックス線について、サーベイメータの前面に鉄板を置き、半価層を測定したところ4.5mmであった。このエックス線のおよその実効エネルギーは（1）〜（5）のうちどれか。

ただし、エックス線のエネルギーと鉄の質量減弱係数との関係は下図のとおりとし、$\log_e 2 = 0.693$とする。

また、この鉄板の密度は7.8g/cm³であるとする。

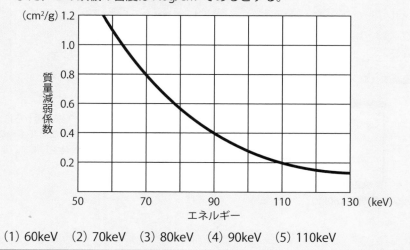

（1）60keV　（2）70keV　（3）80keV　（4）90keV　（5）110keV

（2）解説

▼問題文のイラスト

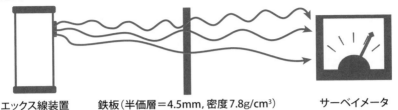

エックス線装置　　　鉄板（半価層＝4.5mm, 密度7.8g/cm³）　　　サーベイメータ

　問題文では「半価層を測定したところ4.5mm」とありますが、後で計算に使う「鉄板の密度は7.8g/cm³」の単位と合わせるため、cm単位に直します。

　　4.5[mm] ÷ 10[mm/cm] = 0.45[cm]

続いて、鉄板の線減弱係数を求めます。

線減弱係数 μ は、次の式で求めることができます。

$$
線減弱係数 \mu\,[\mathrm{cm^{-1}}] = \frac{\log_e 2}{半価層\ h[\mathrm{cm}]}
$$

　問題文にあるとおり「$\log_e 2 = 0.693$」で計算します。

　　$\mu = \dfrac{0.693}{0.45[\mathrm{cm}]}$

　　$\mu = 1.54[\mathrm{cm^{-1}}]$

続いて、鉄の質量減弱係数を求めます。

質量減弱係数 μ_m は、線減弱係数 μ を密度 ρ で割って求めます。

$$
質量減弱係数 \mu_m[\mathrm{cm^2/g}] = \frac{線減弱係数 \mu\,[\mathrm{cm^{-1}}]}{密度\ \rho\,[\mathrm{g/cm^3}]}
$$

　先ほど求めた鉄板の線減弱係数1.54[cm⁻¹]と、問題文で与えられている「鉄板の密度7.8[g/cm³]」を代入します。

　　$\mu_m = \dfrac{1.54[\mathrm{cm^{-1}}]}{7.8[\mathrm{g/cm^3}]}$

　　$\mu_m ≒ 0.2[\mathrm{cm^2/g}]$

　これで鉄の質量減弱係数は、およそ0.2cm²/gだとわかりました。

　これをグラフに当てはめると、このエックス線のおよその実効エネルギーは（5）110keVだと読み取れます。

■ 答え：（5）110keV

電離箱式サーベイメータの計算

電離箱式サーベイメータを用いた計算問題はよく出題されます。この節の前半には、つまずきやすい用語の説明などを掲載しました。後半には、問題と解説を掲載しましたのでチャレンジしましょう。

1 サーベイメータの作動条件 重要度 ★

(1) レンジ

サーベイメータのレンジを切り替えることで、測定単位、フルスケール、測定モードなどの作動条件を変更することができます。レンジは操作盤のボタンを押すことで切り替えることができます。

(2) 測定単位

計算問題でよく出てくる単位を確認します。「3-1 放射線の単位」も参考にしてください。

・時間の単位

> ・ h　 → hourの頭文字で「時間」を表す単位です。
> ・ min → minuteの略で「分」を表す単位です。
> ・ s　 → secondの頭文字で「秒」を表す単位です。
> 　1h＝60min＝3,600s

・放射線の単位

> ・ Sv → 線量当量（被ばくの管理に用いる量）の単位です。また、時間当たりの線量当量のことを線量当量率といいます（Sv/h）。
> ・ Gy → カーマの単位です。空気中でのカーマのことは、空気カーマといいます。空気カーマに係数を掛けることで、線量当量に換算できます。また、時間当たりの空気カーマのことを空気カーマ率といいます（Gy/h）。

(3) フルスケール

フルスケールとは測定可能範囲のことで、レンジを切り替えることで0～10μSvや0～100mSvなどに変更することができます。

(4) サーベイメータの測定モード

　サーベイメータの測定モードには、積算モードと線量率モードがあり、操作盤のボタンを押すことで切り替えることができます。

・積算モード

　積算モードは、線量当量の測定が可能で、蓄積された線量を表示します。mSvやμSvという単位がよく用いられます。

▼積算モードの測定

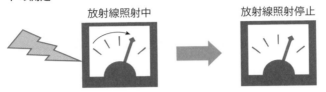

放射線照射中は、線量が蓄積され指示値が増加します。
照射を停止するとその場で指示値が止まります。

・線量率モード

　線量率モードは、線量当量率の測定が可能で、時間当たりの線量を表示します。mSv/hやμSv/hという単位がよく用いられます。

▼線量率モードの測定

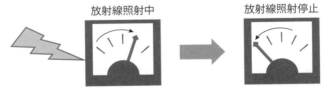

放射線照射中は、時間当たりの線量を指示値が示します。
照射を停止すると指示値はゼロに戻ります。

2　校正　　　　　　　　　　　　　　　　　　　重要度　★

　校正とは、国家標準の値と実用する測定器の値を関連付けることです。

　国家標準につながる経路が確立されていることをトレーサビリティがあるといいます。

　校正に使用する標準線源として^{60}Co（コバルト60）があります。

　^{60}Coは、人工的に作られた放射性物質で、ガンマ線が放射されるため、標準線源以外にもさまざまなシーンで利用されています。

▼校正の例

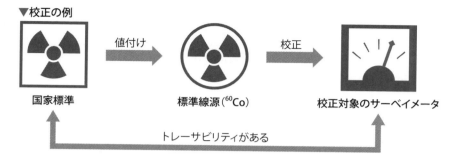

<table>
<tr><td>国家標準</td><td>標準線源()</td><td>校正対象のサーベイメータ</td></tr>
</table>

国家標準　　　　　　　　標準線源(^{60}Co)　　　　　校正対象のサーベイメータ

トレーサビリティがある

3　電離箱式サーベイメータの計算問題1　　重要度　★

(1) 問題

> 標準線源から1mの距離において、電離箱式サーベイメータの積算モードでの校正を行ったところ、指針が目盛りスケール上のある目盛りまで振れるのに30秒かかった。この目盛りの正しい値は次のうちどれか。
>
> ただし、この標準線源から1mの距離における1cm線量当量率は3.6mSv/hとする。
>
> (1) 10 μ Sv　(2) 15 μ Sv　(3) 30 μ Sv　(4) 45 μ Sv　(5) 60 μ Sv

(2) 解説

▼問題文のイラスト

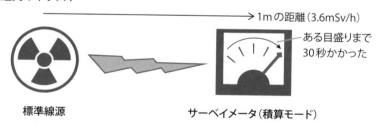

→ 1mの距離（3.6mSv/h）

ある目盛りまで
30秒かかった

標準線源　　　　　　　　　サーベイメータ（積算モード）

3.6mSv/hと30秒では、時間の単位が合っていないため計算できません。
30秒を、時間単位に直します。

$$30[s] \div 60[s/min] = 0.5[min]$$

$$0.5[min] \div 60[min/h] = \frac{0.5}{60}[h]$$

割り切れない場合は、小数点表記より分数表記の方が、後の計算が楽になり

ます。

これで単位が合いましたので、目盛りの値を計算します。

目盛りの値は、線量当量率に時間を掛けて求めます。

> 線量当量率×時間＝線量当量(目盛りの値)

$$3.6[\text{mSv/h}] \times \frac{0.5}{60}\,[\text{h}] = 0.03[\text{mSv}]$$

選択肢と単位を合わせるため、mSv 単位から μ Sv 単位に直します。

$0.03[\text{mSv}] \times 1{,}000[\mu\text{Sv/mSv}] = 30[\mu\text{Sv}]$

したがって、(3) 30 μ Sv が正解です。

■ 答え：(3) 30 μ Sv

4　電離箱式サーベイメータの計算問題2　　重要度 ★★

(1) 問題

> 　電離箱式サーベイメータを用い、積算1cm線量当量のレンジ(フルスケールは3 μ Sv)を使用して、ある場所で、実効エネルギーが180keVのエックス線を測定したところ、フルスケールまで指針が振れるのに90秒かかった。このときの1cm線量当量率に最も近い値は、次のうちどれか。
>
> 　ただし、このサーベイメータの校正定数は、エックス線のエネルギーが100keVのときには0.85、250keVのときには0.97であり、このエネルギー範囲では、直線的に変化するものとする。
>
> (1) 100 μ Sv/h　　(2) 110 μ Sv/h　　(3) 130 μ Sv/h　　(4) 140 μ Sv/h
>
> (5) 150 μ Sv/h

(2) 解説

▼問題文のイラスト

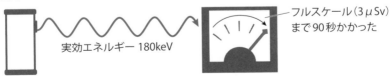

実効エネルギー 180keV

フルスケール(3 μ Sv)
まで90秒かかった

エックス線装置　　　　　　　サーベイメータ(積算モード)

最終的に求めたい「1cm線量当量率」の単位が「μ Sv/h」ですので、「90秒」を、

時間単位に直します。

　　90[s] ÷ 60[s/min] ＝ 1.5[min]

　　1.5[min] ÷ 60[min/h] ＝ 0.025[h]

　続いて、線量当量率を求めます。

　線量当量率は、線量当量を時間で割って求めます。

> 線量当量÷時間＝線量当量率

　　3[μSv] ÷ 0.025[h] ＝ 120[μSv/h]

　線量当量率が求まりましたが、エックス線のエネルギーによってサーベイメータの感度が異なりますので、校正定数を求めて補正します。

　問題文では、「このエネルギー範囲では、直線的に変化するものとする。」とありますので、次のような直線のグラフで表すことができます。

　校正定数は、「3-3 放射線検出器・電離箱」も参考にしてください。

▼エックス線エネルギーと校正定数のグラフ

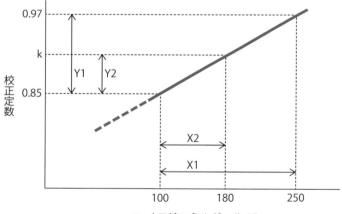

　さて、問題文の「実効エネルギーが180keVのエックス線」の校正定数は、比の計算により求めることができます。

　X1の範囲はY1の範囲に、X2の範囲はY2の範囲に対応しています。

　　X1:X2＝Y1:Y2

　比の計算では、「外側どうしを掛けた数値＝内側どうしを掛けた数値」になります。

　　X1×Y2＝X2×Y1

　問題文の「実効エネルギーが180keVのエックス線」の校正定数をkとして計算します。

$(250-100)×(k-0.85)=(180-100)×(0.97-0.85)$

$150×(k-0.85)=80×0.12$

$150k-127.5=9.6$

$150k=9.6+127.5$

$150k=137.1$

$k=0.914$

真の線量当量率は、測定した線量当量率に校正定数を掛けて求めます。

```
測定した線量当量率×校正定数＝真の線量当量率
```

$120[\mu Sv/h]×0.914=109.68[\mu Sv/h]$

選択肢の中で最も近い値は、（2）110 μ Sv/h です。

■ 答え：（2）110 μ Sv/h

5 電離箱式サーベイメータの計算問題3　　重要度 ★

（1）問題

^{60}Coの標準線源を用いて線源から1mの位置で、積算モードで校正された電離箱式サーベイメータは、その指針がフルスケールまで振れる時間が21分50秒であった。

　このサーベイメータを用いて、ある場所で、エックス線の測定を行ったところ、フルスケールになるのに3分20秒かかった。

　この場所における1cm線量当量率に最も近い値は次のうちどれか。

　ただし、この標準線源から1m離れた場所における空気カーマ率は2.5×10^{-5}Gy/hで、校正に用いた^{60}Coのガンマ線の空気カーマから1cm線量当量への換算係数は1.1Sv/Gyとする。

　また、測定したエックス線に対するサーベイメータの校正定数は0.94とする。

（1）130 μ Sv/h　（2）150 μ Sv/h　（3）170 μ Sv/h　（4）190 μ Sv/h

（5）210 μ Sv/h

（2）解説

▼問題文のイラスト

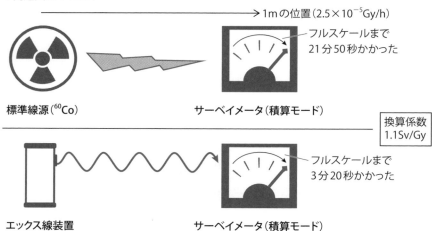

標準線源（^{60}Co）　　　サーベイメータ（積算モード）

エックス線装置　　　サーベイメータ（積算モード）

1mの位置（2.5×10^{-5}Gy/h）

フルスケールまで
21分50秒かかった

換算係数
1.1Sv/Gy

フルスケールまで
3分20秒かかった

　まず「空気カーマ率」の単位が「Gy/h」ですので、「21分50秒（1,310秒）」を、時間単位に直します。

$$1,310[s] \div 60[s/min] = \frac{1,310}{60}[min]$$

$$\frac{1,310}{60}[min] \div 60[min/h] = \frac{1,310}{3,600}[h]$$

フルスケールの値は、空気カーマ率に時間を掛けて求めます。

> 空気カーマ率×時間＝空気カーマ（フルスケールの値）

$$2.5 \times 10^{-5}[Gy/h] \times \frac{1,310}{3,600}[h] = \frac{3,275 \times 10^{-5}}{3,600}[Gy]$$

　問題文に「空気カーマから1cm線量当量への換算係数は1.1Sv/Gy」とありますので、空気カーマに換算係数を掛けて線量当量に換算します。

> 空気カーマ×換算係数＝線量当量

$$\frac{3,275 \times 10^{-5}}{3,600}[Gy] \times 1.1[Sv/Gy] = \frac{3,602.5 \times 10^{-5}}{3,600}[Sv]$$

　最終的に求めたい「1cm線量当量率」の単位が「μSv/h」ですので、「3分20秒（200秒）」を、時間単位に直します。

$$200[\text{s}] \div 60[\text{s/min}] = \frac{200}{60}[\text{min}]$$

$$\frac{200}{60}[\text{min}] \div 60[\text{min/h}] = \frac{200}{3,600}[\text{h}]$$

線量当量率は、線量当量を時間で割って求めます。

線量当量÷時間＝線量当量率

$$\frac{3,602.5 \times 10^{-5}}{3,600}[\text{Sv}] \div \frac{200}{3,600}[\text{h}] = \frac{3,602.5 \times 10^{-5} \times 3,600}{3,600 \times 200}[\text{Sv/h}]$$

$$= 18.0125 \times 10^{-5}[\text{Sv/h}] = 0.000180125[\text{Sv/h}]$$

選択肢と単位を合わせるため、Sv単位からμSv単位に直します。

0.000180125[Sv/h] × 1,000[mSv/Sv] = 0.180125[mSv/h]

0.180125[mSv/h] × 1,000[μSv/mSv] = 180.125[μSv/h]

真の線量当量率は、測定した線量当量率に校正定数を掛けて求めます。

測定した線量当量率×校正定数＝真の線量当量率

問題文では「校正定数は0.94」とありますので、先ほど求めた線量当量率に掛けます。

180.125[μSv/h] × 0.94 = 169.3175[μSv/h]

選択肢の中で最も近い値は、(3) 170μSv/hです。

■ 答え：(3) 170μSv/h

6 電離箱式サーベイメータの計算問題4　　重要度　★

(1) 問題

　電離箱式サーベイメータを用い、積算1cm線量当量のレンジ（フルスケールは10μSv）を使用して、ある場所で、波高値による管電圧250kVのエックス線装置によるエックス線を測定したところ、フルスケールまで指針が振れるのに200秒かかった。このエックス線装置によるエックス線の最短波長に最も近い値およびこの場所における1cm線量当量率に最も近い値の組合せは (1) ～ (5) のうちどれか。ただし、このエックス線に対するサーベイメータの校正定数は、0.95とする。

	最短波長 (nm)	1cm線量当量率 (μSv/h)
(1)	1.3×10^{-3}	160
(2)	2.5×10^{-3}	160
(3)	2.5×10^{-3}	170
(4)	5.0×10^{-3}	170
(5)	5.0×10^{-3}	180

(2) 解説

▼問題文のイラスト

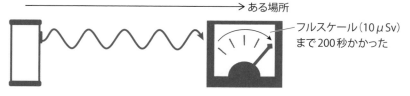

→ ある場所

フルスケール（10μSv）まで200秒かかった

エックス線装置
（管電圧250kV）

サーベイメータ（積算モード）

　この問題では、「エックス線の最短波長 (nm)」と「1cm線量当量率 (μSv/h)」を求めます。

　まずは、「エックス線の最短波長 (nm)」を求めます。

　エックス線装置から発生する連続エックス線の最短波長 λ min (nm)〔ラムダ ミニマム〕と管電圧 V (kV) には次の関係が成り立ちます（デュエン‑ハントの法則）。

$$\frac{1.24}{V\,[\text{kV}]} = \lambda\,\min[\text{nm}]$$

問題文の値を代入して計算します。

$$\frac{1.24}{250[\text{kV}]} = 0.00496[\text{nm}] = 4.96 \times 10^{-3}[\text{nm}]$$

選択肢の中で最も近い値は、5.0×10^{-3} です。

続いて、「1cm線量当量率（μSv/h）」を求めます。

最終的に求めたい「1cm線量当量率」の単位が「μSv/h」ですので、「200秒」を、時間単位に直します。

$$200[\text{s}] \div 60[\text{s/min}] = \frac{200}{60}[\text{min}]$$

$$\frac{200}{60}[\text{min}] \div 60[\text{min/h}] = \frac{200}{3{,}600}[\text{h}]$$

続いて、線量当量率を求めます。

線量当量率は、線量当量を時間で割って求めます。

線量当量÷時間＝線量当量率

$$10[\mu\text{Sv}] \div \frac{200}{3{,}600}[\text{h}] = 180[\mu\text{Sv/h}]$$

真の線量当量率は、測定した線量当量率に校正定数を掛けて求めます。

測定した線量当量率×校正定数＝真の線量当量率

問題文では「校正定数は、0.95」とありますので、先ほど求めた線量当量率に掛けます。

$$180[\mu\text{Sv/h}] \times 0.95 = 171[\mu\text{Sv/h}]$$

選択肢の中で最も近い値は、170です。

したがって、(4) 5.0×10^{-3}、170が正解です。

■ 答え：(4) 5.0×10^{-3}、170

■ポイント

　計算問題はパターン化されており、問題文の数値を変えて出題されることがありますので、一度解けるようになれば試験でも正解することができるはずです。繰り返し学習して解けるようになりましょう。

演習問題3-4

問　　題

■問1　　　　　　　　　　【令和5年4月公表試験問題】　☑☑☑

　ある放射線測定器を用いてt秒間放射線を測定し、計数値Nを得たとき、計数値の標準偏差を表すものは、次のうちどれか。

(1) N / t　　　　(2) N / t^2　　　　(3) $\sqrt{N}$
(4) $\sqrt{N / t}$　　　(5) $\sqrt{N} / t$

■問2　　　　　　　　　　【令和4年10月公表試験問題】　☑☑☑

　ある放射線測定器を用いてt秒間放射線を測定し、計数値Nを得たとき、計数率の標準偏差（cps）を表すものは、次のうちどれか。

(1) $\sqrt{N}$　　　　(2) $\sqrt{N} / t$　　　(3) $\sqrt{N / t}$
(4) $\sqrt{N} / t^2$　　(5) N / t^2

■問3　　　　　　　　　　【平成26年10月公表試験問題】　☑☑☑

　ある放射線測定器を用いてt秒間エックス線を測定し、計数率n cpsを得たとき、計数率の標準偏差（cps）を表すものは、次のうちどれか。

(1) $\sqrt{n}$　　　　(2) $\sqrt{n} / t$　　　(3) $\sqrt{n} / t^2$
(4) $\sqrt{n / t}$　　　(5) n / t

■問4　　　　　　　　　　【令和2年10月公表試験問題】　☑☑☑

　あるサーベイメータを用いて60秒間エックス線を測定し、1,600cpsの計数率を得た。この計数率の標準偏差（cps）に最も近い値は、次のうちどれか。ただし、バックグラウンドは無視するものとする。

(1) 0.7
(2) 5
(3) 27
(4) 40

(5) 310

■ **問5** 　　　　　　　【令和元年10月公表試験問題】

　積積分回路の時定数T秒のサーベイメータを用いて線量を測定し、計数率n (cps) を得たとき、計数率の標準偏差σ (cps) は、次の式で示される。

$$\sigma = \sqrt{\frac{n}{2T}}$$

　あるサーベイメータを用いて、時定数を3秒に設定し、エックス線を測定したところ、指示値は150 (cps) を示した。

　このとき、計数率の相対標準偏差に最も近い値は次のうちどれか。

(1) 1%

(2) 2%

(3) 3%

(4) 5%

(5) 10%

■ **問6** 　　　　　　　【平成17年4月公表試験問題】

　下文中の[　　　]内A、Bに入れる数字の組合せとして、正しいものは(1)～(5) のうちどれか。

　「フルスケールが10μSvの積算型の電離箱式サーベイメータを用いて、管電圧[　A　]kVのエックス線装置によるエックス線 (最短波長は0.0248nm) について測定を行ったところ、フルスケールまで指針がふれるのに12分を要した。

　このエックス線に対するサーベイメータの校正定数を0.95とすれば、このときの真の1cm線量当量率は、約[　B　]μSv/hである。」

	A	B
(1)	50	48
(2)	50	52
(3)	100	48
(4)	100	50
(5)	100	52

解 答 ・ 解 説

■問1　【解答（3）】

　放射線測定器を用いてt秒間放射線を測定し、計数値Nを得たとき、計数値の標準偏差σは、その平方根$(\overset{\text{ルート}}{\sqrt{}})$で表されます。

$$N \pm \sqrt{N}$$
$$\sigma = \sqrt{N}$$

　したがって、（3）$\sqrt{N}$が正解です。

「3-17 統計誤差の計算」参照

■問2　【解答（2）】

　放射線測定器を用いてt秒間放射線を測定し、計数値Nを得たとき、計数率の標準偏差σ（cps）は、計数値をtで割るので次の式で表されます。

$$N / t \pm \sqrt{N} / t$$
$$\sigma = \sqrt{N} / t$$

　したがって、（2）$\sqrt{N} / t$が正解です。

「3-17 統計誤差の計算」参照

■問3　【解答（4）】

　放射線測定器を用いてt秒間放射線を測定し、計数率nを得たとき、計数率の標準偏差σ（cps）を考えます。計数率nは計数値$N \div$測定時間tなので、標準偏差σは次の式で表されます。

$$N / t \pm \sqrt{N} / t$$
$$N / t \pm \sqrt{N} / \sqrt{t \times t}$$
$$N / t \pm \sqrt{N / (t \times t)}$$
$$n \pm \sqrt{n / t}$$
$$\sigma = \sqrt{n / t}$$

　したがって、（4）$\sqrt{n / t}$が正解です。

「3-17 統計誤差の計算」参照

■問4　【解答（2）】

　サーベイメータを用いた測定で計数率nを得たとき、計数率の標準偏差（cps）を考えますので、標準偏差σは次の式から求められます。

$$\sigma = \sqrt{n \mathbin{/} t}$$

上式に問題文の値を代入して計算します。

$$\sigma = \sqrt{1,600 \mathbin{/} 60}$$
$$\fallingdotseq \sqrt{26.7}$$
$$\fallingdotseq 5.2$$

したがって、(2) 5が正解です。

「3-17 統計誤差の計算」参照

■問5 【解答 (3)】

標準偏差σを元の平均値（指示値）nで割り、100を掛けて百分率で表したものが相対標準偏差です。相対標準偏差は、CV値ともいい、ばらつきの程度を示します。

$$\begin{aligned}
\text{CV値(\%)} &= \sqrt{\frac{n}{2T}} \div n \times 100 \\
&= \sqrt{\frac{n}{2T}} \times \frac{1}{n} \times 100 \\
&= \frac{\sqrt{n}}{\sqrt{2T}} \times \frac{1}{\sqrt{n} \times \sqrt{n}} \times 100 \\
&= \frac{1}{\sqrt{2T} \times \sqrt{n}} \times 100 \\
&= \frac{1}{\sqrt{2nT}} \times 100 \quad \cdots \cdots \cdot \text{相対標準偏差を表す式}
\end{aligned}$$

上式に、問題文の指示値150（cps）と時定数3秒を代入して計算します。

$$\text{CV値(\%)} = \frac{1}{\sqrt{2 \times 150 \times 3}} \times 100 \fallingdotseq 3.3$$

したがって、(3) 3%が正解です。

「3-17 統計誤差の計算」参照

■問6 【解答 (1)】

この問題では、「エックス線装置の管電圧（kV）」と「真の1cm線量当量率（μSv/h）」を求めます。

まず、エックス線の最短波長の値から、管電圧を求めます。

エックス線装置から発生する連続エックス線の最短波長 λ min（nm）と管電圧V（kV）には次の関係が成り立ちます。

$$\frac{1.24}{V\text{[kV]}} = \lambda \ \text{min[nm]}$$

問題文では、エックス線の「最短波長は0.0248nm」とありますので、代入して計算します。

$0.0248\text{[nm]} = 1.24 \ / \ V\text{[kV]}$

$V\text{[kV]} = 1.24\text{[nm]} \ / \ 0.0248\text{[nm]}$

$V\text{[kV]} = 50\text{[kV]}$

管電圧 V は50kVですので、 A には50が入ります。

次に、このエックス線の1cm線量当量率を求めます。

問題文で、「フルスケールが10μSvの積算型の電離箱式サーベイメータを用いて、（中略）フルスケールまで指針がふれるのに12分を要した。」とありますので、まず12分を時間単位に直します。

$12\text{[min]} \ / \ 60\text{[min/h]} = 0.2\text{[h]}$

「電離箱式サーベイメータのフルスケール10μSv」を、先ほど求めた「フルスケールまで指針がふれる時間0.2h」で割れば、このエックス線の1cm線量当量率が求まります。

$10\text{[μSv]} \ / \ 0.2\text{[h]} = 50\text{[μSv/h]}$

最後に、このエックス線の1cm線量当量率50μSv/hに、問題文で与えられている「校正定数0.95」を掛ければ、真の1cm線量当量率が求まります。

$50\text{[μSv/h]} \times 0.95 = 47.5\text{[μSv/h]}$

選択肢の中で最も近い値は、48ですので B には48が入ります。

したがって、（1）50、48が正解です。

「3-20 電離箱式サーベイメータの計算」参照

第**4**章

エックス線の
管理に関する知識

4-1 エックス線装置の種類と原理

エックス線には、いくつかの特性があります。それらの特性を測定の原理に利用してエックス線装置が構成されています。この節では、エックス線を利用した装置の種類と原理について学習します。

1 エックス線装置の原理　　　　重要度 ★★

（1）透過

　エックス線には、物体を通り抜ける特性があります。これを透過といいます。密度の小さい物体は容易に通り抜けますが、密度の大きい物体には吸収されます。物体の種類によって、透過するエックス線の強度（量）が異なります。

　被検査物体にエックス線を照射し、通過線の強度の違いから内部の構造を調べる手法をラジオグラフィ（透過撮影法）といいます。

（2）散乱

　エックス線を物体に照射すると、物体の原子と衝突して方向が変わることがあります。これを散乱といいます。エックス線装置のある方向にも散乱することがあり、これは物体に対して後ろ側に散乱するエックス線なので後方散乱線といいます。

　後方散乱線を利用する検査方法では、エックス線フィルム（またはエックス線検出器）を、被検査物体の裏側ではなく、エックス線源と同じ側に配置して検査を行います。

▼透過の原理（左）と散乱の原理（右）を利用した検査方法

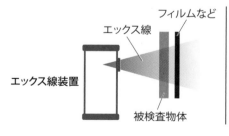
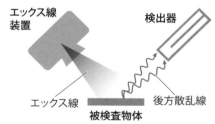

（3）回折

　エックス線を物体に照射すると、物体の原子と衝突して複数のエックス線が

同じ方向に散乱し干渉することで、強度が大きくなったり、小さくなったりします。これを回折(かいせつ)といいます。

　回折を利用して、結晶構造(物質中の原子の配置)の解析ができます。また、溶接による残留応力など金属にひずみがあると格子間隔が正常値からずれるので、ひずみの度合いを測定することができます。

▼回折の原理を利用した検査方法

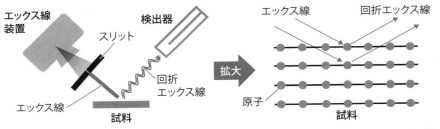

※ 試料に照射するエックス線は、銅などの特性エックス線で、スリットで細くしたものです。結晶質の試料は、原子が規則性を持って並んでいます。

(4) 分光

　被検査物体にエックス線を照射した結果発生する特性エックス線のエネルギーを分析することにより、その物体に含まれる元素の種類と量を知ることができます。このように特性エックス線のエネルギーを分析することを、分光といいます。

▼分光の原理を利用した検査方法

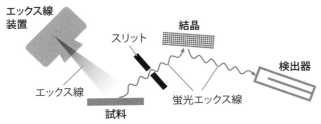

エックス線の管理に関する知識

4

2　エックス線装置の種類　重要度 ★★★

（1）エックス線装置の種類と原理

　装置の種類と原理について表にまとめました。各装置と原理の組合せの問題が、出題されています。

▼エックス線装置の種類と原理

装置	原理
エックス線透過試験装置、エックス線CT装置、透過型エックス線厚さ計、エックス線手荷物検査装置	透過
散乱型エックス線厚さ計	散乱
エックス線回折装置、エックス線応力測定装置、エックス線単結晶方位測定装置	回折
蛍光エックス線分析装置、エックス線マイクロアナライザー	分光

3　透過を利用した装置　重要度 ★★

（1）エックス線透過試験装置

　エックス線透過試験装置は、被検査物体を透過したエックス線による画像を観察する装置で、画像の検出にはフィルム、イメージングプレートまたは蛍光板などが用いられます。いわゆる工業用のレントゲン装置で、製品の品質検査や材料の欠陥等の識別に用いられています。

（2）エックス線CT装置

　エックス線CT装置（CT：Computed Tomography）は、被検査物体に360°から照射して得られたエックス線の透過データを測定し、断面画像や3次元画像を再構成する装置です。医療用の装置が有名ですが、工業用としても利用されるようになってきました。

（3）透過型エックス線厚さ計

　透過型エックス線厚さ計は、被検査物体にエックス線を照射した際、厚みに応じて透過するエックス線の強度が変化することから厚みを測定する装置です。

（4）エックス線手荷物検査装置

　空港のエックス線手荷物検査装置は、透過の原理を利用した透視装置で、線状に配置した複数のエックス線検出素子にファンビームエックス線を連続照射して、ベルトコンベアにて被検査物体を通過させた時系列のエックス線減弱分布（一次元情報）を記憶装置などに記録し二次元画像に展開することで荷物

の内部を観察することができます。

▼エックス線透過試験装置　　　▼手荷物検査装置

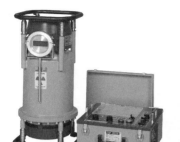

工業用ポータブルX線装置 RF-300EGM2
株式会社リガク

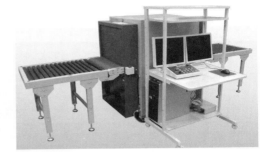

産業用X線検査装置 BIS-X-C6040A
株式会社日立パワーソリューションズ

4　散乱を利用した装置　　　　　重要度　★★

(1) 散乱型エックス線厚さ計

　散乱型厚さ計（散乱型エックス線厚さ計）は、エックス線を照射したときに
発生する後方散乱線の強度が、被検査物体の厚さに応じて変化することを利用
した装置です。物体の厚さが増加するにつれ、後方散乱線が増加していくこと
を利用して、試料の厚さを測定します。

5　回折を利用した装置　　　　　重要度　★★

(1) エックス線回折装置

　エックス線回折装置は、結晶質の物質にエックス線を照射すると特有の回折
像が得られることを利用して、物質の結晶構造を解析し、物質の性質を調べる
装置です。結晶化した物質中の原子の配列や、その物質が何でできているかな
どを分析することができます。

(2) エックス線応力測定装置

　エックス線応力測定装置は、応力による結晶の面間隔の変化をエックス線の
回折を利用して調べることにより、物質内の残留応力の大きさを判定する装置
です。たとえば、金属材料を高温で成形した後、急に冷却すると内部に残留応
力という力が発生します。

（3）エックス線単結晶方位測定装置

　エックス線単結晶方位測定装置は、さまざまな結晶試料の切断角度を測定する装置です。クリスタルやダイヤモンド、半導体結晶の切断方向を決定するために用いられます。

▼エックス線回折装置

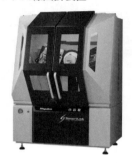

X線回折装置 SmartLab
株式会社リガク

▼エックス線応力測定装置

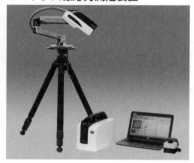

ポータブル型X線残留応力測定装置 μ-X360s
パルステック工業株式会社

6 分光を利用した装置　　　　　　重要度　★★

（1）蛍光エックス線分析装置

　蛍光エックス線分析装置は、試料にエックス線（白色エックス線）を照射して発生した特性エックス線（蛍光エックス線）の波長を分析し、またはエネルギーを測定することによって、元素分析（定性、定量分析）を行う装置です。

　白色エックス線とは、大小さまざまなエネルギーを持ったエックス線のことで連続エックス線ともいいます。また、試料の定性、定量分析とは、試料の元素の種類と量を分析することです。なお、蛍光エックス線は、エックス線を照射した物質から得られる特性エックス線です。

（2）エックス線マイクロアナライザー

　エックス線マイクロアナライザーは、細く絞った電子線束を試料の微小部分に照射し、発生する特性エックス線を分光することによって、微小部分の元素を分析する装置です。

　電子ビームは電気によって細く絞ることができるので、数μm程度の微小領域を分析することができます。

▼蛍光エックス線分析装置

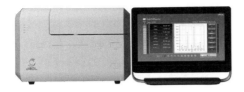

エネルギー分散形蛍光X線分析装置（XRF）
JSX-1000S　日本電子株式会社

▼エックス線マイクロアナライザー

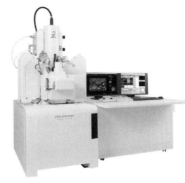

フィールドエミッション電子プローブマイクロ
アナライザ（FE-EPMA）JXA-iHP200F
日本電子株式会社

練習問題（○×問題）

① エックス線応力測定装置は、透過の原理を利用した装置である。

② 蛍光エックス線分析装置は、分光の原理を利用した装置である。

③ 空港の手荷物検査装置は、被検査物体にエックス線を照射した結果発生する特性エックス線のエネルギーを分析することにより、手荷物の検査を行う装置である。

④ 蛍光エックス線分析装置は、蛍光体を塗布した板の上に、物質を透過したエックス線を当てたときにできる蛍光像を観察することによって、物質の欠陥の程度等を識別する装置である。

解答

① ×　エックス線応力測定装置は、回折の原理を利用した装置です。

② ○　蛍光エックス線分析装置は、分光の原理を利用した装置です。

③ ×　手荷物検査装置は、線状に配置した複数のエックス線検出素子にエックス線を連続照射して、ベルトコンベアにて被検査物体を通過させた時系列のエックス線減弱分布（一次元情報）を記録装置などに記録し二次元画像に展開することで荷物の検査を行う装置です。

④ ×　蛍光エックス線分析装置は、試料にエックス線（白色エックス線）を照射して発生した特性エックス線（蛍光エックス線）の波長等を分析し、元素分析（定性、定量分析）を行う装置です。

エックス線の管理に関する知識

4

4-2 エックス線装置の構造

エックス線装置は、構造の違いから一体形エックス線装置（携帯式）と、分離形エックス線装置（据置式）に分類されます。この節では、これら2種類の透過写真撮影用のエックス線装置の構造について学びます。

1 一体形エックス線装置 　　　　　　　　　　　　重要度 ★★★

工業用の一体形エックス線装置は、高電圧発生器とエックス線管を一体としたエックス線発生器と、エックス線制御器との間を低電圧ケーブルで接続された構造の装置です。

2 分離形エックス線装置 　　　　　　　　　　　　重要度 ★★★

工業用の分離形エックス線装置は、エックス線管、エックス線管冷却器、高電圧発生器、エックス線制御器、高電圧ケーブルおよび低電圧ケーブルで構成される装置です。分離形では、高電圧ケーブルを用いるのがポイントです。

3 構成機器 　　　　　　　　　　　　　　　　　　重要度 ★★

(1) 高電圧変圧器・フィラメント加熱用変圧器

高電圧発生器の一部である高電圧変圧器は昇圧変圧器で、フィラメント加熱用変圧器は降圧変圧器が用いられます。

(2) 管電圧調整器

管電圧調整器は、高電圧変圧器の一次側電圧を調整する装置で、単巻変圧器が利用されており、管電圧を制御します。

(3) 管電流調整器

管電流調整器は、フィラメント加熱用変圧器の一次側電圧を調整して、管電流を制御する装置です。

(4) エックス線制御器

エックス線制御器は、電源を受け入れ、高電圧発生器に必要な電力を供給する装置です。

▼一体形エックス線装置の構造

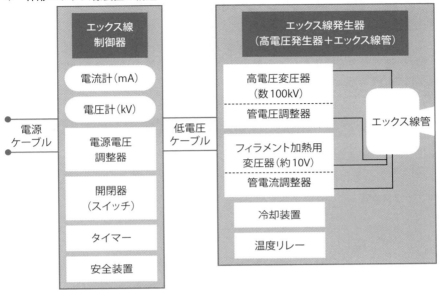

▼分離形エックス線装置の構造

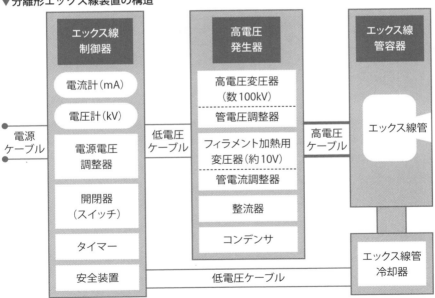

4

エックス線の管理に関する知識

4-3 エックス線管の構造

エックス線を発生させる部分がエックス線管で、ガラス製（またはセラミック製）の筒でできています。この節では、エックス線管の構造やエックス線の発生について学習します。試験でも頻出の内容です。

1 エックス線管   重要度 ★★★

(1) エックス線管

　エックス線管は陰極と陽極をガラス管球に封入した高真空の2極真空管です。

▼エックス線管

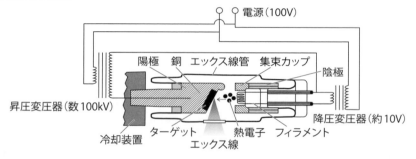

(2) 内部空間

　エックス線管の内部は、効率的にエックス線を発生させるため、高度の真空状態としています。たとえば、もしエックス線管の内部にアルゴンガスなどの気体が封入されていると、その分子が熱電子の移動をさえぎり、エックス線がうまく発生しません。

(3) フィラメント

　陰極のフィラメントには、融点が高く電気抵抗の大きいタングステンが用いられます。フィラメントは、細いワイヤー状に加工されています。

(4) ターゲット

　陽極のターゲットには、原子番号が大きく、高温になるため融点の高いタングステンのほか、モリブデンなどが用いられます。ターゲットは、板状に加工され、銅製ブロックの表面に張り付けられています。

　ターゲットにタングステンが多く用いられる主な理由は、高融点であること

です。タングステンの融点は、金属の中で最も高く、およそ3,400℃です。

(5) ターゲットの周囲

　ターゲットを支持する陽極には、ターゲット冷却のために熱伝導性の良い銅が用いられます。

(6) 集束カップ (集束筒)

　陰極のフィラメントの周囲には、発生した熱電子の広がりを抑えるための集束カップ (集束筒) が設けられています。

　エックス線管の焦点は、検査精度を良くするため、できるだけ小さな面積であることが望まれます。そのため熱電子が、細い状態でターゲットに衝突するように集束カップで細くしぼります。

2 エックス線の発生　　　　　　　重要度 ★★★

(1) 熱電子

　陰極のフィラメントが白熱状態に加熱されることによりフィラメント金属中の自由電子がエネルギーを得て、金属表面から飛び出したものを熱電子といいます。

(2) エックス線の発生

　電流を通じて白熱状態に加熱した陰極のフィラメントから放出された熱電子を高電圧で加速し、陽極のターゲットに衝突させて、エックス線を発生させます。

(3) 管電流

　管電流は、エックス線管の中を流れる電流 (熱電子の流れ) のことです。

　ただし、エックス線管の管電流は、熱電子の流れる向きとは反対に、陽極から陰極に向かって流れます。熱電子の流れる向きと電流の向きが矛盾するのは、電流を発見した人が「電流は陽極から陰極に流れる」と定義したからです。その後、電流の正体である電子が発見され、実際には電子は陰極から陽極に流れていることがわかりました。

(4) 管電圧

　管電圧は、エックス線管の両電極間に加える電圧のことです。陽極のターゲットに衝突する直前の電子の運動エネルギーは、管電圧に比例します。

▼管電流と管電圧

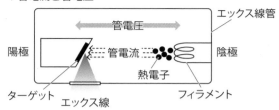

管電流は熱電子の流れです。管電圧は陰極（－）と陽極（＋）の間に加える直流電圧です。この後も管電流と管電圧は、よく出てきます。

（5）発生するエックス線

管電圧がターゲット元素に固有の励起電圧を超える場合、発生するエックス線は、制動放射による連続エックス線とターゲット金属に特有な線スペクトルを示す特性エックス線が混在したものになります。

（6）発生効率（変換効率）

陽極のターゲットに衝突した電子の運動エネルギーの一部はエックス線として放射されますが、その発生効率は1 〜 3％程度で、大部分は熱に変換されます。

電子の運動エネルギーがエックス線に変換される効率のことを発生効率（変換効率）といいます。エックス線の発生効率は、ターゲット元素の原子番号と管電圧の積に比例します。

3　変圧器　　　　　　　　　　　　　重要度　★★★

電源電圧は100Vまたは200Vなので、エックス線を発生させるためには、変圧器で所要の電圧に変換しなければなりません。

（1）陰極

管電流の大きさは、フィラメント加熱用変圧器の可変抵抗器を調整し、フィラメント電流または電圧を変えることによって制御することができます。

陰極のフィラメント端子間の電圧は、フィラメント加熱用の降圧変圧器を用いて10 〜 20V程度にされています。

（2）陽極

両電極間に印加する陽極の高圧電源は、管電圧用の昇圧変圧器を用いて数10 〜数100kVにされています。

4 ターゲットの実焦点と実効焦点　　　重要度 ★★★

（1）焦点

電子が陽極のターゲットに衝突し、エックス線が発生する部分を実焦点といい、これをエックス線束の利用方向から見たものを実効焦点といいます。エックス線の焦点は、一般に実効焦点を指します。

▼実焦点と実効焦点

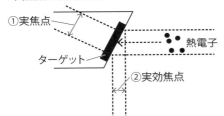

①実焦点
ターゲット
②実効焦点
熱電子

熱電子が衝突するターゲットに対して垂直の領域が実焦点です。
エックス線の利用方向から見た領域が実効焦点です。

（2）寸法

焦点から同じ距離であっても、異なる位置から見た焦点の大きさは異なります。

陽極のターゲットはエックス線管の軸に対して斜めになっており、加速された熱電子が衝突しエックス線が発生する領域である実焦点よりも、これをエックス線束の利用方向から見た実効焦点の方が小さくなります。

また、実効焦点の大きさは、管電流や管電圧を変えると変化します。その大きさは、一般に2～3mm程度です。

（3）焦点の寸法と像質

陽極のターゲット上で、エックス線束の利用方向から見た部分である実効焦点の寸法が小さいほど、像質の良い写真を撮影することができます。画像の微細な部分が明瞭に写っていれば、像質の良い写真といえます。

練習問題（○×問題）

① 陽極のターゲットには、タングステンやモリブデンなどが用いられる。
② 陰極のフィラメント端子間の電圧は、10～20kV程度にされている。

解答
① ○ そのとおりです。タングステンは、高融点なので用いられています。
② × フィラメント端子間の電圧は、降圧変圧器で10～20V程度にされています。

エックス線装置を用いた作業方法

エックス線は人体に有害な放射線ですので、エックス線装置は法令に則って適切な作業方法で取り扱わなければなりません。この節では、その作業方法について学習しますが、一部の内容は第2章でも解説しています。

1 エックス線装置を用いる際の法令　　　重要度　★

（1）管理区域について

　エックス線による実効線量が3か月間につき1.3mSvを超えるおそれのある区域を管理区域とし、標識によって明示する必要があります。

　このとき、工場の製造工程で使用されるエックス線による計測装置などで、装置の外側には管理区域が存在しないものについても、内側の管理区域について、標識により明示する必要があります。

▼管理区域

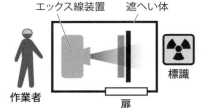

エックス線装置　遮へい体

作業者　　扉　　標識

遮へい体で装置が覆われ、その外側に管理区域が存在しない場合にも、その内側の管理区域について標識により明示する必要があります。

（2）放射線装置室について

　エックス線装置は、原則として放射線装置室に設置しなければなりません。ただし、エックス線装置を現場に持ち運んで使用する場合などは、放射線装置室に設置する必要はありません。

▼放射線装置室

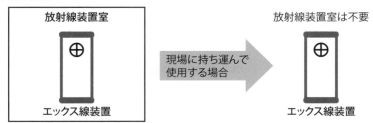

放射線装置室　　　　　　　　　放射線装置室は不要

現場に持ち運んで使用する場合

エックス線装置　　　　　　　　　エックス線装置

(3) 立入禁止区域について

　放射線装置室以外の場所に、エックス線装置を設置する場合は、立入禁止区域を設けなければなりません。

　たとえば、屋外でエックス線装置を用いて臨時作業を行う場合には、法定の立入禁止区域を設けますが、別個に管理区域を設定する必要があります。

▼立入禁止区域

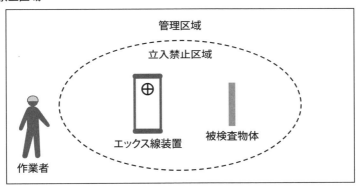

(4) 線量の測定

　放射線業務従事者の管理区域内において受ける被ばく線量を測定しなければなりません。

　たとえば、エックス線回折装置に用いられるエックス線装置は、透過試験装置に比べ電圧が低く（30 〜 50kV程度）小型ですが、作業中には放射線測定器を装着します。

▼放射線測定器

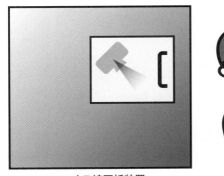

エックス線回折装置

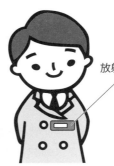

放射線測定器

管理区域内では、必ず放射線測定器を装着し、被ばく線量を測定します。

作業者

4

エックス線の管理に関する知識

② エックス線の遮へいおよび散乱線の低減　重要度 ★★★

(1) 遮へい体

遮へい体としては、原子番号が大きく、密度の高い物質を用います。およその密度は、鉛が$11.4g/cm^3$、鋼（鉄）が$7.9g/cm^3$、コンクリートが$2.7g/cm^3$です。

たとえば、鉛板、鋼板、コンクリートのうち、同一の厚さでの遮へい効果は、鉛板が最も大きくなります。

また、ある放射線源を遮へいする場合、コンクリートの遮へい体は、同程度の遮へい効果を得るために鉛の約9倍の厚さが必要になりますが、施工が容易で安価であるため広く用いられています（鉄であれば、鉛の約2.5倍の厚さが必要です）。

▼装置と遮へい

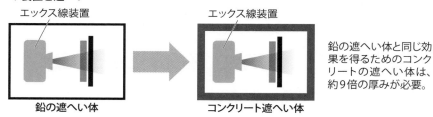

エックス線装置　　　　　　　エックス線装置

鉛の遮へい体と同じ効果を得るためのコンクリートの遮へい体は、約9倍の厚みが必要。

鉛の遮へい体　　　　コンクリート遮へい体

(2) 照射筒

照射筒は、放射口に取り付けるラッパ状の遮へい体で、エックス線束および散乱線が外部へ漏えいしないようにするために用います。

(3) しぼり

しぼりは、エックス線束の広がりを制限し、エックス線を必要な部分にだけ照射するために用います。

(4) ろ過板

①目的

ろ過板は、照射口に取り付けて、透過試験に役立たない軟エックス線（波長の長いエックス線）を取り除き、被写体からの後方散乱線の低減に効果があります。

しかし、蛍光エックス線分析装置などで軟エックス線そのものを利用する場合、または労働者が軟エックス線を受けるおそれがない場合には、ろ過板は使用しません。

　軟エックス線は、エネルギーの小さいエックス線で軟線ともいいます。反対に、エネルギーの大きいエックス線は、硬エックス線（硬線）といいます。

▼エックス線の波長とエネルギーの関係

	軟エックス線（軟線）	硬エックス線（硬線）
波長	長い	短い
エネルギー	小さい（2keV以下）	大きい（20keV以上）

※keVは放射線のエネルギーを表す単位です。

②材質

　ろ過板には、通常、厚さ数mmの金属板が用いられます。一般的にろ過板として、管電圧120〜300kVのエックス線装置には、アルミニウムや銅がよく用いられますが、管電圧120kV以下のエックス線装置では、アルミニウムなど比重の小さい金属板がよく用いられます。

▼照射筒、しぼり、ろ過板

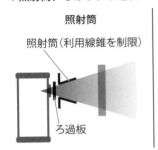

照射筒

照射筒（利用線錐を制限）

ろ過板

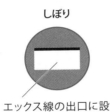

しぼり

エックス線の出口に設置すると、この範囲からエックス線が出てくる。

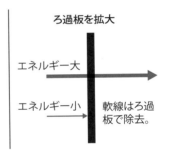

ろ過板を拡大

エネルギー大

エネルギー小

軟線はろ過板で除去。

練習問題（○×問題）

① 鉛板とコンクリートの場合、同一の厚さでの遮へい効果は、コンクリートの方が大きい。

② ろ過板は、硬エックス線（波長の短いエックス線）を取り除くものである。

③ ろ過板は、蛍光エックス線分析など軟線を利用する作業では、使用する必要はない。

解答 ‥‥‥‥‥‥‥‥‥‥‥‥‥‥‥‥‥‥‥‥‥‥‥‥‥‥‥‥‥‥‥‥‥‥‥

① × コンクリートよりも鉛板の方が、遮へい効果は大きいです。

② × ろ過板は、軟エックス線（波長の長いエックス線）を取り除くものです。

③ ○ その通りです。

エックス線の管理に関する知識

4

4-5 管理区域の設定における留意点

管理区域を設定するために、外部放射線による実効線量を測定する必要があります。この節では、その際、どのような放射線測定器を選定しなければならないかなどの留意点（注意点）を学習します。

1 放射線測定器の選定　　　　　重要度 ★★

外部放射線を測定する放射線測定器は、次の要件に留意して選定します。

① 1cm線量当量または1cm線量当量率（以下「1cm線量当量等」といいます。）が測定できること。

② 方向依存性（放射線の入射方向による感度が異なること）が少なく、エネルギー特性が1cm線量当量等の換算係数に合致する性能を有していること。

③ 放射線測定器の感度を最も高くした場合に測定し得る限度および最小の一目盛りまたは指示値の大きさが、測定しようとする1cm線量当量等が読み取れる性能を有していること（適当な感度があること）。

④ 測定し得る状態において、放射線測定器の指針を零点に合わせて放置した場合に指針のずれ（零点移動）がないものおよび測定し得る範囲を切り替えた場合に零点移動が少ないものであること。

⑤ 測定中に指針の漂動（シフト）が少ないものであること。

⑥ 以上のほか日本産業規格（JIS）に適合しているものまたはこれと同等の性能を有しているものであること。

⑦ 放射線測定器は、国家標準とのトレーサビリティが明確になっている基準測定器または数量が証明されている線源を用いて測定を実施する日の1年以内に校正されたものであること。

※測定器には、電離箱式サーベイメータ、シンチレーション式サーベイメータなどのほか、フィルムバッジ等の積算型放射線測定器も用いることができます。

2 測定箇所　　　　　重要度 ★★★

測定箇所については、次に掲げる点を考慮して選定します。

① 作業者が立ち入る区域で線源に最も近い箇所または遮へいの薄い箇所等、

1cm線量当量等が最大になると予測される箇所を含むこと。

② 作業者が常に作業している箇所を含むこと。

③ 壁等の構造物によって区切られた境界の近辺の箇所を含むこと。

④ 1cm線量当量等が位置によって変化が大きいと予測される場合は、測定点を密にとること。

⑤ 測定点の高さは、作業床面上約1mの位置とすること。

3 測定前の措置　　重要度 ★★★

① 測定を効果的かつ安全に行うため、測定に先立ち、測定しようとする区域の1cm線量当量等の分布状況を計算等によってあらかじめ確認しておくこと。

② バックグラウンド値を調査しておくこと。また、測定結果はバックグラウンド値を差し引いた値とすること。

③ 測定は、1cm線量当量等の測定について熟知している者が行い、エックス線作業主任者等放射線について専門知識を有する者がその測定方法および結果について確認および評価すること。

4 測定に当たっての留意事項　　重要度 ★★★

① 測定は、あらかじめ計算により求めた1cm線量当量等の低い箇所から逐次高い箇所へと行っていくこと。

② 測定者は、測定中に必ず放射線測定器を装着し、かつ、保護衣等必要な保護具を使用すること。

5 測定方法および3か月間の実効線量の算定等　重要度 ★★

① 測定器の性能上、正しい測定結果が得られないことが予想される場合は、計算によって3か月間の1cm線量当量を求めること。

練習問題（○×問題）

① 放射線測定器として、積算型放射線測定器を用いることはできない。

解答
① × フィルムバッジ等の積算型放射線測定器を用いることができます。

演習問題4-1

■問1 　　　　　　　　【令和5年4月公表試験問題】　☑☑☑

エックス線を利用した各種試験装置に関する次の記述のうち、誤っているものはどれか。

(1) 蛍光エックス線分析装置は、試料にエックス線を照射して発生した特性エックス線（蛍光エックス線）の波長を分析し、又はエネルギーを測定することによって、元素分析を行う装置である。

(2) エックス線マイクロアナライザーは、細く絞った電子線束を試料の微小部分に照射し、発生する特性エックス線を分光することによって、微小部分の元素を分析する装置である。

(3) エックス線回折装置は、結晶質の物質にエックス線を照射すると特有の回折像が得られることを利用して、物質の結晶構造を解析し、物質の性質を調べる装置である。

(4) エックス線応力測定装置は、応力による結晶の面間隔の変化をエックス線の回折を利用して調べることにより、物質内の残留応力の大きさを測定する装置である。

(5) 散乱型厚さ計は、エックス線を照射したときに発生する前方散乱線の強度が、被検査物体の厚さに応じて変化することを利用した装置である。

■問2 　　　　　　　　【令和3年10月公表試験問題】　☑☑☑

透過試験に用いる工業用の分離形エックス線装置に関する次の文中の　　　　内に入れるAからCの語句の組合せとして、適切なものは(1)～(5)のうちどれか。

「工業用の分離形エックス線装置は、エックス線管、エックス線管冷却器、　A　、　B　、　C　及び低電圧ケーブルで構成される装置である。」

	A	B	C
(1)	エックス線制御器	管電流調整器	高電圧ケーブル
(2)	エックス線制御器	管電圧調整器	管電流調整器

(3) 管電圧調整器　　　　　管電流調整器　　　　　高電圧ケーブル
(4) 高電圧発生器　　　　　管電圧調整器　　　　　管電流調整器
(5) 高電圧発生器　　　　　エックス線制御器　　　高電圧ケーブル

■問3 　　　　　　　　　　【令和5年4月公表試験問題】　☑☑☑

　エックス線管及びエックス線の発生に関する次の記述のうち、誤っているものはどれか。

(1) エックス線管の内部は、効率的にエックス線を発生させるため、高度の真空になっている。
(2) 陰極で発生する熱電子の数は、フィラメント電流を変えることで制御される。
(3) 陽極のターゲットはエックス線管の軸に対して斜めになっており、エックス線が発生する領域である実焦点より、これをエックス線束の利用方向から見た実効焦点の方が小さくなるようにしてある。
(4) 連続エックス線の発生効率は、ターゲット元素の原子番号と管電圧の2乗との積に比例する。
(5) 管電圧がターゲット元素に固有の励起電圧を超える場合、発生するエックス線は、制動放射による連続エックス線と線スペクトルを示す特性エックス線が混在したものになる。

■問4 　　　　　　　　　　【令和5年4月公表試験問題】　☑☑☑

　エックス線装置を用いて透過写真撮影を行う場合のエックス線の遮へい及び散乱線の低減に関する次の記述のうち、誤っているものはどれか。

(1) 遮へい体には、原子番号が大きく、密度の高い物質を用いるのがよい。
(2) コンクリートの遮へい体は、同程度の遮へい効果を得るために鉛の約2倍の厚さが必要であるが、施工が容易で安価であるため広く用いられている。
(3) 照射筒は、照射口に取り付けるラッパ状の遮へい体で、エックス線束及び散乱線が外部へ漏えいしないようにするために用いる。
(4) 絞りは、エックス線束の広がりを制限し、エックス線を必要な部分にだけ照射するために用いる。
(5) ろ過板は、被写体からの後方散乱線の低減に効果がある。

【令和4年4月公表試験問題】 ☑ ☑ ☑

管理区域を設定するための外部放射線の測定に関する次の文中の ［　　　］内に入れるAからCの語句の組合せとして、正しいものは(1)～(5)のうちどれか。

「測定点の高さは、作業床面上約 ［　A　］ mの位置とし、あらかじめ計算により求めた ［　B　］ の低い箇所から逐次高い箇所へと測定していく。

測定前に、バックグラウンド値を調査しておき、これを測定値 ［　C　］ 値を測定結果とする。」

	A	B	C
(1)	1	1cm線量当量又は70μm線量当量	から差し引いた
(2)	1	1cm線量当量又は1cm線量当量率	から差し引いた
(3)	1	1cm線量当量又は1cm線量当量率	に加算した
(4)	1.5	1cm線量当量率	から差し引いた
(5)	1.5	1cm線量当量率又は70μm線量当量	に加算した

解　答　・　解　説

■問1
【解答 (5)】

(1) (2) (3) (4) は正しい。

(5) は誤り。散乱型厚さ計 (散乱型エックス線厚さ計) は、エックス線を照射したときに発生する後方散乱線の強度が、被検査物体の厚さに応じて変化することを利用した装置です。

「4-1 エックス線装置の種類と原理」参照

■問2
【解答 (5)】

「工業用の分離形エックス線装置は、エックス線管、エックス線管冷却器、高電圧発生器、エックス線制御器、高電圧ケーブル 及び低電圧ケーブルで構成される装置である。」

「4-2 エックス線装置の構造」参照

■問3
【解答 (4)】

(1)は正しい。エックス線管の内部は、効率的にエックス線を発生させるため、

高度の真空状態としています。

(2) は正しい。そのとおりです。

(3) は正しい。実焦点よりも、実効焦点の方が小さくなります。

(4) は誤り。「2乗」が不要です。エックス線の発生効率は、ターゲット元素の原子番号と管電圧の積に比例します。ちなみに、原子番号を Z、管電圧を V としたときの発生効率 η（イータ）は、$\eta = 1.1 \times 10^{-9} ZV$ で表されます。たとえば、タングステンターゲット ($Z = 74$) で、管電圧200kVの場合では、$\eta = 1.1 \times 10^{-9} \times 74 \times 200{,}000V \fallingdotseq 0.016$ となり、百分率で表すと、発生効率は1.6％程度であることがわかります。

(5) は正しい。そのとおりです。

「4-3 エックス線管の構造」参照

■問4　　　　　　　　　　　　　　　　　　　　　　【解答 (2)】

(1) は正しい。

(2) は誤り。コンクリートの遮へい体は、同程度の遮へい効果を得るために鉛の約9倍の厚さが必要になりますが、施工が容易で安価であるため広く用いられています。

(3)(4)(5) は正しい。

「4-4 エックス線装置を用いた作業方法」参照

■問5　　　　　　　　　　　　　　　　　　　　　　【解答 (2)】

「測定点の高さは、作業床面上約 1 mの位置とし、あらかじめ計算により求めた 1cm線量当量又は1cm線量当量率 の低い箇所から逐次高い箇所へと測定していく。

測定前に、バックグラウンド値を調査しておき、これを測定値から 差し引いた 値を測定結果とする。」

「4-5 管理区域の設定における留意点」参照

4-6　エックス線の基礎知識

エックス線の学習では、非常にミクロな世界を覗き見る必要があります。この節では、原子の構造、電子配置、電磁波、励起と電離、放射線の分類など、エックス線を学ぶに当たっての基礎知識を学習します。

1　原子について　　　　　　　　　　　　　　　重要度　★

（1）原子と原子核

すべての物質は、非常に小さな原子が集まってできています。

原子は、原子核と電子で構成されており、原子核は陽子と中性子でできています。

▼物質、原子、原子核

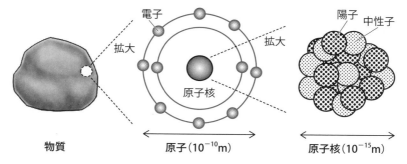

（2）各粒子の特性

陽子は正の電荷（＋e）を持ち、電子は負の電荷（－e）を持っています。中性子は電荷を持っていません。

また、物質には重さがあるように、原子を構成する粒子には質量があります。

▼各粒子の特性

粒子名			電荷	質量
原子	原子核	陽子	正（1.6×10^{-19}C）	1.673×10^{-27}kg
		中性子	0	1.675×10^{-27}kg
	電子		負（-1.6×10^{-19}C）	9.109×10^{-31}kg

※C（クーロン）は、電荷の単位。

(3) 元素記号と原子番号

原子はアルファベットの元素記号で表すことができます。

軽い原子から順に原子番号が割り当てられており、原子番号は陽子の数と等しくなります。

また、陽子の数と電子の数は等しくなり、原子全体の電荷は0になります。

たとえば、アルミニウムの原子は原子番号が13ですので、陽子が13個あり、電子も13個あります。

▼エックス線作業主任者の試験でよく出る金属元素

元素名	元素記号	原子番号	備考
アルミニウム	Al	13	1円玉やアルミ缶の原料。
鉄	Fe	26	建材等。炭素等を加えたものが鉄鋼。
銅	Cu	29	電線等に利用。熱や電気を伝えやすい。
モリブデン	Mo	42	包丁の刃先や工具などに利用。
タングステン	W	74	白熱電球のフィラメントなどに利用。
鉛	Pb	82	放射線の遮へいなどに利用。

(4) 同位体

同じ原子番号でも、中性子の数が異なるものを同位体といいます。

水素の原子核は、陽子1個でできていますが、陽子1個と中性子1個でできた重水素、陽子1個と中性子2個でできた三重水素が存在します。

陽子と中性子の個数の和を質量数といいます。

元素記号の左上に質量数を、左下に原子番号を書いて区別します。

また、同位体の中でも放射線を出さないもの（水素、重水素など）を安定同位体といい、放射線を出すもの（三重水素など）を放射性同位体といいます。

▼水素の同位体

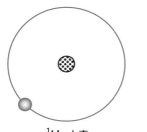
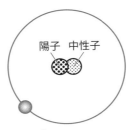
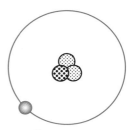

^1_1H 水素　　^2_1H 重水素　　^3_1H 三重水素

(5) 原子と元素の違い

原子は特定の原子を意味しますが、元素は同じ原子番号のすべての原子を意味します。

たとえば、水素原子といえば前ページのイラストの左の原子のみを意味しますが、水素元素といえば水素、重水素、三重水素を含めた意味になります。

2　電子配置　　　　　　　　　　　　　　重要度　★

原子核の周りでは、電子がエネルギーの異なるいくつかの軌道に分かれて運動しています。

エネルギーが近い軌道をまとめて電子殻または殻といい、原子核に近い殻から、K殻、L殻、M殻と名付けられています。

同じ元素の軌道のエネルギーは常に一定ですので、K-L間、L-M間、K-M間などの殻間のエネルギーも一定になります。

殻には、入ることができる電子の数が決まっています。K殻を1、L殻を2と殻の順番を整数nとしたとき、殻に入ることができる電子数は$2n^2$になります。

また、基本的に電子は、原子核に近い殻の軌道から埋まります。

▼殻に入る電子数 (左) とアルミニウム原子の電子配置 (右)

殻名称	電子数
K殻	2
L殻	8
M殻	18
N殻	32
O殻	50
P殻	72
Q殻	98

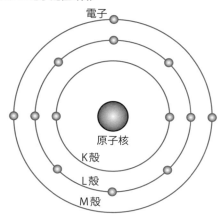

3　電磁波　　　　　　　　　　　　　　重要度　★★

(1) 電磁波について

太陽の光やスマートフォンの電波などは電磁波です。

電磁波は上下に振動しながら、波の形をして空間を伝わっていきます。

波の山から次の山までの長さを波長といいます。また、1秒間当たりの波の数のことを振動数（周波数）といいます。

▼電磁波

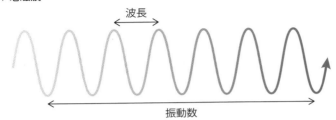

波長

振動数

（2）電磁波の種類

電磁波には、電波、赤外線、可視光線、紫外線、エックス線、ガンマ線などがあります。電磁波の性質は、波長の長さで決まります。

・エックス線の波長

エックス線は、波長が可視光線より短い電磁波です。エックス線の波長は、0.001 ～ 10nm程度です。エックス線にも波長の短いもの、長いものがあります。

・エックス線のエネルギー

電磁波はエネルギーを持ち、物質に当たるとさまざまな現象を起こします。エックス線のエネルギーは0.1 ～ 1,000keV程度です。

▼電磁波の波長とエネルギーの関係

電波	赤外線	可視光線	紫外線	エックス線	ガンマ線

長い ←――――――――――　波　長　――――――――――→ 短い

小さい ←――――――――　エネルギー　―――――――→ 大きい

（3）電磁波の速度

電磁波は、真空中では約 3.0×10^8 m/sで伝わっていきます。これは光の速度と同じです。エックス線の波長 λ （ラムダ）と振動数 ν （ニュー）との間には、光の速度を c とすると、$\lambda \nu = c$ の関係が成立します。

（4）電磁波の二つの性質

電磁波は波ですが、粒子の性質も持っています。これを光子（こうし）といいます。

電磁波は、そのエネルギーが小さいときは波として作用しますが、エネルギ

エックス線の管理に関する知識

4

ーが大きくなれば光子として作用することが多くなります。

　ただし、エックス線を含む電磁波の光子は、質量を持っていません。

▼波と光子

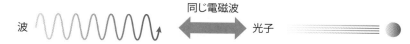

波　　　　　　　　　　　　　　同じ電磁波　　　　光子

4 励起と電離　　　　　　　　　　　　　　　　　重要度　★

（1）エネルギー準位

　殻には、それぞれ決まったエネルギーがあります。これをエネルギー準位（じゅんい）といいます。外側の殻にいくほどエネルギー準位が大きくなります。

（2）励起

　電磁波が内殻の電子にぶつかり、エネルギー準位の高い外殻に電子が移動することを励起（れいき）といいます。

（3）電離

　電磁波が電子にぶつかり、電子を原子の外に放出することを電離といいます。

▼電磁波による原子の励起作用（左）と電離作用（右）

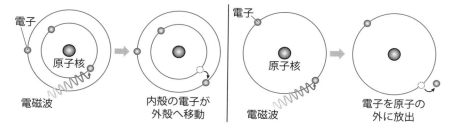

電子　　　　　　　　　　　　　　　　電子

原子核　　　　　　　　　　原子核

電磁波　　　　　内殻の電子が　　　　　　　電子を原子の
　　　　　　　　外殻へ移動　　　電磁波　　　外に放出

5 放射線　　　　　　　　　　　　　　　　　　重要度　★★

（1）放射線について

　一般的に放射線は、原子の電離作用を持つ電離放射線のことを指しますが、可視光線などの非電離放射線を含めることもあります。

　電荷を持つ電離放射線を直接電離放射線といい、電荷を持たない電離放射線を間接電離放射線といいます。

▼主な放射線の分類

放射線	電離放射線	直接電離放射線 （電荷あり）	荷電粒子	・アルファ線 ・ベータ線
		間接電離放射線 （電荷なし）	非荷電粒子	・中性子線
			電磁波	・エックス線 ・ガンマ線
	非電離放射線	・電波　・赤外線　・可視光線　・紫外線		

(2) 直接電離放射線

　アルファ線やベータ線は、高エネルギーの荷電粒子の流れです。

・アルファ線

　アルファ線は、特定の放射性同位体の原子核から放出されるヘリウム4の原子核の流れで、陽子2個と中性子2個でできています。

・ベータ線

　ベータ線は、特定の放射性同位体の原子核から放出される電子の流れです。

(3) 間接電離放射線

　エックス線やガンマ線は、高エネルギーを持つ短波長の電磁波です。

・エックス線

　エックス線は、エックス線管の陰極と陽極の間に高電圧をかけて発生させる高エネルギーの電磁波です。

　また、電荷を持たないエックス線は、電場や磁場の影響を受けません。

・ガンマ線

　ガンマ線は、特定の放射性同位体の原子核から放出される高エネルギーの電磁波です。

練習問題（○×問題）

① エックス線の光子は、電子と同じ質量を持つ。

② エックス線は、直接電離放射線である。

解答 ･･

① ×　エックス線を含む電磁波の光子は、質量を持っていません。

② ×　エックス線は、電荷を持たない間接電離放射線です。

4-7 エックス線の性質

エックス線には、連続エックス線と特性エックス線の2種類があり、それぞれ発生方法が異なります。この節では、2種類のエックス線の発生方法とその性質について学習します。

1 エックス線の種類　　　　　　　　　　重要度 ★

　エックス線管から発生するエックス線は、連続エックス線と特性エックス線の両方が発生します。

2 連続エックス線の発生　　　　　　　　重要度 ★★★

（1）定義

　連続エックス線は、高エネルギー電子が原子核近傍(きんぼう)の強い電場を通過するとき急に減速され、運動エネルギーの一部を電磁波の形で放出するものです。

▼連続エックス線の発生

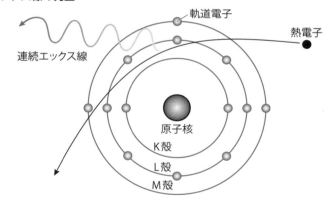

●連続エックス線の発生順序

① 高い運動エネルギーを持った熱電子が原子核の近くを通ります。

② 熱電子が原子核のクーロン力（プラスの電気）で引っ張られます。

③ このとき熱電子が運動エネルギーの一部を失い減速します。

④ 失った運動エネルギーを電磁波（連続エックス線）で放出します。

(2) 制動放射

　高速の電子がブレーキをかけられて電磁波が発生することを、制動放射といいます。つまり、連続エックス線は、制動放射により発生します。

　なお、連続エックス線は、制動エックス線、白色エックス線または阻止エックス線ともいわれます。試験では、制動エックス線の表記も多くみられます。

3 **特性エックス線の発生**　　　　　重要度　★★★

(1) 定義

　特性エックス線は、軌道電子がエネルギー準位の高い軌道から低い軌道へと転移するとき発生します。

▼特性エックス線の発生

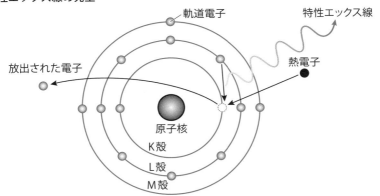

●**特性エックス線の発生順序**
① K殻の電子が、熱電子の運動エネルギーを受けて電離※します。
② K殻に空席ができ、原子は不安定な状態になります。
③ 安定化するために、外殻の電子がK殻に移動して空席を埋めます。
④ 外殻とK殻との間にはエネルギー準位の差があるので、この差に相当するエネルギーを電磁波（特性エックス線）で放出します。
※ここでは電離で解説しましたが、励起の場合も同様です。

(2) 各系列の特性エックス線

　外殻からK殻に移動する際に発生するエックス線を、K系列の特性エックス線といいます。

　K系列の特性エックス線についても、K-L間で発生したものはKₐ、K-M間で発生したものはK_βと表記して区別します。

　同様に、L系列やM系列の特性エックス線もあります。

▼K系列・L系列の特性エックス線

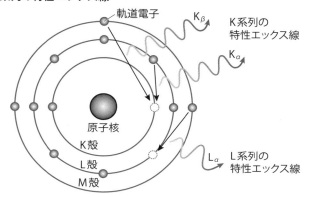

（3）励起電圧

　特性エックス線は、原子に励起や電離が起きなければ発生しません。そのためエックス線管では、一定以上の管電圧を必要とします。

　特性エックス線を発生させるために必要な管電圧の最小値を励起電圧といいます。

（4）元素ごとの励起電圧

　K系列の特性エックス線を発生させるために必要な最小値である励起電圧をK励起電圧といいます。同様に、L励起電圧やM励起電圧もあります。

　ターゲット元素がタングステンの場合のK励起電圧は、タングステンより原子番号の小さい銅やモリブデンの場合に比べて高くなります。

　これは原子番号が大きい元素ほど陽子の数が多くなり、電子が強く原子核に引き付けられるためです。

▼主な元素の励起電圧（概算値）

元素	原子番号	K励起電圧	L励起電圧	M励起電圧
銅	29	9.0	1.1	0.1
モリブデン	42	20.0	2.9	0.5
タングステン	74	69.5	12.1	2.8

※単位：励起電圧（kV）

(5) 励起電圧と各系列の特性エックス線

　原子核に近い殻の方が、励起電圧は高くなります。

　そのため管電圧が、K系列の特性エックス線を発生させるのに必要な最小値であるK励起電圧を下回るときでも、他の系列の特性エックス線が発生することがあります。

▼タングステンターゲットに管電圧20kVを印加した場合

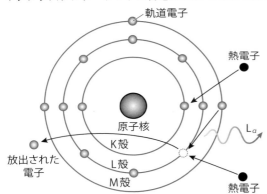

タングステンのK励起電圧は69.5kVで、L励起電圧は12.1kVです。管電圧20kVで加速された熱電子では、K系列の特性エックス線が発生しなくても、L系列の特性エックス線が発生します。

4　スペクトル　　重要度 ★★★

(1) スペクトルとは

　波長と強度、またはエネルギーと強度の関係を表したグラフをスペクトルといいます。強度とはエックス線の量のことで、強度が大きいほどたくさんのエックス線が発生していることを意味します。

(2) 連続エックス線のスペクトル

　電子が原子核の近くを通るほど、より大きく曲げられて放出される連続エックス線のエネルギーも大きくなります。つまり、連続エックス線は、電子と原子核との距離によって、大小さまざまなエネルギーのエックス線が連続的に発生します。連続エックス線のエネルギー分布は、連続スペクトルを示します。

　連続エックス線のうち最大エネルギーを示すものは、エックス線管において加速された電子の運動エネルギーに相当するエネルギーを持ちます。

(3) 特性エックス線のスペクトル

　同じ原子の場合、殻間のエネルギーは常に一定ですので、特性エックス線の波長とエネルギーは、物質ごとにすべて決まっています。そのため、エックス

線管から発生する特性エックス線は、ターゲットの元素に特有な波長を持ちます。特性エックス線のエネルギー分布は、線スペクトルを示します。

▼特性エックス線のエネルギーと波長（概算値）

元素	原子番号	K_α		K_β		L_α	
		波長	エネルギー	波長	エネルギー	波長	エネルギー
銅	29	0.155	8.0	0.139	8.9	1.378	0.9
モリブデン	42	0.071	17.5	0.063	19.6	0.539	2.3
タングステン	74	0.021	59.3	0.018	67.2	0.148	8.4

※単位：波長（nm）　エネルギー（keV）

（4）連続スペクトルと線スペクトル

　下記はエックス線管のモリブデンターゲットに、熱電子を衝突させたときのスペクトルです。管電圧15kVでは、連続エックス線が発生し滑らかな曲線（連続スペクトル）になります。一方、管電圧30kVでは、連続エックス線に特性エックス線の鋭いピーク（線スペクトル）が加わります。

▼連続スペクトルと線スペクトル

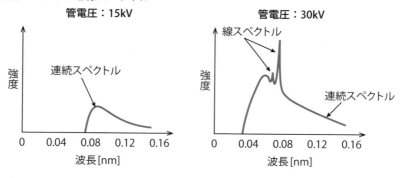

⑤ 特性エックス線の波長と強度の変化　　重要度　★★★

　特性エックス線の波長は、エックス線管の管電流と管電圧を大きくしても変わりませんが、ターゲット元素の原子番号を大きくすると短くなります。

　また、特性エックス線の強度は、エックス線管の管電流と管電圧を大きくすると増大します。

▼特性エックス線の波長と強度の変化

	管電流を大きくすると	管電圧を大きくすると	ターゲット元素の原子番号を大きくすると
波長	変わらない	変わらない	短くなる
強度	増大する	増大する	諸条件で変化する

6 オージェ効果　　　　　　　　　　　　重要度 ★

　オージェ効果とは、電磁波として特性エックス線を放出する代わりに、そのエネルギーをより外側にある軌道電子に与えて、電子を原子の外に放出する現象をいいます。オージェ効果によって放出された電子は、オージェ電子と呼ばれます。原子番号が大きくなるほど、オージェ効果は起こりにくくなります。

▼オージェ効果

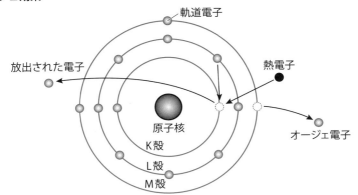

練習問題（○×問題）

① 特性エックス線は、原子核内での遷移に伴い、原子核から放出される。
② 特性エックス線は、連続スペクトルを示す。

解答 ‥‥‥‥‥‥‥‥‥‥‥‥‥‥‥‥‥‥‥‥‥‥‥‥‥‥‥‥‥‥‥‥‥‥‥

① × 特性エックス線は、外殻から内殻へ軌道電子が転移（遷移）して発生します。
② × 特性エックス線は線スペクトル、制動エックス線（連続エックス線）は連続スペクトルを示します。

連続エックス線の
性質の変化

エックス線管の管電流、管電圧、ターゲット元素の原子番号を変えることで、
発生する連続エックス線の性質が変化します。それぞれの条件を変えたときに、
連続エックス線がどのように変化するかを学習します。

1 連続エックス線の性質の制御 　　　重要度 ★

エックス線管から発生する連続エックス線の性質は、管電流、管電圧、ター
ゲット元素の原子番号の三つの条件で制御することができます。

▼連続エックス線の性質を制御する三つの条件

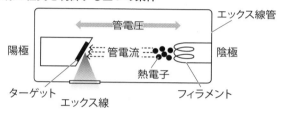

2 連続エックス線の性質の変化 　　　重要度 ★★★

(1) 管電流

管電圧とターゲット元素の原子番号が一定の場合、管電流を増加させると、
連続エックス線は次のようになります。

- ・ 全強度は管電流に比例して増加します。
- ・ 最大エネルギー、最短波長および最高強度を示す波長は変わりません。

▼管電流を増加させた場合の連続スペクトル

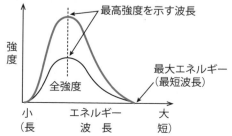

管電流を増加させた場合、色付きの曲線
のように、グラフが上に広がります。
グラフの面積が全強度です。

図の連続スペクトルは、横軸がエネルギーで、前節のスペクトルを左右反転させたものです。わかりやすいように、カッコ内に波長も表記しています。

(2) 管電圧

管電流とターゲット元素の原子番号が一定の場合、管電圧を増加させると、連続エックス線は次のようになります。

- 全強度は管電圧の2乗に比例して増加します。
- 最大エネルギーは、大きくなります。
- 最短波長は、管電圧に反比例して短くなります。
- 最高強度を示す波長は、短くなります。
- 波長の範囲は、長い波長側は変化しませんが、短い波長側に広がります。
- 全体的にエネルギーの大きいエックス線（硬エックス線）の割合が増加しますが、これを線質が硬くなるといいます。

エックス線装置から発生する連続エックス線の最短波長 λ min[nm] が、管電圧Vに反比例して短くなるのは、次の関係が成り立つからです（デュエン-ハントの法則）。

$$\frac{1.24}{V[\text{kV}]} = \lambda \min[\text{nm}]$$

分母の管電圧を増加させると、最短波長 λ min は小さくなります。

▼管電圧を増加させた場合の連続スペクトル

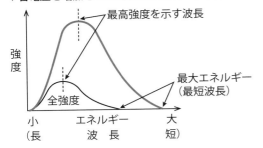

管電圧を増加させた場合、色付きの曲線のように、グラフが上と右に広がります。
グラフの面積が全強度です。

(3) ターゲット元素の原子番号

管電流と管電圧が一定の場合、ターゲット元素の原子番号を大きくすると、連続エックス線は次のようになります。

- 全強度はターゲット元素の原子番号に比例して増加します。
- 最大エネルギー、最短波長および最高強度を示す波長は変わりません。

4

エックス線の管理に関する知識

▼ターゲット元素の原子番号を大きくした場合の連続スペクトル

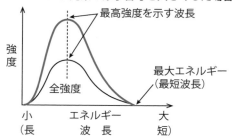

原子番号を大きくした場合、色付きの曲線のように、グラフが上に広がります。
グラフの面積が全強度です

（4）まとめ

　エックス線管の管電流と、ターゲット元素の原子番号を大きくした場合の連続エックス線の性質は、同じ変化をします。

　また、管電圧を大きくした場合、連続エックス線の性質は大きく変化します。

▼連続エックス線の性質の変化のまとめ

性質 ＼ 条件	管電流を大きくすると	管電圧を大きくすると	原子番号を大きくすると
全強度	大きくなる（比例）	大きくなる（2乗に比例）	大きくなる（比例）
最大エネルギー	変わらない	大きくなる	変わらない
最短波長	変わらない	短くなる	変わらない
最高強度を示す波長	変わらない	短くなる	変わらない

③ 連続エックス線の全強度を示す式　　重要度 ★

　エックス線管から発生する連続エックス線の全強度と管電流、管電圧、ターゲット元素の原子番号には、次の関係が成り立ちます。

> $I = kiV^2Z$
> I：全強度、k：比例定数、i：管電流、V：管電圧、Z：原子番号

　先ほど連続エックス線の性質の変化で学習したように、全強度は管電流と原子番号に比例し、管電圧の2乗に比例しますので、Vだけ2乗します。

練習問題（○×問題）

① 管電圧を2倍にして、管電流を1/2にすると、発生する連続エックス線の全強度は大きくなる。
② 管電圧を増加させると、最大エネルギーは低くなる。
③ 管電流を減少させると、連続エックス線の最短波長は長くなる。
④ 管電圧と管電流が一定の場合、ターゲット元素の原子番号が大きいほど、連続エックス線の最高強度を示す波長は短くなる。
⑤ 管電圧を増加させた場合、発生する連続エックス線の線質は硬くなる。
⑥ 比例定数をkとしたとき、エックス線管から発生する連続エックス線の全強度（I）と、管電流（i）、管電圧（V）、ターゲットの元素の原子番号（Z）との関係を実験的に示した式は、$I = ki^2V/Z$で示すことができる。

解答

① ○ 全強度は管電圧の2乗に比例し、管電流に比例します。つまり、管電圧による全強度の変化が2^2倍＝4倍で、管電流による全強度の変化が1/2倍なので、全体の全強度は$4 \times 1/2 = 2$倍に大きくなります。
② × 管電圧を増加させると、最大エネルギーは高くなります。
③ × 管電流を変化させても、連続エックス線の最短波長は変わりません。
④ × ターゲット元素の原子番号を変えても、連続エックス線の最高強度を示す波長は変わりません。
⑤ ○ 全体的にエネルギーの大きいエックス線（硬エックス線）の割合が増加することを線質が硬くなるといいます。
⑥ × 連続エックス線の全強度を示す式は、$I = kiV^2Z$です。

■ポイント

管電圧を変えたときの連続エックス線の性質の変化がポイントになります。

4-9 相互作用

相互作用は、エックス線が物質の原子にぶつかったときに起こる現象のことです。ここではレイリー散乱、コンプトン効果、光電効果、電子対生成の4種類の相互作用を学習します。それぞれの特徴は、頻出です。

1 レイリー散乱　　　　　　　　　　　　　重要度 ★★

(1) レイリー散乱とは

レイリー散乱は、エックス線が原子と弾性的に衝突して運動の向きを変える現象です。弾性的に衝突とは、衝突の前後でエネルギーが変化しない衝突を意味します。

散乱されたエックス線の波長は、入射エックス線の波長と変わりません。

(2) 回折現象

レイリー散乱により散乱したエックス線は、互いに干渉して回折現象を起こします(「4-1 エックス線装置の種類と原理」も参照)。

▼レイリー散乱

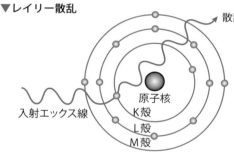

入射エックス線が、原子とぶつかり、波長(エネルギー)は変わらず、方向だけが変わって散乱します。

2 コンプトン効果　　　　　　　　　　　　重要度 ★★★

(1) コンプトン効果とは

コンプトン効果は、エックス線が光子として軌道電子と衝突し、電子が原子の外に飛び出し、光子が運動の方向を変える現象です。

このとき原子の外に飛び出す電子を反跳電子といい、散乱したエックス線の波長は、入射エックス線の波長よりも長くなります。

コンプトン効果は、主に原子の外殻電子と光子との相互作用により生じます。

(2) 散乱線の方向

コンプトン効果により散乱するエックス線の散乱角は、0 〜 180°の間に分布します。また、エックス線の散乱は、入射エックス線のエネルギーが高くなると、後方より前方に多く生じるようになります。

(3) 発生確率

コンプトン効果が発生する確率は、物質の原子番号に比例し、エックス線のエネルギーに反比例します。

▼コンプトン効果

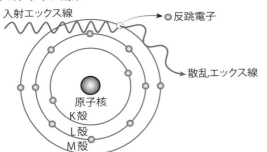

入射エックス線が、軌道電子とぶつかって、原子の外に飛び出します。入射エックス線自体は、波長が長く(エネルギーが小さく)なって散乱します。

3 光電効果　　　　　　重要度 ★★★

(1) 光電効果とは

光電効果は、エックス線が光子として原子に衝突したとき、軌道電子が光子のエネルギーを吸収して原子の外に飛び出し、光子が消滅する現象です。

このとき放出される電子を光電子といい、入射エックス線より小さい運動エネルギーを持ちます。

光電効果は、主に原子の内殻電子と光子との相互作用により生じます。

(2) 蛍光エックス線

光電効果が起こると、特性エックス線が二次的に発生しますが、光電効果に伴って発生する特性エックス線を蛍光エックス線といいます。

(3) 発生確率

光電効果が発生する確率は、概ね物質の原子番号の4.5乗に比例し、エックス線エネルギーの3.5乗に反比例します。つまり、発生確率は物質の原子番号が大きくなるほど増大し、入射エックス線のエネルギーが高くなるほど低下します。

▼光電効果

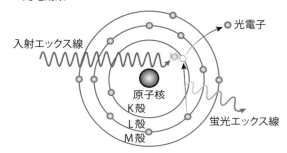

入射エックス線が、原子に吸収され、そのエネルギーで原子から軌道電子が飛び出します。内殻に空位が生じるため、特性（蛍光）エックス線が発生します。

④ 電子対生成　　　重要度 ★★★

（1）電子対生成とは

　電子対生成は、高エネルギーのエックス線が光子として原子核近傍の電場を通過するとき、電子と陽電子の対を生成し、光子が消滅する現象です。

　入射エックス線のエネルギーが、電子2個の静止質量に相当する1.02MeV以上であるときに生じます。

（2）発生確率

　電子対生成が発生する確率は、物質の原子番号の2乗に比例します。また、エックス線のエネルギーが、1.02MeVより大きくなるほど発生確率は増加します。

▼電子対生成

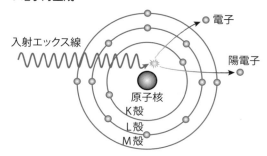

1.02MeV以上のエネルギーの入射エックス線が、原子核の近くで消滅し、二つの電子（電子・陽電子対）を生成します。陽電子は、電子の反粒子でプラスの電荷を持っています。

⑤ エックス線エネルギーと減弱係数の関係　　重要度 ★★★

（1）減弱係数

　減弱係数とは、エックス線が物質を透過するとき、エックス線量が減る割合を表す係数です。下記のグラフは、エックス線の鉄に対する減弱係数と各相互

作用の占める割合を描いたものです。

▼**エックス線エネルギーと減弱係数の関係（鉄）**

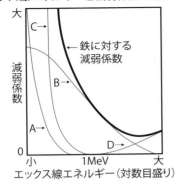

左記のグラフでは、
A＝レイリー散乱
B＝コンプトン効果
C＝光電効果
D＝電子対生成
を表しています。
減弱係数が大きいほど、相互作用の
起こる確率が高いことを意味します。

（2）各種相互作用の起こる確率

　上記のグラフから次のことが読み取れます。

> ・ 入射エックス線のエネルギーが小さいとき、光電効果が起こる確率は、
>   コンプトン効果が起こる確率より大きい。
> ・ 光電効果が生じる確率は、入射エックス線のエネルギーが増大すると、
>   コンプトン効果に比べて急激に低下する。
> ・ エネルギー 1MeV程度のエックス線が鉄を透過するとき、コンプトン効
>   果の起こる確率が光電効果の生じる確率より大きくなる。

練習問題（○×問題）

① コンプトン効果の散乱エックス線の波長は、入射エックス線の波長に等しい。
② 光電効果の光電子は、入射エックス線に等しい運動エネルギーを持つ。

解答
① × コンプトン効果では、散乱エックス線の波長が長くなります。
② × 光電子の運動エネルギーは、入射エックス線エネルギーより小さくな
　　ります。

演習問題4-2

■問1
【令和4年10月公表試験問題】 ☑ ☑ ☑

エックス線に関する次の記述のうち、正しいものはどれか。

(1) エックス線は、荷電粒子の流れである。

(2) エックス線は、直接電離放射線である。

(3) 制動エックス線のエネルギー分布は、連続スペクトルを示す。

(4) エックス線の光子は、電子と同じ質量をもつ。

(5) エックス線の波長 λ と振動数 ν との間には、光の速度を c とすると、$\lambda / \nu = c$ の関係が成立する。

■問2
【令和3年4月公表試験問題】 ☑ ☑ ☑

特性エックス線に関する次の記述のうち、正しいものはどれか。

(1) 特性エックス線の波長は、ターゲット元素の原子番号が大きくなると長くなる。

(2) ターゲット元素がタングステンの場合のK励起電圧は、タングステンより原子番号の小さい銅やモリブデンの場合に比べて高い。

(3) 管電圧がK励起電圧を下回るときは、K系列以外の系列の特性エックス線も発生することはない。

(4) K殻電子が電離されたことによって特性エックス線が発生することをオージェ効果という。

(5) 特性エックス線は、原子核のエネルギー準位の遷移に伴い、原子核から放出される。

■問3
【令和4年4月公表試験問題】

エックス線管の管電流又は管電圧の変化に対応したエックス線の発生に関する次の記述のうち、誤っているものはどれか。

(1) 管電流を一定にして管電圧を上げると、エックス線の全強度は管電圧に比

例して増加する。

(2) 管電圧を一定にして管電流を上げると、エックス線の全強度は管電流に比例して増加する。

(3) 管電圧を一定にして管電流を上げても、エックス線の最大エネルギーは変わらない。

(4) 管電流を一定にして管電圧を上げると、エックス線の最大エネルギーは高くなる。

(5) 管電流を一定にして管電圧を上げると、エックス線の最短波長は管電圧に反比例して短くなる。

■ **問4**　　　　　　　　　　【平成29年4月公表試験問題】　

次のAからDまでのエックス線と物質との相互作用について、その作用によって入射エックス線が消滅してしまうものの組合せは (1) ～ (5) のうちどれか。

A　　レイリー散乱

B　　光電効果

C　　コンプトン効果

D　　電子対生成

(1) A, B　　　(2) A, C　　　(3) B, C　　　(4) B, D　　　(5) C, D

■ **問5**　　　　　　　　　　【令和5年4月公表試験問題】　

エックス線と物質との相互作用に関する次の記述のうち、誤っているものはどれか。

(1) 入射エックス線のエネルギーが中性子1個の静止質量に相当するエネルギー以上になると、電子及び陽電子を生じる電子対生成が起こるようになる。

(2) コンプトン効果とは、エックス線光子と原子の軌道電子とが衝突し、電子が原子の外に飛び出し、光子が運動の方向を変える現象である。

(3) コンプトン効果による散乱エックス線は、入射エックス線のエネルギーが高くなるほど前方に散乱されやすくなる。

(4) 光電効果とは、原子の軌道電子がエックス線光子のエネルギーを吸収して原子の外に飛び出し、光子が消滅する現象である。

(5) 光電効果が起こる確率は、エックス線のエネルギーが高くなるほど低下する。

4

エックス線の管理に関する知識

演習問題

解 答 ・ 解 説

■問1 【解答（3）】

（1）は誤り。エックス線やガンマ線は、高エネルギーを持つ短波長の電磁波です。一方で、アルファ線やベータ線は、高エネルギーの荷電粒子の流れです。

（2）は誤り。エックス線は、電荷を持たない電離放射線なので、間接電離放射線です。

（3）は正しい。

（4）は誤り。エックス線を含む電磁波の光子は、質量を持っていません。ちなみに、電子は9.109×10^{-31} kgの質量を持ちます。

（5）は誤り。エックス線の波長 λ と振動数 ν との間には、光の速度をcとすると、$\lambda \nu = c$の関係が成立します。

「4-6 エックス線の基礎知識」、「4-7 エックス線の性質」参照

■問2 【解答（2）】

（1）は誤り。特性エックス線の波長は、エックス線管の管電流と管電圧を大きくしても変わりませんが、ターゲット元素の原子番号が大きくすると短くなります。

（2）は正しい。

（3）は誤り。管電圧が、K励起電圧を下回るときでも、L系列やM系列など他の系列の特性エックス線が発生することがあります。

（4）は誤り。オージェ効果とは、電磁波として特性エックス線を放出する代わりに、そのエネルギーをより外側にある軌道電子に与えて、電子を原子の外に放出する現象をいいます。

（5）は誤り。特性エックス線は、軌道電子がエネルギー準位の高い軌道から低い軌道へと転移するとき発生します。

「4-7 エックス線の性質」参照

■問3 【解答（1）】

（1）は誤り。管電圧を上げると、エックス線の全強度は管電圧の2乗に比例して増加します。

（2）は正しい。全強度は管電流に比例して増加します。

（3）は正しい。管電圧が一定なので、エックス線の最大エネルギーは変わりません。なお、管電流とターゲット元素の原子番号は、エックス線の最大エネルギーに影響しません。

（4）は正しい。管電圧を上げると、エックス線の最大エネルギーは高くなります。

（5）は正しい。管電圧を上げると、エックス線の最短波長は、管電圧に反比例して短くなります。

「4-8 連続エックス線の性質の変化」参照

■問4　【解答（4）】

B 光電効果とD 電子対生成では、入射エックス線（光子）は消滅します。

「4-9 相互作用」参照

■問5　【解答（1）】

（1）は誤り。電子対生成は、入射エックス線のエネルギーが、電子2個の静止質量に相当する1.02MeV以上であるときに生じます。

（2）は正しい。ちなみに、コンプトン効果により原子の外に飛び出す電子は反跳電子といいます。

（3）は正しい。ちなみに、コンプトン効果により散乱するエックス線の波長は、入射エックス線の波長より長くなり、散乱角は、0 〜 180°の間に分布します。

（4）は正しい。ちなみに、光電効果により原子から放出される電子を光電子といいます。

（5）は正しい。なお、光電効果が生じる確率は、入射エックス線のエネルギーが増大すると、コンプトン効果に比べて急激に低下します。

「4-9 相互作用」参照

4-10 単一エネルギーの エックス線の減弱

この節では、特性エックス線のようにエネルギーが一定で、一方向にのみ照射されるエックス線が、物質で減弱するときの効果を学習します。半価層、1/10価層、減弱係数の関係をしっかりと理解しましょう。

1 エックス線の線質　　　　　　重要度 ★★

（1）条件

エックス線を物質に照射すると、前節で学んだ4種類の相互作用によって減弱されます。これら相互作用の大きさは、入射エックス線のエネルギーや線束の広がりなどの影響を受けます。

この節では、この影響を取り除くため、単一エネルギーで細い平行線束のエックス線が、物質を透過する場合の減弱について学習します。

（2）単一エネルギーのエックス線

連続エックス線から単一エネルギーのエックス線を取り出すには、フィルタやモノクロメータという装置を用います。

（3）細い平行線束のエックス線

通常エックス線管から照射されるエックス線は、円錐状に照射されます。

細い平行線束を作るためには、コリメータという装置を用います。コリメータには、鉛板に穴を開けたものなどがあります。

▼単一エネルギーで細い平行線束のエックス線の作り方

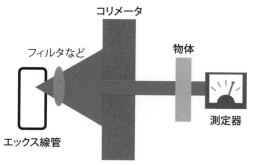

特性エックス線のようにエネルギーが一定で、真っ直ぐ一方向にのみ照射されるエックス線が物体に照射されます。

2　エックス線の相対強度と物体の厚さ　重要度 ★★

　前ページの物体の厚さを変化させたとき、測定器で検出されるエックス線の相対強度（I/I_0）と物体の厚さ（x）の関係をグラフにすると、次のように右肩下がりの曲線になります。

▼エックス線の相対強度と物体の厚さ

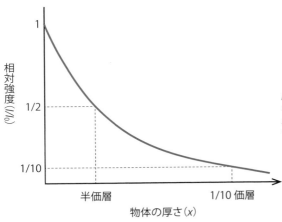

$I/I_0＝1/2$ となる物体の厚さ（x）を半価層といいます。また、これが 1/10 になるときの厚さを 1/10 価層といいます。

3　減弱の式　重要度 ★★★

　上図の曲線の下がり方は、減弱係数の大きさで決まります。
　減弱係数を μ、物体の厚さを x としたとき、物体を透過した後のエックス線の強さ（I）と物体を透過する前のエックス線の強さ（I_0）は次の関係式で表すことができます。

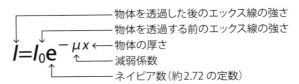

　また、ネイピア数の e を exp（エクスポネンシャル）として、次のように表すこともできます。表し方が異なるだけで、上記関係式と全く同じ意味です。

$$I = I_0 \exp(-\mu x)$$

④ 半価層・1/10価層　　重要度 ★★★

(1) 半価層

エックス線の強さを半分に弱める物体の厚さのことを、半価層といいます。半価層は、cm、mm、mなど長さの単位で表します。

半価層の厚さをhとしたとき、$I = I_0 e^{-\mu x}$の関係から次の式が得られます。

$$I/I_0 = e^{-\mu h} = 1/2$$

この式に対数を使って計算すると、半価層hと減弱係数μとの間には、次の関係が成り立ちます。

$$\mu h = \log_e 2$$

この式を変形すると次のようになります。

$$h = \log_e 2 / \mu$$

これにより半価層hは、減弱係数μに反比例することがわかります。

なお、$\log_e 2$を計算すると、およそ0.693になります。

（「3-19 エックス線のエネルギーの計算」1の(1) 参照）

(2) 1/10価層

エックス線の強さを1/10に弱める物体の厚さのことを、1/10価層といいます。半価層の計算と同様に、1/10価層の厚さをHとしたとき、1/10価層Hと減弱係数μとの間には、次の関係が成り立ちます。

$$\mu H = \log_e 10$$

なお、$\log_e 10$を計算すると、およそ2.303になります。

(3) 半価層・1/10価層の関係

「$\mu h = \log_e 2$」と「$\mu H = \log_e 10$」は、それぞれに減弱係数μが含まれているので、代入して計算することができます。

$\mu h = \log_e 2$を変形すると次のようになります。

$\mu = \log_e 2 / h$

これを$\mu H = \log_e 10$に代入します。

$(\log_e 2 / h)\, H = \log_e 10$

この式を変形すると次のようになります。

$H = (\log_e 10 ／ \log_e 2)\, h$

このように1/10価層Hと半価層hとの間には、$H = \dfrac{\log_e 10}{\log_e 2}\, h$の関係があることがわかります。

さらに、$H = (\log_e 10 ／ \log_e 2)\, h$を計算すると次のようになります。

$H = (2.303 ／ 0.693)\, h$

$H \fallingdotseq 3.32h$

半価層の約3.3倍に相当する厚さが、1/10価層だとわかります。

（4）半価層への影響

・**半価層に影響を与える要因**

半価層hの値に影響を与える要因には、次の二つがあります。

①入射エックス線のエネルギー

②物体を構成する元素の種類（原子番号）

なお、半価層の値は、エックス線の線量率によって変化しません。

・**入射エックス線のエネルギー**

硬エックス線（高エネルギーのエックス線）の場合は、軟エックス線（低エネルギーのエックス線）の場合より、半価層の値が大きくなります。

たとえば、各種相互作用が起こりやすいとされるエネルギー範囲が10keVから1MeV程度までのエックス線に対する鉄の半価層の値は、エックス線のエネルギーが高くなるほど大きくなります。

・**物体を構成する元素の種類（原子番号）**

物体を構成する元素の種類（原子番号）が大きくなるほど、半価層の値は小さくなります。

たとえば、アルミニウムや鉄の半価層は、鉛の半価層より大きくなります。

▼**主な物質の半価層**

使用管電圧（kV）	半価層（cm）		
	コンクリート	鉄	鉛
50	0.636	0.0361	0.00665
100	1.70	0.202	0.0276
150	2.14	0.461	0.0345

※ このエックス線は、大幅に減弱した太い線束の連続エックス線です。

出典：厚生労働省『医政発0331第16号　平成26年3月31日　「医療法施行規則の一部を改正する省令の施行について」の一部改正について』-「表9 大幅に減衰したエックス線の広いビームに対する半価層(t1／2)および1／10価層(t1／10)」(https://www.jrias.or.jp/statute/pdf/iseisihatu0331_16.pdf)

4

エックス線の管理に関する知識

5 減弱係数 重要度 ★★★

(1) 線減弱係数

　エックス線が物体を通り抜けるときに強さが弱くなる割合を表す係数を、線減弱係数といいます。本書では、単に減弱係数という場合は線減弱係数を指します。

　線減弱係数の単位は、長さの逆数で表すため、物体の厚さ x を cm で表したときの線減弱係数 μ の単位は、cm^{-1} です。ほかに mm^{-1}、m^{-1} などで表すこともあります。

　線減弱係数は、次の式で求めることができます。

$$\text{線減弱係数} \, \mu \, [\mathrm{cm}^{-1}] = \frac{\log_e 2}{\text{半価層} \, h [\mathrm{cm}]}$$

（「3-19 エックス線のエネルギーの計算」1の（2）参照）

(2) 質量減弱係数

　物質の密度が異なれば線減弱係数も異なります。密度による影響をなくすために、線減弱係数を密度で割った質量減弱係数を用いることもあります。

　質量減弱係数の単位は、cm^2/g、m^2/kg などで表します。

　質量減弱係数 μ_m は、線減弱係数 μ を密度 ρ で割って求めます。

$$\text{質量減弱係数} \, \mu_m [\mathrm{cm}^2/\mathrm{g}] = \frac{\text{線減弱係数} \, \mu \, [\mathrm{cm}^{-1}]}{\text{密度} \, \rho \, [\mathrm{g/cm}^3]}$$

（「3-19 エックス線のエネルギーの計算」1の（3）参照）

(3) 減弱係数への影響

・減弱係数に影響を与える要因

　減弱係数 μ の値に影響を与える要因には、次の二つがあります。

①入射エックス線のエネルギー

②物体を構成する元素の種類（原子番号）

　これらは、半価層に影響を与える要因と同じです。したがって、エックス線の強度や物体の厚さによって変化しません。

・入射エックス線のエネルギー

　エネルギーが1MeV程度までのエックス線では、入射エックス線のエネルギーが高くなるほど、減弱係数の値は小さくなります。

・物体を構成する元素の種類（原子番号）

　物体を構成する元素の種類（原子番号）が大きくなるほど、減弱係数の値は大きくなります。

練習問題（○×問題）

① 半価層 h（cm）と減弱係数 μ（cm^{-1}）との間には、$\mu h = \log_{10} 2$ の関係がある。

② 1/10価層 H（cm）と半価層 h（cm）との間には、$H = (\log_e 2 / \log_e 10)h$ の関係がある。

③ 軟エックス線の場合は、硬エックス線の場合より、半価層の値が小さい。

④ 半価層は、エックス線の線量率が高くなると厚くなる。

⑤ 半価層の10倍の厚さでは、エックス線の強度は1/20になる。

⑥ 減弱係数の値に影響を与えるものとして、入射エックス線のエネルギーと物体の厚さがある。

解答

① × $\mu h = \log_{10} 2$ ではなく、$\mu h = \log_e 2$ の関係があります。

② × $H = (\log_e 2 / \log_e 10)h$ ではなく、$H = (\log_e 10 / \log_e 2)h$ の関係があります。

③ ○ そのとおりです。軟エックス線（低エネルギーのエックス線）の場合は、半価層の値が小さくなります。

④ × 半価層の値は、エックス線の線量率によって変化しません。

⑤ × 半価層の10倍の厚さでは、エックス線の強度は、$(1/2)^{10}$ なので1/1024になります。

⑥ × 減弱係数の値に影響を与える要因は、入射エックス線のエネルギーと物体を構成する元素の種類（原子番号）です。

■ポイント

半価層と減弱係数に影響を与える要因の依存関係のまとめです。

	エックス線のエネルギー		元素の種類（原子番号）	
	小さい場合	大きい場合	小さい場合	大きい場合
半価層	小さい	大きい	大きい	小さい
減弱係数	大きい	小さい	小さい	大きい

4-11 連続エックス線の減弱

この節では、連続エックス線のようにエネルギー範囲に広がりがあり、一方向にのみ照射されるエックス線が、物質で減弱するときの効果を学習します。実効エネルギーと平均減弱係数の関係は押さえましょう。

1 エックス線の線質　　　　重要度 ★

　この節では、連続エックス線が細い平行線束で物体を透過する場合の減弱について学習します。

2 連続エックス線の減弱　　　　重要度 ★★★

(1) 連続エックス線の減弱について

　前節の単一エネルギーのエックス線と同じように減弱係数や半価層は、入射エックス線のエネルギーと物体を構成する元素の種類（原子番号）に影響されます。

　しかし、大小さまざまなエネルギーを持つ連続エックス線では、その効果が少し複雑になります。

(2) エネルギーによる減弱について

　連続エックス線が物体を透過する場合、低エネルギー成分のエックス線は、高エネルギー成分よりも減弱係数が大きくなります。

　また、エックス線装置の管電圧を高めると、発生するエックス線のエネルギーが大きくなりますので、減弱されにくいものになります。

▼連続エックス線の減弱

低エネルギー成分のエックス線　　　物体

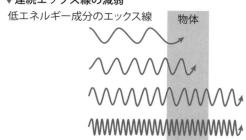

低エネルギーのエックス線でも、物体を透過するものもあり、反対に高エネルギーのエックス線でも物体で減弱するものもあります。

高エネルギー成分のエックス線

(3) 全強度の変化

　連続エックス線が物体を透過すると、その全強度は低下しますが、特に低エネルギー成分の減弱が大きくなります。

　そのため最高強度を示すエックス線エネルギーは、高い方へ移動します。

　次の図は、管電圧60kVのエックス線装置を使って、アルミニウム板に照射したとき、連続エックス線が板を透過する前と透過した後でスペクトルがどう変化するかを表しています。

▼連続エックス線の全強度の変化

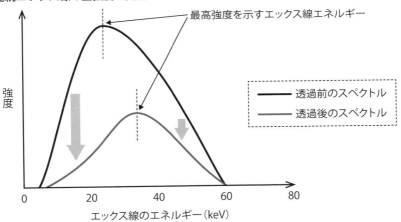

(4) 物質による減弱について

　原子番号が大きい物質ほど減弱係数が大きくなりますので、連続エックス線を厚さの等しい鋼板と鉛板にそれぞれ透過させた場合には、鉛板の方が減弱は大きくなります。

3 実効エネルギーと平均減弱係数　　重要度 ★★★

(1) 実効エネルギー

　連続エックス線では、単一エネルギーと同じ透過力を持つエネルギーのことを実効エネルギーといいます。

　連続エックス線が物体を透過すると、実効エネルギーは物体の厚さの増加に伴い高くなります。また、物体が十分厚くなるとほぼ一定になります。

（2）平均減弱係数

　実効エネルギーに対応した減弱係数のことを平均減弱係数といいます。

　連続エックス線が物体を透過すると、平均減弱係数は物体の厚さの増加に伴い小さくなります。また、物体が十分厚くなるとほぼ一定になります。

▼実効エネルギーと平均減弱係数

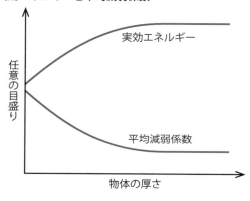

連続エックス線の実効エネルギーが高くなると、平均減弱係数は小さくなります。

（3）半価層への影響

　実効エネルギーによって平均減弱係数が変化しますので、半価層の厚さは、同じ物体であっても、照射するエックス線の実効エネルギーによって異なります。

　次の表では、エックス線装置の管電圧を変えて、アルミニウム板に照射したときの半価層の厚さとそれから求めた実効エネルギー、第2半価層の厚さを示します。第2半価層とは、半価層の厚さを基準に全強度が1/4になるまでの厚さです。また、第2半価層と区別するとき、最初の半価層を第1半価層といいますが、ここでは半価層の表記で統一します。

▼実効エネルギーと半価層

管電圧（kV）	実効エネルギー（keV）	半価層（cm）	第2半価層（cm）
60	29	0.21	0.29
80	32	0.27	0.40
100	35	0.33	0.52
120	38	0.39	0.63

出典：「診断領域X線の線質表現法として用いられる実効エネルギーの問題点」日本放射線技術学会雑誌
　　　第67巻第10号 P.1322　より改変
　　　https://www.jstage.jst.go.jp/article/jjrt/67/10/67_10_1320/_pdf

4　エックス線の相対強度と物体の厚さ　　重要度 ★★

　連続エックス線が物体を透過するとき、透過エックス線の全強度が物体に入射する直前の全強度の1/2になる物体の厚さ（半価層）をHaとし、直前の全強度の1/4になる物体の厚さ（半価層＋第2半価層）をHbとすれば、HbはHaの2倍よりも大きくなります。

　これは前ページ表の半価層と第2半価層の厚さを見てもわかります。

　この効果が起こる原因は、低エネルギー成分のエックス線は物体の浅いところで減弱しやすく、高エネルギー成分のエックス線は物体の深いところまで到達しやすいからです。

▼連続エックス線の相対強度と物体の厚さ

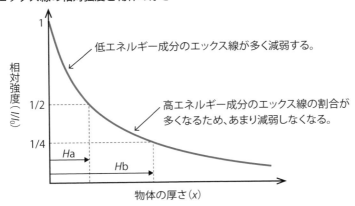

練習問題（○×問題）

① 連続エックス線は、物体を透過しても、その全強度は変わらない。
② 連続エックス線が物体を透過すると、最高強度を示すエックス線エネルギーは、高い方へ移動する。
③ 連続エックス線が物体を透過すると、実効エネルギーは物体の厚さの増加に伴い低くなる。

解答 ･･･
① × 連続エックス線は、物体を透過すると、全強度が低下します。
② ○ そのとおりです。低エネルギー成分のエックス線が多く減弱するからです。
③ × 実効エネルギーは物体の厚さの増加に伴い高くなります。

4　エックス線の管理に関する知識

4-12 再生係数

一方向にのみ照射されるエックス線とは異なり、円錐状に広がったエックス線を物体に照射すると、散乱エックス線の影響が現れます。この節では、散乱エックス線の影響を表す再生係数について学習します。

1 太い線束のエックス線　重要度 ★

　細い平行線束のエックス線が物体を透過する場合、その一部はレイリー散乱やコンプトン効果などの相互作用を起こし、散乱線が発生します。

　その結果、物体を透過後のエックス線は、その厚さによって指数関数的に減弱し、物体を直進した透過線のみ測定器に到達します。

　しかし、太い線束のエックス線では、物体を直進した透過線に加えて散乱線も測定器に入ってしまいます。

　これにより細い平行線束のエックス線の場合に比べて、測定値が大きくなります。

▼細い線束（左）と太い線束（右）の違い

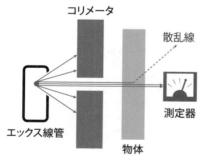
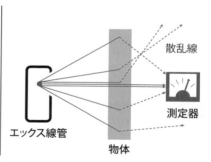

太い線束では、散乱線が測定器に入ることがあります。

2 再生係数　重要度 ★★★

　物体を直進して透過し、測定点に到達した透過線の強度を I_P とし、物体により散乱されて、測定点に到達した散乱線の強度を I_S とすると、測定器に入るエックス線量は $I_P + I_S$ となります。

　$I_P + I_S$ を I_P で割った値を、再生係数（ビルドアップ係数）B といいます。

$$B = \frac{I_P + I_S}{I_P} = 1 + \frac{I_S}{I_P}$$

　この式のとおり再生係数は、一般に1より大きいため、1未満となることはありません。なお、散乱線が測定されない細い平行線束のエックス線では、再生係数は1になります。

3　再生係数を用いた減弱の式　　重要度　★★

　単一エネルギーのエックス線の細い平行線束が厚さxの物体に垂直に入射する場合、入射したエックス線の強度をI_0、透過した直後のエックス線の強度をI、線減弱係数をμとすれば、Iは次の式によって表されました。

（「4-10 単一エネルギーのエックス線の減弱」を参照）

$$I = I_0 \exp(-\mu x)$$

　しかし、線束が太いときには、再生係数Bを用いて、次の式によって表すことができます。

$$I = B I_0 \exp(-\mu x)$$

　物体を透過した直後のエックス線の強度は、再生係数と比例関係にあるので、右辺にBを掛けるだけです。

4　再生係数への影響　　重要度　★★★

（1）再生係数に影響を与える要因
・入射エックス線のエネルギーと物体の材質

　相互作用の起こりやすさは、入射エックス線のエネルギーと物体を構成する元素の種類（原子番号）に依存します。

　そのため再生係数は、入射エックス線のエネルギーや物体の材質によって変化します。

・物体の厚さ

　物体の厚さが厚くなると、散乱を起こす物体の体積が増加し、散乱線の強度I_Sも増加します。したがって、再生係数は、物体の厚さが厚くなるほど大きくなります。

▼物体の厚さの影響

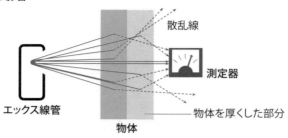

・照射面積（線束の広がり）

　照射面積（線束の広がり）が大きくなると、散乱を起こす物体の体積が増加し、散乱線の強度I_Sも増加します。したがって、再生係数は、物体への照射面積（線束の広がり）が大きいほど大きくなります。

▼照射面積（線束の広がり）の影響

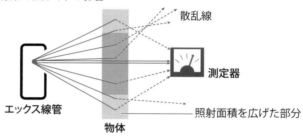

（2）再生係数に影響を与えない要因

・線量率

　エックス線の強度が増加すると、透過線の強度I_Pと散乱線の強度I_Sは、同じ割合で増加します。そのため再生係数は、入射エックス線の線量率の影響を受けません。

5　物体と測定器の距離　　　　　　　　　重要度　★★

　物体と測定器の距離が遠くなると、散乱角が大きい散乱線は測定器に入らなくなるので、散乱線の強度I_Sが小さくなります。

　そのため再生係数は、物体に近い箇所における値よりも、遠い箇所における値の方が小さくなり、物体から離れるほどその値は1に近づきます。

▼物体と測定器の距離の影響

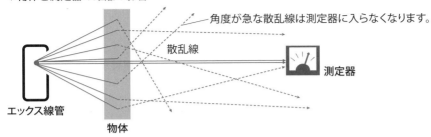

角度が急な散乱線は測定器に入らなくなります。

散乱線

測定器

エックス線管

物体

6　再生係数による減弱曲線の変化　　　　重要度　★★

　細い線束のエックス線と太い線束のエックス線を同じ物体に照射した場合、エックス線の相対強度（I/I_0）と物体の厚さの関係をグラフにすると、その曲線（減弱曲線）の傾き方に違いが現れます。

　太い線束のエックス線では、散乱線が加わるため、細い線束のエックス線より減弱曲線の勾配は緩やかになり、見かけ上、減弱係数が小さくなります。

▼減弱曲線の変化

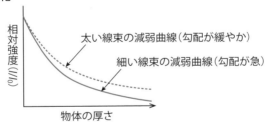

相対強度（I/I_0）

太い線束の減弱曲線（勾配が緩やか）

細い線束の減弱曲線（勾配が急）

物体の厚さ

練習問題（○×問題）

① 太い線束の減弱の式は、$I = I_0\exp(-\mu x/B)$ で、B は1より小さい。

② 再生係数は、入射エックス線の線量率が高いほど小さくなる。

解答

①　×　正しくは、$I = BI_0\exp(-\mu x)$ で、B は1より大きくなります。

②　×　再生係数は、入射エックス線の線量率の影響を受けません。

■ポイント

　試験では、エックス線を照射する物体のことを、物質や吸収体と表記することもありますが、この節では物体で統一しました。

散乱線と空気カーマ率

エックス線による作業を行うとき、散乱線の被ばくに注意が必要です。この節では、エックス線のエネルギー、散乱角、物体の種類や厚さによって、散乱線の大きさがどのように変化するのかを学習します。

1 空気カーマ率 　　　　　　　　　　　　　　　　　　　　　重要度 ★

エックス線が空気中に与えたエネルギーは、空気カーマ（単位：Gy）で表されます。また、単位時間当たりの空気カーマが、空気カーマ率（単位：Gy/h）です。この節では、線量の大きさを表すのに、空気カーマ率を用います（「3-1 放射線の単位」を参照）。

2 エックス線の散乱 　　　　　　　　　　　　　　　　　　　　重要度 ★

(1) 散乱線の発生

次の図は、細い線束のエックス線を物体に対して垂直に照射したもので、レイリー散乱やコンプトン効果が起こり、散乱線が発生しています。

▼散乱線の発生

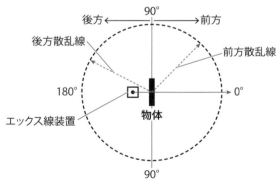

(2) 散乱角

散乱角は、物体を透過したエックス線の直進方向を0°とし、エックス線入射方向を180°とします。

(3) 前方散乱線・後方散乱線

　物体よりも前方（0°〜 90°）の散乱線を前方散乱線、物体よりも後方（90°〜180°）の散乱線を後方散乱線といいます。

3　空気カーマ率への影響　　　　　　　　　重要度　★

　前方散乱線と後方散乱線の空気カーマ率は、エックス線のエネルギー、散乱角、物体の種類、物体の厚さの四つの要因によって異なります。

4　エックス線のエネルギー　　　　　　　　重要度　★★

(1) コンプトン効果の散乱線の影響

　通常使用するエックス線装置のエネルギー範囲では、コンプトン効果の散乱線が、空気カーマ率に大きな影響を及ぼします。

　次の図は、コンプトン効果で発生した散乱線の角度分布を表したもので、入射エックス線のエネルギーが高くなるほど、前方散乱線の割合が増加していることがわかります。

　したがって、エックス線は、そのエネルギーが高くなるにつれ、後方より前方に散乱されやすくなります。

▼コンプトン効果による散乱線の角度分布

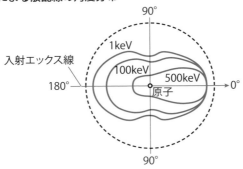

(2) 管電圧

　管電圧を高くすると、入射エックス線のエネルギーが高くなると同時に、入射するエックス線量も大幅に増加します。

　このため、後方散乱線の空気カーマ率は、管電圧が高くなるに従って増加します。

⑤　散乱角　　　　　　　　重要度　★★★

　前方散乱線の空気カーマ率は、散乱角が大きくなるに従って減少します。

　一方、後方散乱線の空気カーマ率は、エックス線装置の影になるような位置を除き、散乱角が大きくなるに従って増加します。

　散乱線の空気カーマ率は、散乱角が90°のときに最も小さくなります。

▼空気カーマ率と散乱角の関係

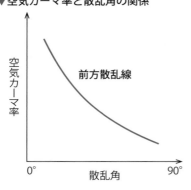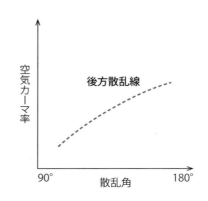

⑥　物体の種類　　　　　　重要度　★★

　後方散乱線の空気カーマ率は、同じ厚さであれば、鋼板や鉛板よりアルミニウム板の方が大きくなります。

　なお、壁材などに使われるコンクリートは、比重がアルミニウムと近いため、後方散乱線の空気カーマ率もアルミニウムと同程度になります。

▼空気カーマ率と物体の種類の関係

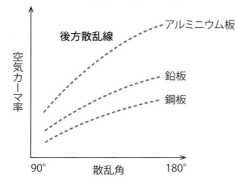

原子番号が大きいほど減弱係数は大きくなりますが、物体で吸収されるエックス線も増えると考えられます。そのため後方散乱線の空気カーマ率は、原子番号に依存していません。

7 物体の厚さ　　　　　　　　　　　重要度 ★★★

前方散乱線の空気カーマ率は、物体の板厚が増すに従って減少します。

一方、後方散乱線の空気カーマ率は、物体の板厚が増すと増加しますが、ある厚さ以上になるとほぼ一定となります。

▼空気カーマ率と物体の厚さの関係

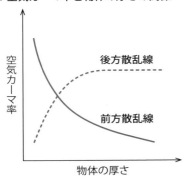

物体の厚さが増すと散乱線が外に出られなくなるため、後方散乱線の空気カーマ率は一定になります。

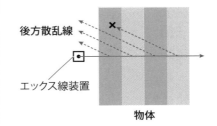

練習問題（○×問題）

① 次の図のようにエックス線装置を使い、鋼板に垂直にビームを照射したときのそれぞれの散乱角の空気カーマ率は、A＜B、C＞Dである。

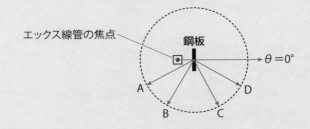

解答

① × 散乱線の空気カーマ率は、散乱角が90°のときに最も小さくなります。したがって、空気カーマ率は、散乱角Aの方がBよりも大きく、散乱角Dの方がCよりも大きくなります（A＞B、C＜D）。

■ポイント

　試験では、エックス線を照射する物体のことを、散乱体や被照射体と表記することもありますが、この節では物体で統一しました。

演習問題4-3

問　　題

■問1　　　　　　　　　【令和4年4月公表試験問題】　☑☑☑

　単一エネルギーの細いエックス線束が物体を透過するときの減弱に関する次の記述のうち、正しいものはどれか。

(1) 半価層 h（cm）は、減弱係数 μ（cm^{-1}）に反比例する。
(2) 半価層は、エックス線のエネルギーが変わっても変化しない。
(3) 半価層は、エックス線の線量率が高くなると厚くなる。
(4) 軟エックス線の場合は、硬エックス線の場合より、半価層が厚い。
(5) 1/10価層 H（cm）と半価層 h（cm）との間には、$H = \dfrac{\log_e 2}{\log_e 10} h$ の関係がある。

■問2　　　　　　　　　【令和3年10月公表試験問題】　☑☑☑

　連続エックス線が物体を透過する場合の減弱に関する次の記述のうち、誤っているものはどれか。

(1) 連続エックス線が物体を透過すると、実効エネルギーは物体の厚さの増加に伴い低くなる。
(2) 連続エックス線が物体を透過すると、全強度は低下し、特に低エネルギー成分の減弱が大きい。
(3) 連続エックス線が物体を透過すると、最高強度を示すエックス線エネルギーは、高い方へ移動する。
(4) 連続エックス線の実効エネルギーが高くなると、平均減弱係数は小さくなる。
(5) 連続エックス線が物体を透過するとき、透過エックス線の全強度が物体に入射する直前の全強度の1/2になる物体の厚さを Ha とし、直前の全強度の1/4になる物体の厚さを Hb とすれば、Hb は Ha の2倍よりも大きい。

■問3　【令和3年4月公表試験問題】☑☑☑

単一エネルギーで太い線束のエックス線が物質を透過するときの減弱及び再生係数（ビルドアップ係数）に関する次の記述のうち、誤っているものはどれか。

(1) 再生係数は、入射エックス線の線量率が高くなるほど小さくなる。
(2) 再生係数は、物質への照射面積が大きいほど大きくなる。
(3) 再生係数は、物質の厚さが薄くなるほど小さくなる。
(4) 再生係数は、透過後、物質から離れるほど小さくなり、その値は1に近づく。
(5) 太い線束のエックス線では、散乱線が加わるため、細い線束のエックス線より減弱曲線の勾配は緩やかになり、見かけ上、減弱係数が小さくなる。

■問4　【令和5年4月公表試験問題】☑☑☑

エックス線の散乱に関する次の文中の　　　内に入れるAからCの語句又は数値の組合せとして、正しいものは(1)～(5)のうちどれか。

「エックス線装置を用い、管電圧200kVで、厚さが20mmの鋼板及びアルミニウム板のそれぞれにエックス線のビームを垂直に照射し、散乱角135°方向の後方散乱線の空気カーマ率を、照射野の中心から2mの位置で測定し、その大きさを比較したところ、　A　の後方散乱線の方が小さかった。

次に、同じ照射条件で、鋼板について、散乱角120°及び135°の方向の後方散乱線の空気カーマ率を、照射野の中心から2mの位置で測定し、その大きさを比較したところ、　B　の方向の方が小さかった。

また、同じ照射条件で、鋼板について、散乱角30°及び60°の方向の前方散乱線の空気カーマ率を、照射野の中心から2mの位置で測定し、その大きさを比較したところ、　C　の方向の方が小さかった。」

	A	B	C
(1)	アルミニウム板	120°	60°
(2)	アルミニウム板	135°	30°
(3)	アルミニウム板	135°	60°
(4)	鋼板	120°	60°
(5)	鋼板	135°	30°

解 答 ・ 解 説

■問1 【解答 (1)】

(1) は正しい。半価層hは、減弱係数μに反比例します。

(2) は誤り。半価層の値は、エックス線のエネルギーが高くなるほど大きくなります。

(3) は誤り。半価層の値は、入射エックス線のエネルギーと物体を構成する元素の種類によって変わります。エックス線の線量率が高くなっても変わりません。

(4) は誤り。軟エックス線 (低エネルギーのエックス線) の場合は、硬エックス線 (高エネルギーのエックス線) の場合より、半価層が薄くなります。

(5) は誤り。1/10価層Hと半価層hとの間には、$H = \dfrac{\log_e 10}{\log_e 2} h$の関係があります。

「4-10 単一エネルギーのエックス線の減弱」参照

■問2 【解答 (1)】

(1) は誤り。連続エックス線が物体を透過すると、実効エネルギーは物体の厚さの増加に伴い高くなります。また、物体が十分厚くなるとほぼ一定になります。

(2) は正しい。連続エックス線が物体を透過すると、その全強度は低下しますが、特に低エネルギー成分の減弱が大きくなります。

(3) は正しい。連続エックス線が物体を透過すると、最高強度を示すエックス線エネルギーは、高い方へ移動します。

(4) は正しい。連続エックス線が物体を透過すると、平均減弱係数は物体の厚さの増加に伴い小さくなります。また、物体が十分厚くなるとほぼ一定になります。

(5) は正しい。

「4-11 連続エックス線の減弱」参照

■問3 【解答 (1)】

(1) は誤り。エックス線の強度が増加すると、透過線の強度と散乱線の強度は、同じ割合で増加します。そのため再生係数は、入射エックス線の線量率の影響

を受けません。

(2)(3)(4)(5)は正しい。

「4-12 再生係数」参照

■問4

【解答(4)】

問題文の状況をイラストにしましたので、解答の参考にしてください。

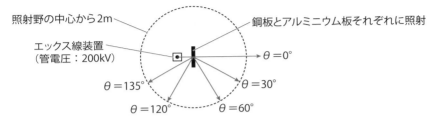

散乱線の空気カーマ率の大きさは、エックス線のエネルギー、散乱角、物体の種類や厚さに影響をされます。

この問題を解くには、物体の種類と散乱角によって、散乱線の空気カーマ率の大きさがどう変化するかを理解する必要があります。

まず、後方散乱線の空気カーマ率は、同じ厚さであれば、アルミニウム板より鋼板や鉛板の方が小さくなります。したがって、Aには鋼板が入ります。

次に、散乱線の空気カーマ率は、散乱角が90°のときに最も小さくなります。したがって、Bには120°、Cには60°が入ります。

「4-13 散乱線と空気カーマ率」参照

4

エックス線の管理に関する知識

演習問題

半価層・1/10価層・最短波長の計算

この節では、指数と対数の公式や計算問題に用いる関係式を確認します。続いて、半価層や1/10価層の値を求める計算問題について学習し、最後は連続エックス線の最短波長の計算について学習します。

1 指数と対数について

重要度 ★

(1) 指数の公式

指数とは、10^3など右上に付いている小さい「何乗」という数のことです。ここでは「3」が指数です。指数の公式の一つに、次のものがあります。

$$A^X \times A^Y = A^{X+Y}$$

Aの部分を底といいます。底が同じで指数が付いている数の掛け算は、指数の足し算になります。この公式を用いた例を示します。

●例1

$$2^3 \times 2^4 = 2^{3+4} = 2^7$$

●例2

$$\left(\frac{1}{2}\right)^{\frac{5}{3}} \times \left(\frac{1}{2}\right)^{\frac{4}{3}} = \left(\frac{1}{2}\right)^{\frac{5}{3}+\frac{4}{3}} = \left(\frac{1}{2}\right)^{\frac{9}{3}} = \left(\frac{1}{2}\right)^3$$

---

(2) 対数の公式

対数とは、「掛け算・割り算」を「足し算・引き算」で計算するための考え方で、「log（ログ）」という記号を用います。

次に指数と対数の関係を示します。

指数	対数をとる	対数
$Y = a^X$	$\rightarrow$	$X = \log_a Y$

この2式は同じ意味です。

「$\log_a Y$」は「ログaのY」と読み、「Yはaの何乗か？」という意味です。

対数の公式の一つに、次のものがあります。

$$\log_e XY = \log_e X + \log_e Y$$

なお、アルファベットの「e」は、「自然対数の底（ネイピア数）」と呼ばれ、e＝2.71828・・・という定数です。この公式を用いた例を示します。

●例

$\log_e 10 = \log_e 2 + \log_e 5$

2 半価層・1/10価層の計算に用いる関係式　重要度 ★★★

半価層・1/10価層の計算問題では、次の関係式を用います。式の意味については、「4-10 単一エネルギーのエックス線の減弱」を参照してください。

半価層hと減弱係数μとの間には、次の関係が成り立ちます。

$\mu h = \log_e 2$

1/10価層Hと減弱係数μとの間には、次の関係が成り立ちます。

$\mu H = \log_e 10$

減弱係数μを密度ρで割ると、質量減弱係数μ_mが求まります。

$\mu_m = \dfrac{\mu}{\rho}$

3 半価層の計算問題　重要度 ★★

(1) 問題

あるエネルギーのエックス線を鉄板により遮へいするとき、半価層のおよその値は次のうちどれか。ただし、このエックス線に対する鉄の質量減弱係数は0.5cm²/gであり、鉄の密度は、7.6g/cm³であるものとし、散乱線による影響はないものとする。なお、$\log_e 2 = 0.69$として計算すること。

(1) 0.4mm　　(2) 1mm　　(3) 2mm　　(4) 3mm　　(5) 5mm

(2) 解説

この問題では、$\mu_m = \dfrac{\mu}{\rho}$と$\mu h = \log_e 2$の関係式を用います。

まず、計算しやすいように$\mu_m = \dfrac{\mu}{\rho}$の関係式を変形すると次のようになります。

$\mu = \mu_m \times \rho$

ここに、問題文の「質量減弱係数は0.5cm²/g」「密度は7.6g/cm³」を代入し、減弱係数 μ を求めます。

$$\mu\,[\text{cm}^{-1}] = 0.5[\text{cm}^2/\text{g}] \times 7.6[\text{g/cm}^3]$$

$$\mu\,[\text{cm}^{-1}] = 3.8[\text{cm}^{-1}]$$

続いて、$\mu h = \log_e 2$ の関係式に、先ほど求めた減弱係数3.8cm⁻¹と問題文の「$\log_e 2 = 0.69$」を代入して、半価層 h を求めます。

$$3.8[\text{cm}^{-1}] \times h[\text{cm}] = 0.69$$

$$h[\text{cm}] = \frac{0.69}{3.8[\text{cm}^{-1}]}$$

$$h[\text{cm}] \fallingdotseq 0.2[\text{cm}]$$

選択肢の単位と合わせるため、cmからmmに直します。

$$h[\text{mm}] \fallingdotseq 0.2[\text{cm}] \times 10[\text{mm/cm}]$$

$$h[\text{mm}] \fallingdotseq 2[\text{mm}]$$

したがって、半価層のおよその値は(3) 2mmです。

■ 答え：(3) 2mm

4 半価層と1/10価層の近似式　　重要度 ★★

(1) 問題

単一エネルギーの細い線束のエックス線に対する鋼板の半価層の厚さを h とし、1/10価層の厚さを H とするとき、両者の関係を表す近似式として、適切なものは次のうちどれか。

ただし、$\log_e 2 = 0.69$、$\log_e 5 = 1.61$ として計算すること。

(1) $H \fallingdotseq 1.6h$　(2) $H \fallingdotseq 2.3h$　(3) $H \fallingdotseq 3.3h$　(4) $H \fallingdotseq 4.4h$　(5) $H \fallingdotseq 5.0h$

(2) 解説

この問題では、$\mu h = \log_e 2$ と $\mu H = \log_e 10$ の関係式を用います。

それぞれに減弱係数 μ があるので、代入して計算することができます。

まず、$\mu h = \log_e 2$ を変形すると次のようになります。

$$\mu = \frac{\log_e 2}{h}$$

これを $\mu H = \log_e 10$ に代入します。

$$\frac{\log_e 2}{h} H = \log_e 10$$

この式を次のように変形します。

$$H = \frac{\log_e 10}{\log_e 2} h$$

対数の公式を用いると、$\log_e 10$ は $\log_e 2 + \log_e 5$ ですので次のようになります。

$$H = \frac{\log_e 2 + \log_e 5}{\log_e 2} h$$

問題文では「$\log_e 2 = 0.69$、$\log_e 5 = 1.61$」とありますので、それぞれに値を代入します。

$$H = \frac{0.69 + 1.61}{0.69} h$$

$$H = \frac{2.3}{0.69} h$$

$$H \fallingdotseq 3.3h$$

したがって、（3）$H \fallingdotseq 3.3h$ が正解です。なお、この関係式は、半価層の厚さ h の約3.3倍が、1/10価層の厚さ H であることを意味します。

■ 答え：（3）$H \fallingdotseq 3.3h$

5　1/10価層の計算問題1　　重要度　★

（1）問題

単一エネルギーで細い線束のエックス線に対する鋼板の半価層が6mmであるとき、1/10価層の値は次のうちどれか。

ただし、$\log_e 2 = 0.69$、$\log_e 5 = 1.61$ とする。

（1）5mm　　（2）10mm　　（3）20mm　　（4）30mm　　（5）40mm

（2）解説

この問題では、$\mu h = \log_e 2$ と $\mu H = \log_e 10$ の関係式を用います。

先ほどの計算問題と途中まで同じです。

$$H = \frac{2.3}{0.69} h$$

ここに問題文の「半価層が6mm」を代入します。

$$H = \frac{2.3}{0.69} \times 6 [\text{mm}]$$

$$H = 20 [\text{mm}]$$

したがって、1/10価層の値は（3）20mm です。

■ 答え：（3）20mm

6　1/10価層の計算問題2　　　　重要度　★★★

（1）問題

あるエネルギーのエックス線に対する鉄の質量減弱係数が0.5cm²/g であるとき、このエックス線に対する鉄の1/10価層に最も近い厚さは次のうちどれか。ただし、鉄の密度は7.9g/cm³ とし、$\log_e 2 = 0.69$、$\log_e 5 = 1.61$ とする。

（1）3mm　　　（2）4mm　　　（3）5mm　　　（4）6mm　　　（5）7mm

（2）解説

この問題では、$\mu_m = \dfrac{\mu}{\rho}$ と $\mu H = \log_e 10$ の関係式を用います。

まず、計算しやすいように $\mu_m = \dfrac{\mu}{\rho}$ の関係式を変形すると次のようになります。

$$\mu = \mu_m \times \rho$$

ここに、問題文の「質量減弱係数が0.5cm²/g」「密度は7.9g/cm³」を代入し、減弱係数 μ を求めます。

$$\mu [\text{cm}^{-1}] = 0.5 [\text{cm}^2/\text{g}] \times 7.9 [\text{g}/\text{cm}^3]$$

$$\mu [\text{cm}^{-1}] = 3.95 [\text{cm}^{-1}]$$

続いて、$\mu H = \log_e 10$ の関係式に対数の公式を用いると次のようになります。

$$\mu H = \log_e 10$$

$$\mu H = \log_e 2 + \log_e 5$$

ここに、問題文の「$\log_e 2 = 0.69$、$\log_e 5 = 1.61$」を代入します。

$$\mu H = 0.69 + 1.61$$

$$\mu H = 2.3$$

続いて、ここに、先ほど求めた減弱係数3.95cm⁻¹ を代入して、1/10価層 H を求めます。

$$3.95 [\text{cm}^{-1}] \times H [\text{cm}] = 2.3$$

$$H[\text{cm}] = \frac{2.3}{3.95[\text{cm}^{-1}]}$$

$$H[\text{cm}] \fallingdotseq 0.6[\text{cm}]$$

選択肢の単位と合わせるため、cmからmmに直します。

$$H[\text{mm}] \fallingdotseq 0.6[\text{cm}] \times 10[\text{mm/cm}]$$

$$H[\text{mm}] \fallingdotseq 6[\text{mm}]$$

したがって、1/10価層に最も近い厚さは(4) 6mmです。

■ 答え：(4) 6mm

7　連続エックス線の最短波長の計算　　重要度 ★★

(1) 問題

波高値による管電圧が150kVのエックス線管から発生するエックス線の最短波長(nm)に最も近い値は、次のうちどれか。

(1) 0.001　　(2) 0.008　　(3) 0.02　　(4) 0.08　　(5) 0.2

(2) 解説

エックス線装置から発生する連続エックス線の最短波長 λ min[nm] (ラムダミニマム) と管電圧 V[kV] には次の関係が成り立ちます (デュエン-ハントの法則)。

$$\lambda \, \text{min}[\text{nm}] = \frac{1.24}{V[\text{kV}]}$$

エックス線管から発生するエックス線については、「4-8 連続エックス線の性質の変化」を参照してください。

この式に問題文の「管電圧が150kV」を代入し、計算します。

$$\lambda \, \text{min}[\text{nm}] = \frac{1.24}{150[\text{kV}]}$$

$$\lambda \, \text{min}[\text{nm}] \fallingdotseq 0.008[\text{nm}]$$

したがって、(2) 0.008が正解です。

■ 答え：(2) 0.008

4-15 遮へいによる エックス線防護の計算

放射線防護の3原則として「遮へい、距離、時間」が掲げられています。この節では、「遮へい」に関する計算問題を学習します。計算問題には、いくつかパターンがあり、その数値を変えて出題されることがよくあります。

1 放射線防護の3原則　　　　　　　　　　重要度　★

放射線防護の3原則とは、被ばく量を低減するための考え方で、「遮へい、距離、時間」による方法があります。

●放射線防護の3原則

- 遮へい：エックス線装置の周囲に鋼板の遮へい体などを設置し、被ばく量を低減する方法。
- 距　離：エックス線装置から離れることで、被ばく量を低減する方法。
- 時　間：透過試験装置で写真撮影を行う場合に、その照射時間を短縮することで(撮影枚数を少なくすることで)、被ばく量を低減する方法。

2 減弱の式　　　　　　　　　　　　　　重要度　★★★

エックス線管の焦点と測定点の間に遮へい体を置くと、強度Iは次の式に従って減少します(「4-10 単一エネルギーのエックス線の減弱」参照)。

$$I = I_0 e^{-\mu x}$$

この式をわかりやすいように変形すると次のようになり、これを減弱の式といいます。

$$I = I_0 \left(\frac{1}{2}\right)^{\frac{x}{h}}$$

この式では、遮へい体の厚さxが大きくなると遮へい体を透過した後のエックス線の強さIは低下します。

減弱の式のアルファベットの意味は、次の図のとおりです。

▼エックス線の減弱

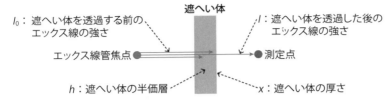

I_0：遮へい体を透過する前の、エックス線の強さ

I：遮へい体を透過した後のエックス線の強さ

エックス線管焦点　　　　　測定点

h：遮へい体の半価層　　　　x：遮へい体の厚さ

遮へい体

　また、遮へい体として鉛がよく利用されますが、鉛だけでは強度が低いため、他の材料と組み合わせて利用されます。

　遮へい体が2種類ある場合の減弱の式は、それぞれの減弱割合の掛け算になります。

$$I = I_0 \left(\frac{1}{2}\right)^{\frac{x}{h}} \times \left(\frac{1}{2}\right)^{\frac{x}{h}}$$

2種類目の遮へい体の減弱割合

1種類目の遮へい体の減弱割合

3 遮へいによるエックス線防護の計算問題1　重要度 ★★★

（1）問題

　あるエックス線装置のエックス線管の焦点から1m離れた点における1cm線量当量率は12mSv/minであった。

　このエックス線装置を用い、厚さ8mmの鋼板および厚さ40mmのアルミニウム板にそれぞれ別々に照射したところ、透過したエックス線の1cm線量当量率はいずれも3mSv/minであった。

　厚さ10mmの鋼板と厚さ30mmのアルミニウム板を重ね合わせ40mmとした板に照射した場合、透過後の1cm線量当量率の値として、最も近いものは（1）〜（5）のうちどれか。

　ただし、エックス線は細い線束とし、測定点はいずれもエックス線管の焦点から1m離れた点とする。

　また、鋼板およびアルミニウム板を透過した後の実効エネルギーは、透過前と変わらないものとし、散乱線による影響はないものとする。

（1）0.1mSv/min　　（2）0.4mSv/min　　（3）0.8mSv/min

（4）1.2mSv/min　　（5）1.6mSv/min

(2) 解説

▼問題文のイラスト1

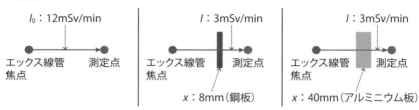

まず、減弱の式を用いて鋼板とアルミニウム板の半価層を求めます。

先に、鋼板の半価層を求めましょう。

$$3[\text{mSv/min}] = 12[\text{mSv/min}]\left(\frac{1}{2}\right)^{\frac{8[\text{mm}]}{h[\text{mm}]}}$$

$$\frac{3[\text{mSv/min}]}{12[\text{mSv/min}]} = \left(\frac{1}{2}\right)^{\frac{8[\text{mm}]}{h[\text{mm}]}}$$

$$\frac{1}{4} = \left(\frac{1}{2}\right)^{\frac{8[\text{mm}]}{h[\text{mm}]}}$$

$$\left(\frac{1}{2}\right)^{2} = \left(\frac{1}{2}\right)^{\frac{8[\text{mm}]}{h[\text{mm}]}}$$

左辺と右辺の指数の部分を抜き出すと次のようになります。

$$2 = \frac{8[\text{mm}]}{h[\text{mm}]}$$

$$h[\text{mm}] = 4[\text{mm}]$$

鋼板の半価層は、4mmだとわかります。

次に、アルミニウム板の半価層を求めましょう。

$$3[\text{mSv/min}] = 12[\text{mSv/min}]\left(\frac{1}{2}\right)^{\frac{40[\text{mm}]}{h[\text{mm}]}}$$

$$\frac{3[\text{mSv/min}]}{12[\text{mSv/min}]} = \left(\frac{1}{2}\right)^{\frac{40[\text{mm}]}{h[\text{mm}]}}$$

$$\frac{1}{4} = \left(\frac{1}{2}\right)^{\frac{40[\text{mm}]}{h[\text{mm}]}}$$

$$\left(\frac{1}{2}\right)^{2} = \left(\frac{1}{2}\right)^{\frac{40[\text{mm}]}{h[\text{mm}]}}$$

左辺と右辺の指数の部分を抜き出すと次のようになります。

$$2 = \frac{40[\text{mm}]}{h[\text{mm}]}$$

$$h[\text{mm}] = 20[\text{mm}]$$

アルミニウム板の半価層は、20mmだとわかります。

続いて、先ほど求めた鋼板とアルミニウム板の半価層を使用し「厚さ10mm
の鋼板と厚さ30mmのアルミニウム板を重ね合わせ40mmとした板に照射し
た場合、透過後の1cm線量当量率の値」を求めます。

▼問題文のイラスト2

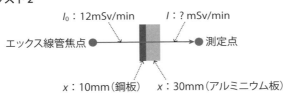

$$I[\text{mSv/min}] = 12[\text{mSv/min}]\left(\frac{1}{2}\right)^{\frac{10[\text{mm}]}{4[\text{mm}]}} \times \left(\frac{1}{2}\right)^{\frac{30[\text{mm}]}{20[\text{mm}]}}$$

$$I[\text{mSv/min}] = 12[\text{mSv/min}]\left(\frac{1}{2}\right)^{\frac{5[\text{mm}]}{2[\text{mm}]}} \times \left(\frac{1}{2}\right)^{\frac{3[\text{mm}]}{2[\text{mm}]}}$$

$$I[\text{mSv/min}] = 12[\text{mSv/min}]\left(\frac{1}{2}\right)^{\frac{5[\text{mm}]}{2[\text{mm}]} + \frac{3[\text{mm}]}{2[\text{mm}]}}$$

$$I[\text{mSv/min}] = 12[\text{mSv/min}]\left(\frac{1}{2}\right)^{\frac{8[\text{mm}]}{2[\text{mm}]}}$$

$$I[\text{mSv/min}] = 12[\text{mSv/min}]\left(\frac{1}{2}\right)^{4}$$

$$I[\text{mSv/min}] = 12[\text{mSv/min}]\left(\frac{1}{2}\right) \times \left(\frac{1}{2}\right) \times \left(\frac{1}{2}\right) \times \left(\frac{1}{2}\right)$$

$$I[\text{mSv/min}] = 12[\text{mSv/min}]\left(\frac{1}{16}\right)$$

$$I[\text{mSv/min}] = 0.75[\text{mSv/min}]$$

したがって、（3）0.8mSv/minが正解です。

■ **答え：（3）0.8mSv/min**

遮へいによるエックス線防護の計算問題2 重要度 ★★

（1）問題

　図Ⅰのように、検査鋼板に垂直に細い線束のエックス線を照射し、エックス線管の焦点から5mの位置で、透過したエックス線の1cm線量当量率を測定したところ、8mSv/hであった。

　次に図Ⅱのように、この線束を厚さ20mmの鋼板で遮へいし、同じ位置で1cm線量当量率を測定したところ1mSv/hとなった。

　この遮へい鋼板を厚いものに替えて、同じ位置における1cm線量当量率を0.5mSv/h以下とするために必要な遮へい鋼板の最小の厚さは（1）～（5）のうちどれか。

　ただし、エックス線の実効エネルギーは変わらないものとする。また、散乱線の影響はないものとする。なお、$\log_e 2 = 0.69$とする。

（1）21mm　　（2）23mm　　（3）25mm　　（4）27mm　　（5）30mm

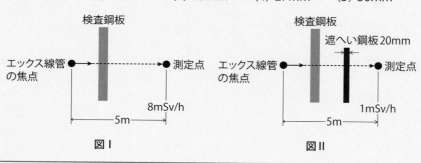

図Ⅰ　　　　　　　　　図Ⅱ

（2）解説

　ここでは対数（log）を使わない計算方法を紹介します。

　まず、減弱の式を用いて遮へい鋼板の半価層を求めます。

$$1[\text{mSv/h}] = 8[\text{mSv/h}]\left(\frac{1}{2}\right)^{\frac{20[\text{mm}]}{h[\text{mm}]}}$$

$$\frac{1[\text{mSv/h}]}{8[\text{mSv/h}]} = \left(\frac{1}{2}\right)^{\frac{20[\text{mm}]}{h[\text{mm}]}}$$

$$\left(\frac{1}{2}\right)^3 = \left(\frac{1}{2}\right)^{\frac{20[\text{mm}]}{h[\text{mm}]}}$$

左辺と右辺の指数の部分を抜き出すと次のようになります。

$$3 = \frac{20[\text{mm}]}{h[\text{mm}]}$$

$$h \fallingdotseq 6.7[\text{mm}]$$

遮へい鋼板の半価層は、6.7mmだとわかります。

続いて、先ほど求めた遮へい鋼板の半価層を使用し「1cm線量当量率を 0.5mSv/h以下とするために必要な遮へい鋼板の最小の厚さ」を求めます。

▼問題文のイラスト

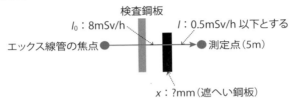

$$0.5[\text{mSv/h}] = 8[\text{mSv/h}]\left(\frac{1}{2}\right)^{\frac{x[\text{mm}]}{6.7[\text{mm}]}}$$

$$\frac{0.5[\text{mSv/h}]}{8[\text{mSv/h}]} = \left(\frac{1}{2}\right)^{\frac{x[\text{mm}]}{6.7[\text{mm}]}}$$

$$\frac{1[\text{mSv/h}]}{16[\text{mSv/h}]} = \left(\frac{1}{2}\right)^{\frac{x[\text{mm}]}{6.7[\text{mm}]}}$$

$$\left(\frac{1}{2}\right)^{4} = \left(\frac{1}{2}\right)^{\frac{x[\text{mm}]}{6.7[\text{mm}]}}$$

左辺と右辺の指数の部分を抜き出すと次のようになります。

$$4 = \frac{x[\text{mm}]}{6.7[\text{mm}]}$$

$$x = 26.8[\text{mm}]$$

したがって、(4) 27mmが正解です。

■ 答え：(4) 27mm

ポイント

・計算問題が苦手な人は、まず問題文をよく読み、最終的に何を求めればよいのか確認します。
・次に、問題の解説を書き写しましょう。このときただ書き写すだけでなく、それぞれの式や値が何を意味しているのかを、問題文の情報を確認しながら書き写します。
・その後、自分で繰り返し解いて、計算に慣れましょう。

4-16 距離・時間による
エックス線防護の計算

放射線防護の3原則のうち、この節では「距離」と「時間」に関する計算問題を学習します。問題文を読み、最終的に何を求めればよいのかを確認し、計算しやすいように単位を合わせてから計算しましょう。

1 距離の逆2乗則 重要度 ★★★

エックス線装置から照射されるエックス線の照射面積は、距離とともに放射状に広がっていきます。

▼エックス線強度と距離の関係

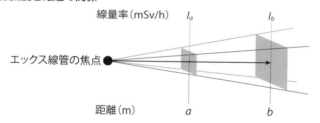

照射面積は距離の2乗に比例して増加するため、単位面積当たりの線量率は距離の2乗に反比例して減少することになります。

これを距離の逆2乗則といい、線量率 (I_a, I_b) と距離 (a, b) との間には、次の関係が成り立ちます。

$$\frac{I_a}{I_b} = \frac{b^2}{a^2}$$

たとえば、エックス線管の焦点から1m地点での線量率が1mSv/hのとき、2m地点では照射面積が $2 \times 2 = 4$ 倍に広がるため、線量率は1/4mSv/hになります。

▼距離の逆2乗則の例

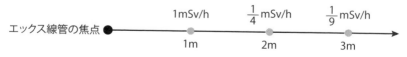

2 距離によるエックス線防護の計算問題　重要度 ★★★

(1) 問題

> 　下図のように、エックス線装置を用いて鋼板の透過写真撮影を行うとき、エックス線管の焦点から4mの距離のP点における写真撮影中の1cm線量当量率は0.3mSv/hである。
>
> 　露出時間が1枚につき120秒の写真を週300枚撮影するとき、エックス線管の焦点とP点を通る直線上で焦点からP点の方向にあるQ点が管理区域の境界線の外側にあるようにしたい。
>
> 　焦点からQ点までの距離として、最も短いものは(1)～(5)のうちどれか。ただし、3か月は13週とする。
>
> (1) 12m
> (2) 17m
> (3) 22m
> (4) 27m
> (5) 32m

(2) 解説

　まず、問題文で与えられている値から3か月の全照射時間を計算します。

　　　照射時間＝露出時間[s/枚]×週の撮影枚数[枚/週]×3か月の週数[週/3か月]

　　　　　　　＝120[s/枚]×300[枚/週]×13[週/3か月]＝468,000[s/3か月]

　次の計算をしやすくするために、秒単位から時間単位に直します。

　　　468,000[s/3か月]÷60[s/min]÷60[min/h]＝130[h/3か月]

　この3か月の全照射時間にP点における写真撮影中の1cm線量当量率「0.3mSv/h」を掛けて、3か月当たりの1cm線量当量率を求めます。

　　　130[h/3か月]×0.3[mSv/h]＝39[mSv/3か月]

　続いて、距離の逆2乗則を用いて焦点から管理区域の境界線までの距離を求めます。管理区域とは、1.3mSv/3か月を超えるおそれのある区域です。

$$\frac{39[\text{mSv/3か月}]}{1.3[\text{mSv/3か月}]} = \frac{b^2[\text{m}]}{4^2[\text{m}]}$$

$$30 = \frac{b^2[\text{m}]}{16[\text{m}]}$$

$b^2 = 480$

$b \risingdotseq 21.9$

「Q点が管理区域の境界線の外側にあるようにしたい」ので、「焦点からQ点までの距離として、最も短いもの」は（3）22mとなります。

■ 答え：（3）22m

③ 時間によるエックス線防護の計算　　　重要度　★

（1）問題

定格管電圧250kVのエックス線装置を用いて下図のような配置により鋼板に垂直に細い線束のエックス線を照射する場合、P点における1週間当たりの1cm線量当量を0.1mSv以下にすることのできる最大の照射時間は（1）〜（5）のうちどれか。

ただし、計算に当たっての条件は次のとおりとする。

A　エックス線管の焦点FとP点との距離は5m、鋼板の照射野の中心とP点との距離は6mである。

B　エックス線管の焦点FからP点の方向へ1mの距離における漏えい線の1cm線量当量率は0.5mSv/hである。

C　照射方向と150°の方向（P点の方向）への後方散乱線の1cm線量当量率は、鋼板の照射野の中心から1mの位置で1mSv/hである。

D　その他の散乱線はないものとする。

（1）1時間/週

（2）2時間/週

（3）3時間/週

（4）4時間/週

（5）5時間/週

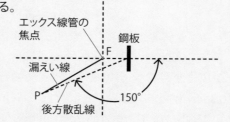

（2）解説

まず、距離の逆2乗則を用いて、P点における漏えい線と後方散乱線の1cm線量当量率を求めます。先に、P点における漏えい線の計算を行います。

▼問題文のイラスト1

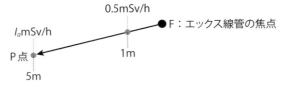

$$\frac{I_a[\text{mSv/h}]}{0.5[\text{mSv/h}]}=\frac{1^2[\text{m}]}{5^2[\text{m}]}$$

$$\frac{I_a[\text{mSv/h}]}{0.5[\text{mSv/h}]}=\frac{1}{25}$$

$$I_a[\text{mSv/h}]=\frac{1}{25}\times0.5[\text{mSv/h}]$$

$$I_a[\text{mSv/h}]=0.020[\text{mSv/h}]$$

次に、P点における後方散乱線の計算を行います。

▼問題文のイラスト2

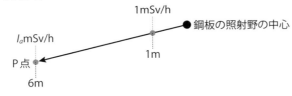

$$\frac{I_a[\text{mSv/h}]}{1[\text{mSv/h}]}=\frac{1^2[\text{m}]}{6^2[\text{m}]}$$

$$\frac{I_a[\text{mSv/h}]}{1[\text{mSv/h}]}=\frac{1}{36}$$

$$I_a[\text{mSv/h}]=\frac{1}{36}\times1[\text{mSv/h}]$$

$$I_a[\text{mSv/h}]\fallingdotseq0.028[\text{mSv/h}]$$

　続いて、先ほど求めた漏えい線と後方散乱線の1cm線量当量率を足して、P点における全1cm線量当量を求めます。

　　0.020[mSv/h]＋0.028[mSv/h]＝0.048[mSv/h]

　最後に、問題文にある「P点における1週間当たりの1cm線量当量を0.1mSv以下にすることのできる最大の照射時間」を求めます。

　　0.1[mSv]÷0.048[mSv/h]≒2.08[h]

　したがって、（2）2時間/週が正解です。

■ 答え：（2）2時間/週

演習問題4-4

問　　題

■問1 　　　　　　　　　　　【平成29年4月公表試験問題】

　図のように、検査鋼板に垂直に細い線束のエックス線を照射し、エックス線管の焦点から5mの位置にある測定点Pで、遮へい板を透過したエックス線の線量当量率を測定した。

　遮へい板として鉄を用いるときの測定点Pにおける線量当量率を、厚さ2mmの鉛の遮へい板を用いたときの線量当量率以下にするために必要な鉄板の厚さとして、最小のものは（1）～（5）のうちどれか。

　ただし、鉄および鉛の質量数、密度（g/cm³）およびこのエックス線に対する質量減弱係数（cm²/g）は、次のとおりとする。

	質量数	密度	質量減弱係数
鉄	55.85	8	0.1
鉛	207.2	11	0.9

（1）2.5mm

（2）6.7mm

（3）25mm

（4）67mm

（5）250mm

検査鋼板

遮へい板

エックス線管の焦点 ●┄┄┄┄┄┄┄→● P 測定点

┤←──── 5m ────→├

■問2 　　　　　　　　　　　【令和4年4月公表試験問題】

　下図のように、エックス線装置を用いて鋼板の透過写真撮影を行うとき、エックス線管の焦点から2mの距離のP点における写真撮影中の1cm線量当量率は0.3mSv/hである。

　エックス線管の焦点とP点を結ぶ直線上で、焦点からP点の方向に12mの距離にあるQ点を管理区域の境界の外側になるようにすることができる1週間当たりの撮影可能な写真の枚数として、最大のものは（1）～（5）のうちどれか。

　ただし、露出時間は1枚の撮影について100秒間であり、3か月は13週とする。

298

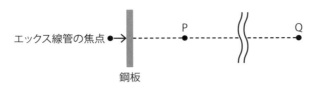

エックス線管の焦点 ●→

鋼板

(1) 290枚/週　　　(2) 360枚/週　　　(3) 430枚/週

(4) 560枚/週　　　(5) 680枚/週

解 答 ・ 解 説

■問1
【解答（3）】

　質量数とは、原子を構成する陽子と中性子の数を合わせたものですが、この計算では使用しません。

　まず、質量減弱係数 μ_m [cm²/g]＝$\dfrac{減弱係数 \mu \,[\mathrm{cm}^{-1}]}{密度 \rho \,[\mathrm{g/cm}^3]}$ を用いて、鉄の減弱係数を μ_{Fe}、鉛の減弱係数を μ_{pb} としたときのそれぞれの減弱係数を求めます。また、次の計算をしやすくするために、単位を [mm⁻¹] に整えておきます。

　　μ_{Fe}[cm⁻¹]＝0.1[cm²/g]×8[g/cm³]＝0.8[cm⁻¹]＝0.08[mm⁻¹]

　　μ_{pb}[cm⁻¹]＝0.9[cm²/g]×11[g/cm³]＝9.9[cm⁻¹]＝0.99[mm⁻¹]

　次に、減弱の式 $I＝I_0 e^{-\mu x}$ を用いて、鉄と鉛を遮へい板に用いたときの減弱を比較します。この式の意味については「4-10 単一エネルギーのエックス線の減弱」を参照してください。

　もちろん、減弱の式 $I＝I_0\left(\dfrac{1}{2}\right)^{\frac{x}{h}}$ を用いて計算することもできますが、上式の方が少ない計算で答えにたどり着きます。

　鉄の遮へい板の厚さを x としたとき、減弱は次のとおりです。

　　$I＝I_0 e^{-0.08[\mathrm{mm}^{-1}]\times x[\mathrm{mm}]}$

　鉛の遮へい板の厚さは「2mm」なので、減弱は次のとおりです。

　　$I＝I_0 e^{-0.99[\mathrm{mm}^{-1}]\times 2.0[\mathrm{mm}]}$

　それぞれの式の指数の部分を抜き出して計算すると、次のようになります。

　　$-0.08[\mathrm{mm}^{-1}]\times x[\mathrm{mm}]＝-0.99[\mathrm{mm}^{-1}]\times 2.0[\mathrm{mm}]$

　　$x[\mathrm{mm}]＝-0.99[\mathrm{mm}^{-1}]\times 2.0[\mathrm{mm}]\div(-0.08)\,[\mathrm{mm}^{-1}]$

　　$x[\mathrm{mm}]＝24.75[\mathrm{mm}]$

　したがって、「厚さ2mmの鉛の遮へい板を用いたときの線量当量率以下にす

るために必要な鉄板の厚さとして、最小のもの」は (3) 25mm となります。

「4-14 半価層・1/10価層・最短波長の計算」、
「4-15 遮へいによるエックス線防護の計算」参照

■問2 【解答 (3)】

最終的に求めたいのは「1週間当たりの撮影可能な写真の枚数」ですので、これを N として計算していきます。

まず、問題文で与えられている値から3か月の全照射時間を計算します。

照射時間＝露出時間 [s/枚] ×週の撮影枚数 [枚/週] ×3か月の週数 [週/3か月]

＝100[s/枚]×N[枚/週]×13[週/3か月]＝1,300N[s/3か月]

次の計算をしやすくするために、秒単位から時間単位に直します。

1,300N[s/3か月]÷60[s/min]÷60[min/h]＝1,300N/3,600[h/3か月]

この3か月の全照射時間にP点における写真撮影中の1cm線量当量率「0.3mSv/h」を掛けて、3か月当たりの1cm線量当量率を求めます。

1,300N/3,600[h/3か月]×0.3[mSv/h]＝390N/3,600[mSv/3か月]

続いて、距離の逆2乗則を用いて焦点から管理区域の境界線までの距離を求めます。管理区域とは、1.3mSv/3か月を超えるおそれのある区域です。

$$\frac{390N/3,600[\text{mSv/3か月}]}{1.3[\text{mSv/3か月}]} = \frac{12^2[\text{m}]}{2^2[\text{m}]}$$

$$390N = \frac{144 \times 1.3 \times 3,600}{4}$$

$$390N = 168,480$$

$$N = 432$$

したがって、「1週間当たりの撮影可能な写真の枚数として、最大のもの」は (3) 430枚/週となります。

「4-16 距離・時間によるエックス線防護の計算」参照

模擬試験

● **下記の模擬試験を行ってください。**
（全40問。制限時間4時間）

1. エックス線の生体に与える影響に関する知識‥‥‥‥‥‥‥‥‥‥‥‥2.5点/問
2. 関係法令‥‥‥‥‥‥‥‥‥‥‥‥‥‥‥‥‥‥‥‥‥‥‥‥‥‥‥‥2.0点/問
3. エックス線の測定に関する知識‥‥‥‥‥‥‥‥‥‥‥‥‥‥‥‥‥‥2.5点/問
4. エックス線の管理に関する知識‥‥‥‥‥‥‥‥‥‥‥‥‥‥‥‥‥‥3.0点/問

※ 実際の試験では、「4. エックス線の管理に関する知識」、「2. 関係法令」、「3. エックス線の測定に関する知識」、「1. エックス線の生体に与える影響に関する知識」の順に出題されますが、ここではテキストに沿った順番で掲載しています。

● **1科目免除者は、下記の模擬試験を行ってください。**
（全30問。制限時間3時間）

2. 関係法令‥‥‥‥‥‥‥‥‥‥‥‥‥‥‥‥‥‥‥‥‥‥‥‥‥‥‥‥2.0点/問
3. エックス線の測定に関する知識‥‥‥‥‥‥‥‥‥‥‥‥‥‥‥‥‥‥2.5点/問
4. エックス線の管理に関する知識‥‥‥‥‥‥‥‥‥‥‥‥‥‥‥‥‥‥3.0点/問

● **2科目免除者は、下記の模擬試験を行ってください。**
（全20問。制限時間2時間）

2. 関係法令‥‥‥‥‥‥‥‥‥‥‥‥‥‥‥‥‥‥‥‥‥‥‥‥‥‥‥‥2.0点/問
4. エックス線の管理に関する知識‥‥‥‥‥‥‥‥‥‥‥‥‥‥‥‥‥‥3.0点/問

● **模擬試験の活用方法等**

・試験は五肢択一のマークシート方式で行われます。
・合格基準は、各科目40%以上、かつ合計60%以上を得点することです。
・間違えたところは解説を読み、本文に戻って復習しましょう。
・模擬試験は、90%以上正解できるようになるまで繰り返し行いましょう。

1 エックス線の生体に与える影響に関する知識

■問1

ヒトが一時に全身にエックス線の照射を受けた場合の早期影響に関する次の記述のうち、正しいものはどれか。

(1) 0.5Gy以下の被ばくでは、末梢血液の検査で異常が認められることはない。

(2) LD$_{50/60}$に相当する線量の被ばくでは、被ばくしたヒトのうち約半数のヒトが、60日以内に、主に造血器官の障害により死亡する。

(3) 被ばくから死亡までの期間は、一般に消化器官の障害による場合の方が、造血器官の障害による場合より長い。

(4) 3～5Gy程度の被ばくによる死亡は、主に消化器官の障害によるものである。

(5) 10～15Gy程度の被ばくによる死亡は、主に中枢神経系の障害によるものである。

■問2

次のAからCの人体の組織・器官について、放射線感受性の高いものから順に並べたものは(1)～(5)のうちどれか。

A　汗腺

B　肺

C　神経線維

(1) A, B, C　　(2) A, C, B　　(3) B, A, C　　(4) B, C, A　　(5) C, A, B

■問3

放射線感受性に関する次の記述のうち、ベルゴニー・トリボンドーの法則に従っていないものはどれか。

(1) リンパ球は、骨髄中だけでなく、末梢血液中においても感受性が高い。

(2) 皮膚の基底細胞層は、角質層より感受性が高い。

(3) 小腸の腺窩細胞(クリプト細胞)は、絨毛先端部の細胞より感受性が高い。

(4) 骨組織は、一般に放射線感受性が低いが、小児では比較的高い。

(5) 脳の神経組織の放射線感受性は、成人では低いが、胎児では高い時期がある。

■問4

放射線の生体に対する作用に関する次の記述のうち、正しいものはどれか。

(1) エックス線などの間接電離放射線により発生した二次電子が生体高分子を電離又は励起し、細胞に障害を与えることを間接作用という。

(2) 溶液中の酵素の濃度を変えて一定線量のエックス線を照射する場合、酵素の濃度が増すに従って酵素の全分子数のうち不活性化されたものの占める割合が減少することは、間接作用により説明される。

(3) 放射線被ばくには、外部被ばくと内部被ばくとがあり、エックス線の場合には双方の被ばくが問題となる。

(4) 抗生物質やアルキル化剤は放射線の生物学的効果を軽減させる効果がある。

(5) 低温では放射線の生物学的効果が小さく、温度が上昇すると効果が増大することは、間接作用では説明できない。

■問5

組織加重係数に関する次のAからDの記述のうち、正しいものの組合せは(1)〜(5)のうちどれか。

A　組織加重係数は、各臓器・組織の確率的影響に対する相対的な放射線感受性を表す係数である。

B　全ての組織・臓器の組織加重係数の合計は、1である。

C　組織加重係数が最も大きい組織・臓器は、脳である。

D　被ばくした組織・臓器の平均吸収線量に組織加重係数を乗ずることにより、等価線量を得ることができる。

(1) A, B　　(2) A, C　　(3) A, D　　(4) B, D　　(5) C, D

■問6

放射線によるDNAの損傷と修復に関する次の記述のうち、正しいものはどれか。

(1) 放射線によるDNA損傷には、塩基損傷とDNA鎖切断があるが、エックス線のような間接電離放射線では、塩基損傷は生じない。

(2) DNA鎖切断のうち、二重らせんの片方だけが切れる1本鎖切断は、細胞死などの重篤な細胞障害に関連が深い。

(3) DNA鎖切断のうち、二重らせんの両方が切れる2本鎖切断の発生頻度は、片方だけが切れる1本鎖切断の発生頻度より高い。

(4) DNA鎖切断のうち、2本鎖切断はDNA鎖の組換え現象が利用されるため、1本鎖切断に比べて容易に修復される。

(5) DNA鎖切断の修復方式のうち、相同組換えは、相同DNA配列を鋳型にして正しいDNA配列を合成する修復であるため、修復時の誤りが少ない。

■問7

放射線の被ばくによる確率的影響及び確定的影響に関する次の記述のうち、正しいものはどれか。

(1) 確定的影響では、被ばく線量と障害の発生率との関係は指数関数で示される。

(2) 早期影響には、確率的影響に分類されるものと確定的影響に分類されるものがある。

(3) 確定的影響では、被ばく線量が増加すると、障害の重篤度が大きくなる。

(4) 確定的影響の程度は、実効線量により評価される。

(5) 遺伝的影響には、確率的影響に分類されるものと確定的影響に分類されるものがある。

■問8

放射線による身体的影響に関する次の記述のうち、誤っているものはどれか。

(1) 身体的影響には、その重篤度が、被ばく線量に依存するものとしないものがある。

(2) 放射線により眼の角膜上皮細胞に障害を受けると、白内障が発生する。

(3) 放射線による不妊は、早期影響に分類される。

(4) 白血病以外の放射線による発がんは、一般に、がん好発年齢に達したころ

から増加するので、被ばく時の年齢が若いほど潜伏期が長くなる。

(5) 放射線による白血病は、被ばく線量が大きくなるほど潜伏期が短くなる。

■問9

　下図は、全身がエックス線に一時的に大量照射されたときの血液成分の変化を模式的に示したものである。図中の曲線A、B、Cにあてはまる成分を示した次の組合せのうち、正しいものはどれか。

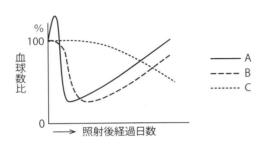

	A	B	C
(1)	赤血球	血小板	白血球
(2)	赤血球	白血球	血小板
(3)	血小板	赤血球	白血球
(4)	白血球	赤血球	血小板
(5)	白血球	血小板	赤血球

■問10

　胎内被ばくに関する次のAからDの記述について、正しいものの全ての組合せは(1)～(5)のうちどれか。

A　着床前期の被ばくでは胚の死亡が起こるが、被ばくしても生き残り、発育を続けて出生した子供には、被ばくによる影響はみられない。

B　胎内被ばくを受け出生した子供にみられる発育遅延は、確率的影響に分類される。

C　器官形成期の被ばくでは、奇形が発生するおそれがある。

D　胎内被ばくによる奇形の発生のしきい線量は、ヒトでは5Gy程度である。

(1) A，B　　(2) A，B，C　　(3) A，C　　(4) B，C，D　　(5) C，D

2 関係法令

■問11

　エックス線装置を用いて放射線業務を行う場合の管理区域に関する次の記述のうち、法令上、誤っているものはどれか。

(1) 外部放射線による実効線量が3か月間につき1.3mSvを超えるおそれのある区域は、管理区域である。

(2) 管理区域設定に当たっての外部放射線による実効線量の算定は、1cm線量当量及び70μm線量当量によって行うものとする。

(3) 管理区域は、標識によって明示しなければならない。

(4) 管理区域には、必要のある者以外の者を立ち入らせてはならない。

(5) 管理区域内の労働者の見やすい場所に、外部被ばくによる線量を測定するための放射線測定器の装着に関する注意事項、事故が発生した場合の応急の措置等放射線による労働者の健康障害の防止に必要な事項を掲示しなければならない。

■問12

　工業用の特定エックス線装置を用いて放射線装置室で透視を行うときに講ずべき措置について述べた次の文中の　　　　内に入れるAからCの数値又は語句の組合せとして、労働安全衛生関係法令上、正しいものは(1)～(5)のうちどれか。

　ただし、エックス線の照射中に透視作業従事労働者の身体の一部が当該装置の内部に入るおそれがあるものとする。

　「利用線錐中の受像器を通過したエックス線の空気中の　　A　　が、エックス線管の焦点から　B　mの距離において、　C　μGy/h以下になるようにすること。」

	A	B	C
(1)	吸収線量	1	30
(2)	空気カーマ率	5	17.4
(3)	吸収線量	1	17.4
(4)	空気カーマ率	1	17.4

(5) 吸収線量　　　　　　5　　　　30

問13

　エックス線装置構造規格に基づき、特定エックス線装置の見やすい箇所に表示しなければならない事項に該当しないものは次のうちどれか。

(1) 型式
(2) 定格出力
(3) 製造者名
(4) 製造番号
(5) 製造年月

問14

　エックス線装置を取り扱う次のAからEの放射線業務従事者について、管理区域内で受ける外部被ばくによる線量を測定するとき、労働安全衛生関係法令に基づく放射線測定器の装着部位が、胸部及び腹部の計2箇所であるものの組合せは (1) 〜 (5) のうちどれか。

　ただし、女性については、妊娠する可能性がないと診断されたものを除くものとする。

A　最も多く放射線にさらされるおそれのある部位が腹・大腿部であり、次に多い部位が頭・頸部である男性
B　最も多く放射線にさらされるおそれのある部位が胸部であり、次に多い部位が腹・大腿部である男性
C　最も多く放射線にさらされるおそれのある部位が手指であり、次に多い部位が腹・大腿部である男性
D　最も多く放射線にさらされるおそれのある部位が胸・上腕部であり、次に多い部位が手指である女性
E　最も多く放射線にさらされるおそれのある部位が腹・大腿部であり、次に多い部位が胸・上腕部である女性

(1) A, C　　(2) A, D　　(3) B, D　　(4) B, E　　(5) C, E

■問15

　電離放射線障害防止規則で定める放射線業務従事者の被ばく限度に関する次の文中の　　　　内に入れるAからCの数値の組合せとして、正しいものは(1)〜(5)のうちどれか。

　ただし、放射線業務従事者は、緊急作業には従事しないものとし、また、被ばく限度に関する経過措置の適用はないものとする。

　「事業者は、放射線業務従事者の受ける等価線量が、眼の水晶体に受けるものについては5年間につき　A　mSv及び1年間につき　B　mSvを、皮膚に受けるものについては1年間につき　C　mSvを、それぞれ超えないようにしなければならない。」

	A	B	C
(1)	100	50	250
(2)	100	50	500
(3)	150	50	500
(4)	150	100	250
(5)	250	100	500

■問16

　放射線装置室内でエックス線の照射中に、遮へい物が破損し、かつ、直ちに照射を停止することが困難である事故が発生し、事故によって受ける実効線量が15mSvを超えるおそれのある区域が生じた。

　このとき講じた次のAからDの措置について、労働安全衛生関係法令上、正しいものの組合せは(1)〜(5)のうちどれか。

A　当該区域を標識によって明示した。

B　放射線業務従事者を除き、労働者の当該区域への立入りを禁止した。

C　事故が発生したとき、速やかに、その旨を所轄労働基準監督署長に報告した。

D　事故が発生したとき当該区域内にいた労働者については、事故によって受ける実効線量が15mSvを超えるおそれのない者を除き、速やかに、医師の診察又は処置を受けさせた。

(1) A，B　　　(2) A，C　　　(3) B，C　　　(4) B，D　　　(5) C，D

■問17

　エックス線装置を用いて放射線業務を行う作業場の管理区域に該当する部分の作業環境測定に関する次の記述のうち、労働安全衛生関係法令上、正しいものはどれか。

(1) 測定は、1cm線量当量率又は1cm線量当量について行うものとするが、70μm線量当量率が1cm線量当量率の10倍を超えるおそれがある場所又は70μm線量当量が1cm線量当量の10倍を超えるおそれのある場所においては、それぞれ70μm線量当量率又は70μm線量当量について行うものとする。

(2) 測定を行ったときは、測定日時、測定方法及び測定結果のほか、測定を実施した者の氏名及びその有する資格について、記録しなければならない。

(3) 測定を行ったときは、遅滞なく、電離放射線作業環境測定結果報告書を所轄労働基準監督署長に提出しなければならない。

(4) 線量当量率又は線量当量は、いかなる場合も、放射線測定器を用いて測定することが必要であり、計算によって算出してはならない。

(5) 測定は、1か月以内（被照射体の位置が一定しているときは6か月以内）ごとに1回、定期に、行わなければならない。

■問18

　エックス線装置を用いる放射線業務に常時従事する労働者で管理区域に立ち入るものに対して行う電離放射線健康診断（以下「健康診断」という。）について、電離放射線障害防止規則に違反していないものは次のうちどれか。

(1) 放射線業務に配置替えの際に行う健康診断において、被ばく歴のない労働者に対し、「皮膚の検査」を省略している。

(2) 定期の健康診断において、その実施日の前6か月間に受けた実効線量が5mSvを超えず、かつ、その後6か月間に受ける実効線量が5mSvを超えるおそれのない労働者に対し、医師が必要と認めないときには、「白内障に関する眼の検査」を除く他の全ての項目を省略している。

(3) 定期の健康診断の結果、健康診断の項目に異常の所見があると診断された労働者以外の労働者については、健康を保持するために必要な措置について、医師の意見を聴いていない。

(4) 常時10人未満の労働者を使用する事業場において、定期の健康診断を行っ

たとき、電離放射線健康診断結果報告書を所轄労働基準監督署長に提出して
いない。

(5) 定期の健康診断の結果、健康診断の項目に異常の所見があると診断された
労働者以外の労働者については、当該健康診断の結果を通知していない。

■問19

次のAからDの場合について、**労働安全衛生関係法令上、所轄労働基準監督
署長にその旨又はその結果を報告しなければならないものに該当しないものの
全ての組合せは、(1) ～ (5) のうちどれか。**

A 放射線装置室を設置し、又はその使用を廃止した場合

B 管理区域に係る作業環境測定の測定結果に基づいて記録を作成した場合

C 眼の水晶体に受ける等価線量が1年間に50mSvを超える労働者がいた場合

D エックス線による非破壊検査業務に従事する労働者5人を含めて40人の労
働者を常時使用する事業場において、法令に基づく定期の電離放射線健康診
断を行った場合

(1) A, B   (2) A, B, C   (3) A, C, D   (4) B, D   (5) C, D

■問20

エックス線照射装置を用いて行う透過写真撮影の業務に常時従事する労働者
20人を含めて1,200人の労働者を常時使用する製造業の事業場の安全衛生管理
体制として、法令上、選任しなければならないものに該当しないものは次のう
ちどれか。

ただし、当該業務以外の有害業務に従事する者はいないものとする。

(1) 総括安全衛生管理者

(2) 専属の産業医

(3) 4人以上の衛生管理者

(4) 専任の衛生管理者

(5) 衛生工学衛生管理者免許を有する衛生管理者

3 エックス線の測定に関する知識

■問21

放射線の量とその単位に関する次の記述のうち、誤っているものはどれか。

(1) 吸収線量は、電離放射線の照射により、単位質量の物質に付与されたエネルギーをいい、単位はJ/kgで、その特別な名称としてGyが用いられる。

(2) カーマは、エックス線などの間接電離放射線の照射により、単位質量の物質中に生じた二次荷電粒子の初期運動エネルギーの総和であり、単位はJ/kgで、その特別な名称としてGyが用いられる。

(3) 等価線量の単位は吸収線量と同じJ/kgであるが、吸収線量と区別するため、その特別な名称としてSvが用いられる。

(4) 実効線量は、放射線防護の観点から定められた量であり、単位はC/kgで、その特別な名称としてSvが用いられる。

(5) eV（電子ボルト）は、放射線のエネルギーの単位として用いられ、1eVは約 1.6×10^{-19} Jに相当する。

■問22

放射線防護のための被ばく線量の算定に関する次のAからDの記述について、正しいものの全ての組合せは(1)～(5)のうちどれか。

A　外部被ばくによる実効線量は、放射線測定器を装着した各部位の1cm線量当量及び70μm線量当量を用いて算定する。

B　皮膚の等価線量は、エックス線については70μm線量当量により算定する。

C　眼の水晶体の等価線量は、エックス線については1mm線量当量により算定する。

D　妊娠中の女性の腹部表面の等価線量は、腹・大腿部における1cm線量当量により算定する。

(1) A，B，D　　　(2) A，C　　　(3) A，C，D　　　(4) B，C　　　(5) B，D

■問23

GM計数管に関する次の文中の ＿＿＿ 内に入れるAからCの語句の組合せとして、正しいものは (1) ～ (5) のうちどれか。

「GM計数管が入射放射線を検出し一度放電した後、次の放射線が入射してもパルス信号が検出できない時間を ＿A＿ といい、パルス信号が弁別レベルまで回復するまでの時間を ＿B＿ という。

GM計数管の ＿B＿ は、＿C＿ 程度である。」

	A	B	C
(1)	分解時間	不感時間	$10 \sim 20 \mu s$
(2)	分解時間	回復時間	$10 \sim 20 \mu s$
(3)	不感時間	分解時間	$100 \sim 200 \mu s$
(4)	不感時間	回復時間	$100 \sim 200 \mu s$
(5)	回復時間	不感時間	$100 \sim 200 \mu s$

■問24

次のAからEまでの放射線検出器について、放射線のエネルギー分析が可能なものの全ての組合せは (1) ～ (5) のうちどれか。

A　電離箱

B　比例計数管

C　GM計数管

D　半導体検出器

E　シンチレーション検出器

(1) A, B　　(2) A, D　　(3) B, C　　(4) B, D, E　　(5) C, D, E

■問25

サーベイメータに関する次の記述のうち、誤っているものはどれか。

(1) 電離箱式サーベイメータは、エネルギー依存性及び方向依存性が小さいので、散乱線の多い区域の測定に適している。

(2) 電離箱式サーベイメータは、一般に、湿度の影響により零点の移動が起こりやすいので、測定に当たり留意する必要がある。

(3) 半導体式サーベイメータは、20keV程度のエネルギーのエックス線の測定には適していない。
(4) シンチレーション式サーベイメータは、30keV程度のエネルギーのエックス線の測定には適していない。
(5) NaI（Tl）シンチレーション式サーベイメータは、入射エックス線のエネルギー分析における分解能が半導体式サーベイメータに比べて優れている。

■問26

熱ルミネセンス線量計（TLD）と光刺激ルミネセンス線量計（OSLD）に関する次の記述のうち、誤っているものはどれか。

(1) TLDでは素子としてフッ化リチウム、フッ化カルシウムなどが、OSLDでは炭素を添加した酸化アルミニウムなどが用いられている。
(2) TLD及びOSLDの素子は高感度であるが、TLDの素子は感度に若干のばらつきがある。
(3) 線量読み取りのための発光は、TLDでは加熱により、OSLDでは緑色のレーザー光などの照射により行われる。
(4) OSLDでは線量の読み取りを繰り返し行うことができるが、TLDでは線量を読み取ると素子から情報が消失してしまうため、1回しか行うことができない。
(5) TLDでは加熱によるアニーリング処理を行うことにより素子を再使用することができるが、OSLDでは素子は1回しか使用することができない。

■問27

放射線の測定の用語に関する次の記述のうち、誤っているものはどれか。

(1) 出力パルスの計数を計測する放射線測定器を用いて低線量率の放射線を測定するときは、時定数を長く設定して測定する。
(2) 測定器の指針が安定せず、ゆらぐ現象をフェーディングという。
(3) 放射線計測において、測定しようとする放射線以外の、自然又は人工線源からの放射線を、バックグラウンド放射線という。
(4) 線量率計の検出感度が、放射線のエネルギーによって異なる性質をエネルギー依存性という。
(5) 計測器がより高位の標準器又は基準器によって次々と校正され、国家標準

につながる経路が確立されていることをトレーサビリティといい、放射線測定器の校正は、トレーサビリティが明確な基準測定器又は基準線源を用いて行う必要がある。

■問28

放射線検出器とそれに関係の深い事項との組合せとして、正しいものは次のうちどれか。

(1) 電離箱 ・・・・・・・・・・ 電子なだれ
(2) 比例計数管 ・・・・・・・・ 窒息現象
(3) 化学線量計 ・・・・・・・ G値
(4) シンチレーション検出器 ・・・ 緑色レーザー光
(5) 半導体検出器 ・・・・・・・ 電子増倍率

■問29

あるサーベイメータを用いて50秒間エックス線を測定し、3,200cpsの計数率を得た。

この計数率の標準偏差 (cps) に最も近い値は、次のうちどれか。

(1) 1.1　　　(2) 8　　　(3) 56　　　(4) 64　　　(5) 400

■問30

GM計数管式サーベイメータによりエックス線を測定し、800cpsの計数率を得た。

GM計数管の分解時間が200μsであるとき、数え落としの値 (cps) に最も近いものは次のうちどれか。

(1) 50　　　(2) 70　　　(3) 100　　　(4) 150　　　(5) 200

4 エックス線の管理に関する知識

■問31

エックス線を利用する装置とその原理との組合せとして、誤っているものは次のうちどれか。

(1) エックス線応力測定装置　・・・・・・・　回折
(2) エックス線単結晶方位測定装置・・・・・　回折
(3) 蛍光エックス線分析装置　・・・・・・・　分光
(4) エックス線マイクロアナライザー　・・・　散乱
(5) エックス線厚さ計・・・・・・・・・・・　散乱

■問32

工業用エックス線装置のエックス線管及びエックス線の発生に関する次の記述のうち、正しいものはどれか。

(1) エックス線管の内部には、効率的にエックス線を発生させるためにアルゴンなどの不活性ガスが封入されている。
(2) 陰極のフィラメントには、通常、電気抵抗が低く、融点が低いタングステンが用いられる。
(3) 陰極には、熱電子の広がりをおさえるための集束筒（集束カップ）が取り付けられている。
(4) 陽極のターゲット上のエックス線が発生する部分を実効焦点といい、これをエックス線束の利用方向から見たものを実焦点という。
(5) エックス線管の管電流は、陰極から陽極に向かって流れる。

■問33

ろ過板に関する次の文中の[＿＿＿＿]内に入れるＡからＣの語句の組合せとして、正しいものは（1）〜（5）のうちどれか。

「ろ過板は、照射口に取り付けて、透過試験に役立たない[＿Ａ＿]エックス線（波長の[＿Ｂ＿]エックス線）を取り除き、無用な散乱線を減少させるために使用する。

しかし、[＿Ｃ＿]などで[＿Ａ＿]エックス線そのものを利用する場合には、ろ過板は使用しない。」

	Ａ	Ｂ	Ｃ
（1）	硬	長い	エックス線回折装置
（2）	硬	短い	蛍光エックス線分析装置
（3）	軟	長い	蛍光エックス線分析装置
（4）	軟	長い	エックス線CT装置
（5）	軟	短い	エックス線回折装置

■問34

エックス線に関する次の記述のうち、誤っているものはどれか。

(1) エックス線は、間接電離放射線である。

(2) 特性エックス線は、原子核のエネルギー準位の遷移に伴い、原子核から放出される。

(3) 特性エックス線を発生させるために必要な管電圧の最小値を、励起電圧という。

(4) 特性エックス線は、ターゲットの元素に特有な波長をもつ。

(5) K系列の特性エックス線は、管電圧を上げると強度が増大するが、その波長は変わらない。

■問35

エックス線装置について、次のＡからＤのように条件を変化させるとき、発生する連続エックス線の全強度を大きくするものの全ての組合せは（1）〜（5）のうちどれか。

Ａ　管電流は一定にして、管電圧を2倍にする。

B　管電圧は1/2にして、管電流を2倍にする。

C　管電圧は2倍にして、管電流を1/2にする。

D　管電圧及び管電流は一定にして、ターゲットを原子番号のより大きな元素にする。

(1) A，B　　　(2) A，B，D　　　(3) A，C，D　　　(4) B，C　　　(5) C，D

■問36

　次のグラフは、エックス線の鉄に対する減弱係数並びに減弱係数に対する光電効果、コンプトン散乱、電子対生成及びレイリー散乱による寄与分を表したものである。

　グラフ中のAからDの曲線が示すものの組合せとして正しいものは(1)～(5)のうちどれか。

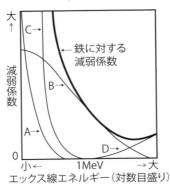

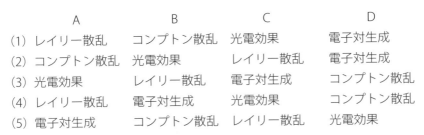

	A	B	C	D
(1)	レイリー散乱	コンプトン散乱	光電効果	電子対生成
(2)	コンプトン散乱	光電効果	レイリー散乱	電子対生成
(3)	光電効果	レイリー散乱	電子対生成	コンプトン散乱
(4)	レイリー散乱	電子対生成	光電効果	コンプトン散乱
(5)	電子対生成	コンプトン散乱	レイリー散乱	光電効果

■問37

単一エネルギーで太い線束のエックス線が物体を透過するときの減弱式における再生係数（ビルドアップ係数）B を表す式として、正しいものは (1) ～ (5) のうちどれか。

ただし、I_P、I_S は、次のエックス線の強度を表すものとする。

I_P：物体を直進して透過し、測定点に到達した透過線の強度

I_S：物体により散乱されて、測定点に到達した散乱線の強度

(1) $B = 1 + \dfrac{I_S}{I_P}$　　　(2) $B = 1 + \dfrac{I_P}{I_S}$　　　(3) $B = 1 - \dfrac{I_S}{I_P}$

(4) $B = \dfrac{I_P}{I_S} - 1$　　　(5) $B = \dfrac{I_P}{I_S}$

■問38

エックス線を鋼板に照射したときの散乱線に関する次の文中の　　　内に入れるAからCの語句の組合せとして、正しいものは (1) ～ (5) のうちどれか。

「前方散乱線の空気カーマ率は、散乱角が大きくなるに従って　A　し、また、鋼板の板厚が増すに従って　B　する。

後方散乱線の空気カーマ率は、エックス線装置の影になるような位置を除き、散乱角が大きくなるに従って　C　する。」

	A	B	C
(1)	増加	増加	増加
(2)	増加	減少	増加
(3)	増加	減少	減少
(4)	減少	増加	減少
(5)	減少	減少	増加

■問39

　あるエネルギーのエックス線に対する半価層が5mmの遮へい板P、10mm
の遮へい板Q、15mmの遮へい板Rがあり、板厚はともに10mmである。

　これらを用いた次のAからDの遮へい体により、このエックス線を遮へいす
るとき、遮へい効果の高いものから順に並べたものは（1）〜（5）のうちどれか。

A　遮へい板Pを2枚重ねた遮へい体

B　遮へい板Qを3枚重ねた遮へい体

C　遮へい板P1枚と遮へい板Q1枚と遮へい板R1枚を重ねた遮へい体

D　遮へい板P1枚と遮へい板R2枚を重ねた遮へい体

（1）A＞C＞D＞B

（2）A＞D＞C＞B

（3）B＞A＞D＞C

（4）B＞D＞C＞A

（5）C＞D＞A＞B

■問40

　下図のようにエックス線装置を用いて鋼板の透過写真撮影を行うとき、エッ
クス線管の焦点から4mの距離にあるP点における写真撮影中の1cm線量当量
率は、160 μSv/hである。

　この装置を使って、露出時間が1枚につき2分の写真を週300枚撮影するとき、
P点の後方に遮へい体を設けることにより、エックス線管の焦点からP点の方
向に8mの距離にあるQ点が管理区域の境界線上にあるようにすることのでき
る遮へい体の厚さは、次のうちどれか。

　ただし、遮へい体の半価層は15mmとし、3か月は13週とする。

（1）10 mm

（2）15 mm

（3）20 mm

（4）25 mm

（5）30 mm

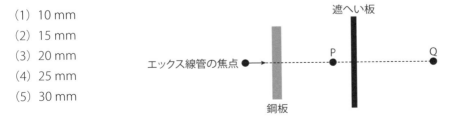

解答・解説

■問1

(1)は誤り。0.25Gy程度の被ばくで、末梢血液中の血球数の減少が認められます。

(2)は正しい。4Gyはヒトの半致死線量($LD_{50/60}$)で、この線量の被ばくでは、被ばくした人のうち約半数(50%)の人が、60日以内に、主に造血器官の障害により死亡します。

(3)は誤り。被ばく線量が大きくなれば、死亡するまでの期間は短くなります。たとえば、被ばくから死亡までの期間は、一般に、造血器官の障害による場合の方が、消化器官の障害による場合より長くなります。

(4)は誤り。3〜5Gyでは、造血器官の障害によって死亡し、これを骨髄死といいます。

(5)は誤り。5〜20Gyの被ばくでは、消化器官の障害で死亡し、これを腸死といいます。

「1-1 ヒトの急性放射線障害」参照

■問2

【解答(1)】

放射線感受性の高いものから順にA汗腺、B肺、C神経線維となります。

「1-3 組織・器官の放射線感受性」参照

■問3

【解答(1)】

(1)は法則に従っていない。末消血中のリンパ球は、分裂を行わないにもかかわらず放射線感受性が高いことで知られています。これはベルゴニー・トリボンドーの法則に従わない代表例です。

(2)(3)(4)(5)は法則に従っている。

「1-3 組織・器官の放射線感受性」、「1-4 細胞の放射線感受性」参照

■問4

【解答(2)】

(1)は誤り。間接作用とは、エックス線などの放射線が生体内に存在する水分子と相互作用した結果、水分子が電離または励起してラジカルになり、その

ラジカルが生体高分子に損傷を与える作用です。

（2）は正しい。間接作用では、酵素の濃度が増すと、不活性化の割合が減少します。

（3）は誤り。エックス線は、電気を使って装置から発生する放射線なので、外部被ばくのみ問題となります。

（4）は誤り。抗生物質やアルキル化剤には、放射線効果を増大する効果があり、これを増感効果といいます。

（5）は誤り。これは温度効果です。温度効果は、間接作用で説明できます。

「1-5 直接作用・間接作用」、「1-7 放射線の影響」参照

■問5 【解答（1）】

Aは正しい。組織加重係数は、各臓器・組織の確率的影響に対する相対的なリスク（放射線感受性）を表す係数で、組織加重係数の合計は1です。

Bは正しい。そのとおりです。なお、全身を1として各部位に割り振っているので、どの組織・臓器においても1より小さくなります。

Cは誤り。組織加重係数が最も大きい組織・臓器は、赤色骨髄や肺などです。

Dは誤り。組織加重係数を人体の各組織・臓器が受けた等価線量に乗じ、これらを合計することで、実効線量を得ることができます。

「1-7 放射線の影響」参照

■問6 【解答（5）】

（1）は誤り。エックス線のような間接電離放射線である低LET放射線でも、ラジカルの作用により塩基損傷とDNA鎖切断を生じます。

（2）は誤り。DNA鎖切断のうち、1本鎖切断は、片方のDNA鎖を鋳型にして元通りに修復されるため、細胞死などの重篤な細胞障害の直接の原因にはならないと考えられています。一方で、2本鎖切断は重篤な細胞障害に関連が深いと考えられています。

（3）は誤り。1本鎖切断の発生頻度は、2本鎖切断の発生頻度より高いことで知られています。

（4）は誤り。1本鎖切断は2本鎖切断に比べて容易に修復されます。

（5）は正しい。

「1-8 DNAの損傷・修復」参照

■問7 　　　　　　　　　　　　　　　　　　　　　　　　　　　【解答（3）】

（1）は誤り。確定的影響の被ばく線量と障害の発生確率との関係は、S字状の曲線で示され、この曲線をシグモイド曲線といいます。

（2）は誤り。早期影響は、すべて確定的影響に分類されます。

（3）は正しい。

（4）は誤り。全身に対する確率的影響の程度は実効線量により評価され、組織に対する確定的影響の程度は等価線量によって評価されます。

　（5）は誤り。遺伝的影響は、確率的影響に分類されます。

「1-9 確率的影響・確定的影響」、「1-10 身体的影響」参照

■問8 　　　　　　　　　　　　　　　　　　　　　　　　　　　【解答（2）】

（1）（3）（4）（5）は正しい。

（2）は誤り。放射線により眼の水晶体上皮細胞が障害を受けると、脱落した上皮細胞が水晶体内にとどまることで水晶体が白く濁り、白内障が起こります。

「1-10 身体的影響」、「1-12 眼への影響」参照

■問9 　　　　　　　　　　　　　　　　　　　　　　　　　　　【解答（5）】

　放射線照射後、末梢血液中の血球成分は、リンパ球→（リンパ球以外の）白血球→血小板→赤血球の順に減少します。このとき、末梢血液中のリンパ球以外の白血球が一時的に増加します。したがって、Aは白血球、Bは血小板、Cは赤血球です。

「1-14 血液への影響」参照

■問10 　　　　　　　　　　　　　　　　　　　　　　　　　　【解答（3）】

　A、Cは正しい。

　Bは誤り。胎内被ばくを受け出生した子供にみられる発育遅延は、しきい線量が存在しますので、確定的影響に分類されます。

　Dは誤り。胎内被ばくによる奇形の発生のしきい線量は、ヒトでは0.1Gy程度と推定されています。

「1-15 胎児への影響」参照

■問11 　　　　　　　　　　　　　　　　　　　　　　　　　　【解答（2）】

（1）（3）（4）（5）は正しい。

（2）は誤り。管理区域設定に当たっての外部放射線による実効線量の算定は、1cm線量当量によって行うものとします。

「2-1 管理区域」参照

■問12　　　　　　　　　　　　　　　　　【解答（4）】

「利用線錐中の受像器を通過したエックス線の空気中の 空気カーマ率 が、エックス線管の焦点から 1 mの距離において、 17.4 μGy/h以下になるようにすること。」

「2-4 外部放射線の防護」参照

■問13　　　　　　　　　　　　　　　　　【解答（4）】

エックス線装置構造規格が適用されるエックス線装置は、見やすい箇所に、定格出力、型式、製造者名および製造年月が表示されているものでなければなりません。

したがって、（1）（2）（3）（5）は、表示しなければなりませんが、（4）製造番号は、表示することが規定されていません。

「2-5 エックス線装置構造規格」参照

■問14　　　　　　　　　　　　　　　　　【解答（2）】

Aは正しい。男性では、「最も多く放射線にさらされるおそれのある部位が腹・大腿部」の場合、腹・大腿部に装着します。さらに「次に多い部位が頭・頸部」の場合、腹・大腿部と優先度が同じなので、「多く放射線にさらされるおそれのある部位」である腹・大腿部に装着すれば、頭・頸部に装着する必要はありません。また、男性は、原則胸部に装着しなければならないため、この場合、胸部および腹部の計2箇所に装着することになります。

Bは誤り。男性では、胸部が最も優先度が高く「最も多く放射線にさらされるおそれのある部位が胸・上腕部」の場合、胸部1箇所にのみ装着します。

Cは誤り。男性では、「最も多く放射線にさらされるおそれのある部位が手指」の場合、手指に装着します。さらに「次に多い部位が腹・大腿部」の場合、腹・大腿部にも装着します。また、男性は、原則胸部に装着しなければならないため、この場合、胸部、腹部および手指の計3箇所に装着することになります。

Dは正しい。女性では、「最も多く放射線にさらされるおそれのある部位が胸・上腕部」の場合、胸・上腕部に装着します。さらに「次に多い部位が手指」の場合、

模擬試験

323

胸・上腕部の方が優先度は高いので、手指に装着する必要はありません。また、女性は、原則腹部に装着しなければならないため、この場合、胸部および腹部の計2箇所に装着することになります。

Eは誤り。女性では、腹部が最も優先度が高く「最も多く放射線にさらされるおそれのある部位が腹・大腿部」の場合、腹部1箇所にのみ装着します。

「2-6 線量の測定」参照

■問15　　　　　　　　　　　　　　　　　　　　　【解答 (2)】

「事業者は、放射線業務従事者の受ける等価線量が、眼の水晶体に受けるものについては5年間につき 100 mSv及び1年間につき 50 mSvを、皮膚に受けるものについては1年間につき 500 mSvを、それぞれ超えないようにしなければならない。」

「2-7 被ばく限度」参照

■問16　　　　　　　　　　　　　　　　　　　　　【解答 (2)】

Aは正しい。

Bは誤り。緊急作業に従事させる労働者については、立ち入らせることができます。

Cは正しい。

Dは誤り。事故が発生したとき当該区域内にいた労働者については、事故によって受ける実効線量の大きさに関わらず、速やかに、医師の診察または処置を受けさせなければなりません。

「2-9 緊急措置」参照

■問17　　　　　　　　　　　　　　　　　　　　　【解答 (1)】

(1) は正しい。

(2) は誤り。エックス線の作業環境測定を実施するに当たり、エックス線作業主任者免許など必要な資格はありませんので、測定実施者の有する資格などは、記録する必要がありません。

(3)は誤り。測定結果は、所轄労働基準監督署長に提出する必要はありません。

(4) は誤り。線量当量率または線量当量は、放射線測定器を用いて測定することが著しく困難なときは、計算により算出することができます。

(5) 測定は、1か月以内（放射線装置を固定して使用する場合において使用の

方法および遮へい物の位置が一定しているときは、6か月以内）ごとに1回、定期に、行わなければなりません。

「2-11 作業環境測定」参照

■問18 【解答（3）】

（1）は違反している。雇入れまたは放射線業務に配置替えの際に行う電離放射線健康診断において、使用する線源の種類等に応じて、白内障に関する眼の検査を省略することができます。

（2）は違反している。定期に行う電離放射線健康診断において、当該健康診断実施日の属する年の前年1年間に受けた実効線量が5mSvを超えず、かつ、当該健康診断実施日の属する1年間に受ける実効線量が5mSvを超えるおそれのない者に対し、医師が必要と認めないときは、被ばく歴の有無の調査およびその評価を除く他の検査項目の全部または一部を、行う必要はありません。

（3）は違反していない。電離放射線健康診断の項目に異常の所見があると診断された労働者については、その結果に基づき、健康を保持するために必要な措置について、電離放射線健康診断が行われた日から3か月以内に、医師の意見を聴かなければなりません。

（4）は違反している。事業者は、定期の電離放射線健康診断を行ったときは、遅滞なく、電離放射線健康診断結果報告書を所轄労働基準監督署長に提出しなければなりません。

（5）は違反している。事業者は、電離放射線健康診断を受けた労働者に対し、遅滞なく、当該健康診断の結果を通知しなければなりません。

「2-12 電離放射線健康診断」参照

■問19 【解答（1）】

A、Bは報告が不要です。

Cは報告が必要です。放射線業務従事者が、通常作業時の被ばく限度を超えて実効線量、または等価線量を受けた場合（緊急作業の場合も含む。）は、報告しなければなりません。

Dは報告が必要です。労働者数に関係なく、定期の電離放射線健康診断を実施した場合は、報告しなければなりません。

「2-14 記録・報告」参照

模擬試験

■問20　　　　　　　　　　　　　　　　　　　　【解答 (5)】

（1）選任しなければならない。製造業で、常時300人以上の労働者を使用する事業場では、総括安全衛生管理者を選任しなければなりません。

（2）選任しなければならない。常時1,000人以上の労働者を使用する事業場では、その事業場に専属の産業医を選任しなければなりません。

（3）選任しなければならない。1,000人を超え2,000人以下の労働者を使用する事業場では、4人以上の衛生管理者を選任しなければなりません。

（4）選任しなければならない。常時1,000人を超える労働者を使用する事業場では、衛生管理者のうち少なくとも1人を専任の衛生管理者としなければなりません。

（5）選任しなくてもよい。常時500人を超える労働者を使用する事業場で、エックス線にさらされる業務などに常時30人以上の労働者を従事させる事業場では、衛生管理者のうち1人を、衛生工学衛生管理者免許を受けた者のうちから選任しなければなりません。

「2-15 安全衛生管理体制」参照

■問21　　　　　　　　　　　　　　　　　　　　【解答 (4)】

（1）（2）（3）（5）は正しい。

（4）は誤り。実効線量は、人体の各組織・臓器が受けた等価線量に、各組織・臓器ごとの相対的な放射線感受性を示す組織加重係数を乗じ、これらを合計したものです。単位はJ/kgで、その特別な名称としてSvが用いられます。

「3-1 放射線の単位」参照

■問22　　　　　　　　　　　　　　　　　　　　【解答 (5)】

Aは誤り。外部被ばくによる実効線量は、1cm線量当量により算定します。

Bは正しい。

Cは誤り。眼の水晶体の等価線量は、放射線の種類およびエネルギーに応じて、1cm線量当量、3mm線量当量または70μm線量当量のうちいずれか適切なものにより算定します。

Dは正しい。

「3-2 線量の算定」参照

■問23
【解答 (3)】

「GM計数管が入射放射線を検出し一度放電した後、次の放射線が入射しても パルス信号が検出できない時間を 不感時間 といい、パルス信号が弁別レベルまで回復するまでの時間を 分解時間 という。

GM計数管の 分解時間 は、 100 〜 200 μs 程度である。」

「3-5 GM計数管」参照

■問24
【解答 (4)】

放射線のエネルギー分析が可能な放射線検出器は、B 比例計数管、D 半導体検出器、E シンチレーション検出器です。「3-10 サーベイメータのまとめ」参照

■問25
【解答 (5)】

(1) (2) (3) (4) は正しい。

(5) は誤り。NaI (Tl) シンチレーション式サーベイメータは、入射エックス線のエネルギー分析における分解能が半導体式サーベイメータに比べて劣っています。 「3-3 放射線検出器・電離箱」、「3-7 シンチレーション検出器」、

「3-8 半導体検出器」、「3-10 サーベイメータのまとめ」参照

■問26
【解答 (5)】

(1) (2) (3) (4) は正しい。

(5) は誤り。OSLDの素子も、光学的アニーリング (強い光の長時間照射) により、再度使用することができます。

「3-11 熱ルミネセンス線量計」、「3-13 光刺激ルミネセンス線量計」参照

■問27
【解答 (2)】

(1) (3) (4) (5) は正しい。

(2) は誤り。積分型の測定器において、放射線が入射して作用した時点からの時間経過とともに、線量の読取り値が減少していくことをフェーディングといいます。 「3-16 放射線測定の用語等」参照

■問28
【解答 (3)】

(1) は誤り。電離箱と関係の深い事項として、飽和領域、W値があります。

(2) は誤り。比例計数管と関係の深い事項として、気体増幅 (ガス増幅)、電

子なだれがあります。

（3）は正しい。

（4）は誤り。シンチレーション検出器と関係の深い事項として、光電子増倍管、蛍光作用、電子増倍率があります。

（5）は誤り。半導体検出器と関係の深い事項として、空乏層、電子・正孔対、ε値、固体電離箱があります。

「3-16 放射線測定の用語等」参照

■問29 【解答（2）】

サーベイメータを用いてt秒間測定し、計数率nを得たとき、計数率の標準偏差（cps）を考えますので、標準偏差σは次の式から求められます。

$$\sigma = \sqrt{n / t}$$

上式に問題文の値を代入して、計算します。

$$\sigma = \sqrt{3,200 / 50}$$
$$= \sqrt{64}$$
$$= 8$$

したがって、（2）8が正解です。

「3-17 統計誤差の計算」参照

■問30 【解答（4）】

最終的に求めたいのが数え落としの値（cps）なので、分解時間200μsを秒単位に直します。

$$200[\mu s] \div 1000[\mu s/ms] = 0.2[ms]$$
$$0.2[ms] \div 1000[ms/s] = 0.0002[s]$$

実測の計数率をmとし、分解時間をtとしたとき真の計数率Mは、次の式で求めることができます。

$$M = \frac{m}{1 - mt}$$

問題文の値を代入して計算します。

$$M = \frac{800}{1 - (800 \times 0.0002)}$$

$$M = \frac{800}{1 - 0.16}$$

$$M = \frac{800}{0.84}$$

$$M \fallingdotseq 952$$

問われているのは数え落としの値なので、真の計数率952cpsから、実測の計数率800cpsを引いて、数え落としの値を計算します。

$$952[\text{cps}] - 800 [\text{cps}] = 152[\text{cps}]$$

したがって、(4) 150が正解です。

「3-18 数え落としの計算」参照

■問31 【解答(4)】

(1) (2) (3) (5) は正しい。

(4) は誤り。エックス線マイクロアナライザーは、分光の原理を利用した装置です。

「4-1 エックス線装置の種類と原理」参照

■問32 【解答(3)】

(1) は誤り。エックス線管の内部は、効率的にエックス線を発生させるため、高度の真空状態としています。

(2) は誤り。陰極のフィラメントには、融点が高く電気抵抗の大きいタングステンが用いられます。

(3) は正しい。

(4) は誤り。電子が陽極のターゲットに衝突し、エックス線が発生する部分を実焦点といい、これをエックス線束の利用方向から見たものを実効焦点といいます。

(5) は誤り。エックス線管の管電流は、熱電子の流れる向きとは反対に、陽極から陰極に向かって流れます。熱電子の流れる向きと電流の向きが矛盾するのは、電流を発見した人が「電流は陽極から陰極に流れる。」と定義したからです。その後、電流の正体である電子が発見され、実際には電子は陰極から陽極に流れていることが分かりました。

「4-3 エックス線管の構造」参照

模擬試験

■問33 【解答 (3)】

「ろ過板は、照射口に取り付けて、透過試験に役立たない 軟 エックス線（波長の 長い エックス線）を取り除き、無用な散乱線を減少させるために使用する。

しかし、蛍光エックス線分析装置 などで 軟 エックス線そのものを利用する場合には、ろ過板は使用しない。」

「4-4 エックス線装置を用いた作業方法」参照

■問34 【解答 (2)】

(1) (3) (4) (5) は正しい。

(2) は誤り。特性エックス線は、軌道電子がエネルギー準位の高い軌道から低い軌道へと転移するとき発生します。選択肢のように「原子核から放出される」ものではありません。

「4-6 エックス線の基礎知識」、「4-7 エックス線の性質」参照

■問35 【解答 (3)】

エックス線装置から発生する連続エックス線の全強度と各条件との関係は、次のとおりです。

> ・ 全強度は、管電流、ターゲット元素の原子番号に比例します。
> ・ 全強度は、管電圧の2乗に比例します。

Aは、2^2で全強度は4倍に大きくなります。

Bは、$(1/2)^2 \times 2$で全強度は1/2に小さくなります。

Cは、$2^2 \times (1/2)$で全強度は2倍に大きくなります。

Dは、全強度はターゲット元素の原子番号に比例して大きくなります。

「4-8 連続エックス線の性質の変化」参照

■問36 【解答 (1)】

Aはレイリー散乱、Bはコンプトン散乱、Cは光電効果、Dは電子対生成を示します。なお、コンプトン効果は、コンプトン散乱ということもあります。

光電効果が生じる確率は、入射エックス線のエネルギーが増大すると、コンプトン効果に比べて急激に低下するため、低エネルギーでは光電効果が主となり、高エネルギーではコンプトン効果が主となります。

さらに、入射エックス線のエネルギーが1.02MeVを超えると、電子対生成が発生します。 「4-9 相互作用」参照

■問37　　　　　　　　　　　　　　　　　　　　　　【解答(1)】

再生係数(ビルドアップ係数)Bを表す式は、$I_P + I_S$をI_Pで割った値です。

$$B = \frac{I_P + I_S}{I_P} = 1 + \frac{I_S}{I_P}$$ 　　　　　「4-12 再生係数」参照

■問38　　　　　　　　　　　　　　　　　　　　　　【解答(5)】

Aは減少、Bは減少、Cは増加です。

散乱線の空気カーマ率は、散乱角が90°のときに最も小さくなります。

「4-13 散乱線と空気カーマ率」参照

■問39　　　　　　　　　　　　　　　　　　　　　　【解答(1)】

この問題は、減弱の式を用いて、遮へい体の遮へい効果を比較する問題です。

それぞれの遮へい板の半価層と板厚が、問題文で与えられていますので、減弱の式に代入して、それぞれの遮へい体の遮へい効果を比較します。

▼問題文にある各遮へい板の条件

	半価層	板厚
遮へい板P	5 mm	10 mm
遮へい板Q	10 mm	10 mm
遮へい板R	15 mm	10 mm

なお、遮へい板は重ねる順番を入れ替えても、遮へい体の遮へい効果は変わりません。

また、遮へい板が2種類ある場合の減弱の式は、それぞれの減弱割合の掛け算になります。

遮へい板が3種類以上になれば、さらに減弱割合の掛け算を追加していきます。

$$I = I_0 \left(\frac{1}{2}\right)^{\frac{x}{h}} \times \left(\frac{1}{2}\right)^{\frac{x}{h}}$$

I_0：遮へい板を透過する前のエックス線の強さ

x：遮へい板の厚さ

h：遮へい板の半価層

――2種類目の遮へい体の減弱割合

――1種類目の遮へい体の減弱割合

模擬試験

では、遮へい体Aから順番に、減弱の式に代入し、透過後のエックス線強度 *I* を比較します。

▼A ……… 遮へい板Pを2枚重ねた遮へい体

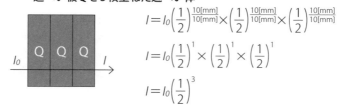

$$I = I_0 \left(\frac{1}{2}\right)^{\frac{10[mm]}{5[mm]}} \times \left(\frac{1}{2}\right)^{\frac{10[mm]}{5[mm]}}$$

$$I = I_0 \left(\frac{1}{2}\right)^{2} \times \left(\frac{1}{2}\right)^{2}$$

$$I = I_0 \left(\frac{1}{2}\right)^{4}$$

▼B ……… 遮へい板Qを3枚重ねた遮へい体

$$I = I_0 \left(\frac{1}{2}\right)^{\frac{10[mm]}{10[mm]}} \times \left(\frac{1}{2}\right)^{\frac{10[mm]}{10[mm]}} \times \left(\frac{1}{2}\right)^{\frac{10[mm]}{10[mm]}}$$

$$I = I_0 \left(\frac{1}{2}\right)^{1} \times \left(\frac{1}{2}\right)^{1} \times \left(\frac{1}{2}\right)^{1}$$

$$I = I_0 \left(\frac{1}{2}\right)^{3}$$

▼C ……… 遮へい板P1枚と遮へい板Q1枚と遮へい板R1枚を重ねた遮へい体

$$I = I_0 \left(\frac{1}{2}\right)^{\frac{10[mm]}{5[mm]}} \times \left(\frac{1}{2}\right)^{\frac{10[mm]}{10[mm]}} \times \left(\frac{1}{2}\right)^{\frac{10[mm]}{15[mm]}}$$

$$I = I_0 \left(\frac{1}{2}\right)^{2} \times \left(\frac{1}{2}\right)^{1} \times \left(\frac{1}{2}\right)^{\frac{2}{3}}$$

$$I = I_0 \left(\frac{1}{2}\right)^{\frac{11}{3}} = I_0 \left(\frac{1}{2}\right)^{3.6\cdots}$$

▼D ……… 遮へい板P1枚と遮へい板R2枚を重ねた遮へい体

$$I = I_0 \left(\frac{1}{2}\right)^{\frac{10[mm]}{5[mm]}} \times \left(\frac{1}{2}\right)^{\frac{10[mm]}{15[mm]}} \times \left(\frac{1}{2}\right)^{\frac{10[mm]}{15[mm]}}$$

$$I = I_0 \left(\frac{1}{2}\right)^{2} \times \left(\frac{1}{2}\right)^{\frac{2}{3}} \times \left(\frac{1}{2}\right)^{\frac{2}{3}}$$

$$I = I_0 \left(\frac{1}{2}\right)^{\frac{10}{3}} = I_0 \left(\frac{1}{2}\right)^{3.3\cdots}$$

I は遮へい体を透過後のエックス線強度、I_0 は入射エックス線強度です。式の右辺の I_0 に掛ける数値が小さい方が、*I* が小さくなります。*I* が小さいということは、遮へい効果が高いことを意味します。

それぞれの式で、右辺の指数の大きい方が、$\left(\frac{1}{2}\right)$ をたくさん掛けることになり、*I* が小さくなります。つまり、右辺の指数が大きいものほど遮へい効果が高く

なります。

それぞれの指数の部分を抜き出すと、A＝4、B＝3、C＝3.6、D＝3.3です。

したがって、（1）A＞C＞D＞Bが正解です。

「4-15 遮へいによるエックス線防護の計算」参照

■問40 【解答（5）】

この問題では、距離の逆2乗則と減弱の式を用いて、遮へい体の厚さxを求めます。

まず、問題文で与えられている値から3か月の全照射時間を計算します。

なお、3か月単位にするのは、管理区域が1.3mSv/3か月を超えるおそれのある区域だからです。

照射時間＝露出時間[min/枚]×週の撮影枚数[枚/週]×3か月の週数[週/3か月]

＝2[min/枚]×300[枚/週]×13[週/3か月]＝7,800[min/3か月]

次の計算をしやすくするために、分単位から時間単位に直します。

7,800[min/3か月]÷60[min/h]＝130[h/3か月]

この3か月の全照射時間にP点における写真撮影中の1cm線量当量率「160μSv/h」を掛けて3か月当たりの1cm線量当量率を求めます。

130[h/3か月]×160[μSv/h]＝20,800[μSv/3か月]

次の計算をしやすくするために、μSv/3か月単位からmSv/3か月単位に直します。

20,800[μSv/3か月]÷1,000[μSv/mSv]＝20.8[mSv/3か月]

続いて、距離の逆2乗則を用いて、焦点から8mの距離にあるQ点の3か月当たりの1cm線量当量率Aを計算します。

$$\frac{A[\text{mSv/3か月}]}{20.8[\text{mSv/3か月}]} = \frac{4^2[\text{m}]}{8^2[\text{m}]}$$

$$A[\text{mSv/3か月}] = \frac{16 \times 20.8[\text{mSv/3か月}]}{64}$$

$$A[\text{mSv/3か月}] = 5.2[\text{mSv/3か月}]$$

続いて、今求めた「Q点の3か月当たりの1cm線量当量率5.2mSv/3か月」と「管理区域の境界の線量率1.3mSv/3か月」、問題文ただし書きの「遮へい体の半価層は15mm」を、減弱の式に代入して、「エックス線管の焦点からP点の方向に8mの距離にあるQ点が管理区域の境界線上にあるようにすることのできる遮へい体の厚さx」を計算します。

$$1.3[\text{mSv}/3\text{か月}] = 5.2[\text{mSv}/3\text{か月}]\left(\frac{1}{2}\right)^{\frac{x[\text{mm}]}{15[\text{mm}]}}$$

$$\frac{1.3[\text{mSv}/3\text{か月}]}{5.2[\text{mSv}/3\text{か月}]} = \left(\frac{1}{2}\right)^{\frac{x[\text{mm}]}{15[\text{mm}]}}$$

$$\frac{1}{4} = \left(\frac{1}{2}\right)^{\frac{x[\text{mm}]}{15[\text{mm}]}}$$

$$\frac{1}{2} \times \frac{1}{2} = \left(\frac{1}{2}\right)^{\frac{x[\text{mm}]}{15[\text{mm}]}}$$

$$\left(\frac{1}{2}\right)^2 = \left(\frac{1}{2}\right)^{\frac{x[\text{mm}]}{15[\text{mm}]}}$$

左辺と右辺の指数の部分を抜き出すと次のようになります。

$2 = x[\text{mm}]/15[\text{mm}]$

$x[\text{mm}] = 30[\text{mm}]$

したがって、遮へい体の厚さは (5) 30mm が正解です。

「4-15 遮へいによるエックス線防護の計算」、
「4-16 距離・時間によるエックス線防護の計算」参照

解答			
問1 (2)	問2 (1)	問3 (1)	問4 (2)
問5 (1)	問6 (5)	問7 (3)	問8 (2)
問9 (5)	問10 (3)	問11 (2)	問12 (4)
問13 (4)	問14 (2)	問15 (2)	問16 (2)
問17 (1)	問18 (3)	問19 (1)	問20 (5)
問21 (4)	問22 (5)	問23 (3)	問24 (4)
問25 (5)	問26 (5)	問27 (2)	問28 (3)
問29 (2)	問30 (4)	問31 (4)	問32 (3)
問33 (3)	問34 (2)	問35 (3)	問36 (1)
問37 (1)	問38 (5)	問39 (1)	問40 (5)

●続きの模擬試験について

模擬試験（第2回）、模擬試験（第3回）を行いたい方は、p.343の「ダウンロードについて」をご覧の上、模擬試験をダウンロードし、ご使用ください。

さくいん

■ 参考文献

- 青柳泰司 (2000)『レントゲンとX線の発見――近代科学の扉を開いた人』恒星社厚生閣
- 平山令明 (2011)『X線が拓く科学の世界』SBクリエイティブ
- 遠藤真広・西臺武弘編著 (2006)『放射線技術学シリーズ 放射線物理学』日本放射線技術学会監修、オーム社
- 東静香・久保直樹・冨沢比呂之・久下裕司編著 (2015)『放射線技術学シリーズ 放射化学 (改訂3版)』日本放射線技術学会監修、オーム社
- 西谷源展・山田勝彦・前越久編著 (2013)『放射線技術学シリーズ 放射線計測学 (改訂2版)』日本放射線技術学会監修、オーム社
- 江島洋介・木村博編著 (2011)『放射線技術学シリーズ 放射線生物学 (改訂2版)』日本放射線技術学会監修、オーム社
- 三枝健二・入船寅二・福士政広・齋藤秀敏・中谷儀一郎 (2001)『放射線基礎計測学』医療科学社
- 中央労働災害防止協会編 (2022)『電離放射線障害防止規則の解説 (オンデマンド版)』中央労働災害防止協会
- 日本非破壊検査協会編 (2009)『エックス線作業主任者用テキスト2009』日本非破壊検査協会
- 日本非破壊検査協会編 (2020)『エックス線作業主任者試験公表問題の解答と解説2020』日本非破壊検査協会
- 日本非破壊検査協会編 (2023)『エックス線作業主任者試験公表問題の解答と解説2023』日本非破壊検査協会
- 電子科学研究所編 (2019)『エックス線取扱の基礎-エックス線作業主任者講習会テキスト』電子科学研究所
- 電子科学研究所編 (2019)『エックス線取扱の基礎・演習――エックス線作業主任者試験例題集――』電子科学研究所
- 戸井田良晴 (2014)『一発合格! よくわかるエックス線作業主任者試験テキスト&問題集』ナツメ社
- 加藤潔 (2015)『これだけマスター エックス線作業主任者試験』オーム社
- 加藤潔編 (2009)『やさしく学ぶエックス線作業主任者試験』オーム社
- 平井昭司・佐藤宏・鈴木章悟・持木幸一 (2023)『エックス線作業主任者試験 徹底研究 (改訂3版)』オーム社
- 鶴田隆雄 (2008)『放射線入門 (第2版)』通商産業研究社
- 飯田博美編著 (2005)『放射線概論――第1種放射線試験受験用テキスト――』通商産業研究社
- 近藤宗平 (1998)『人は放射線になぜ弱いか 第3版』講談社
- 近藤宗平 (2005)『低線量放射線の健康影響』近畿大学出版局

- 新山信太郎 (1986)『これだけは知っておきたいレントゲンと放射線の知識』竹内書店新社
- 大槻義彦 (1982)『エックス線』大月書店
- 安斎育郎 (2007)『図解雑学 放射線と放射能』ナツメ社
- 日本保健物理学会・日本アイソトープ協会編 (2001)『新・放射線の人体への影響 (改訂版)』日本アイソトープ協会
- 東嶋和子 (2006)『放射線利用の基礎知識』講談社
- 福田務・田中洋一郎 (1999)『図解雑学 電子回路』ナツメ社
- 唯野真人監修 (2005)『図解雑学 わかりやすい算数・数学』ナツメ社
- 今野紀雄監修 (1998)『図解雑学 わかる微分・積分』ナツメ社
- 電気技術研究会 (2007)『図解雑学 よくわかる電気のしくみ』ナツメ社
- 丹慶勝市 (2003)『図解雑学 統計解析』ナツメ社
- 佐藤敏明 (2006)『図解雑学 指数・対数』ナツメ社

■ 参考URL

- 公益財団法人 安全衛生技術試験協会
  https://www.exam.or.jp/

※その他出典は、本文に直接URLを記載しています。

■ 写真・画像提供

日本レイテック株式会社	株式会社日立パワーソリューションズ
株式会社千代田テクノル	トーレック株式会社
株式会社リガク	テクノヒル株式会社
長瀬ランダウア株式会社	日本電子株式会社
パルステック工業株式会社	富士電機株式会社
メジャーワークス株式会社	ユニット株式会社

■ ダウンロードについて

下記のURLからIDとパスワードを入力し、ダウンロードしてください。
https://gihyo.jp/book/2023/978-4-297-13637-6/support/
ID：X10002023　　　　　password：X673631
ファイル形式はPDFです。PDFを開くときに下記のパスワードを入力してください。
password：X673631

注意！

- このサービスはインターネットのみの提供となります。著者および出版社は印刷物として提供していません。各自の責任でダウンロードし、印刷してご使用ください。
- このサービスは予告なく終了することもございますので、あらかじめご了承ください。

■著者略歴

奥田 真史（おくだ しんじ）

資格合格実践会 代表。明治大学政治経済学部卒業後、三菱化学株式会社坂出事業所（現：三菱ケミカル株式会社香川事業所）での勤務を経て、平成21年に資格合格実践会を設立し代表に就任。

化学事業所では蛍光エックス線分析装置、回折エックス線装置などを用いて品質保証業務を実施する傍ら各種資格を取得。

所有資格は、エックス線作業主任者、第一種衛生管理者、衛生工学衛生管理者、危険物取扱者甲種など。

エックス線作業主任者の講習会・通信講座を開催し、講師歴15年目に突入。

"より分かりやすく"をモットーに、多数の合格者を輩出。

著書に「改訂新版 らくらく突破 衛生管理者 第1種・第2種 合格教本」（技術評論社）がある。

○エックス線作業主任者 講習会・通信講座のサイト

⇒ https://www.x-goukaku.com/

カバーデザイン	●デザイン集合［ゼブラ］＋坂井哲也	
カバー立体イラスト	●長谷川 貴子	立体イラスト撮影 ●西村 陽一郎
本文DTP	●田中 望（Hope Company）	
編集	●遠藤 利幸	

エックス線作業主任者 合格教本 第2版

2019年 8月14日 初 版 第1刷発行
2023年 8月 8日 第2版 第1刷発行
2024年 5月24日 第2版 第2刷発行

著 者	奥田 真史
発行者	片岡 巌
発行所	株式会社技術評論社
	東京都新宿区市谷左内町21-13
	電話 03-3513-6150 販売促進部
	03-3513-6166 書籍編集部
印刷／製本	昭和情報プロセス株式会社

定価はカバーに表示してあります。

ISBN978-4-297-13637-6 C3047

Printed in Japan

■お問い合わせについて

本書に関するご質問は、FAXか書面でお願いします。電話での直接のお問い合わせにはお答えできませんので、あらかじめご了承ください。また、下記のWebサイトでも質問用のフォームを用意しておりますので、ご利用ください。

ご質問の際には、書名と該当ページ、返信先を明記してください。e-mailをお使いになられる方は、メールアドレスの併記をお願いします。

お送りいただいた質問は、場合によっては回答にお時間をいただくこともございます。なお、ご質問は本書に書いてあるもののみとさせていただきます。

■お問い合わせ先

〒162-0846

東京都新宿区市谷左内町21-13

株式会社技術評論社 書籍編集部

「エックス線作業主任者 合格教本 第2版」係

FAX：03-3513-6183

Web：https://gihyo.jp/book